標準東洋医学

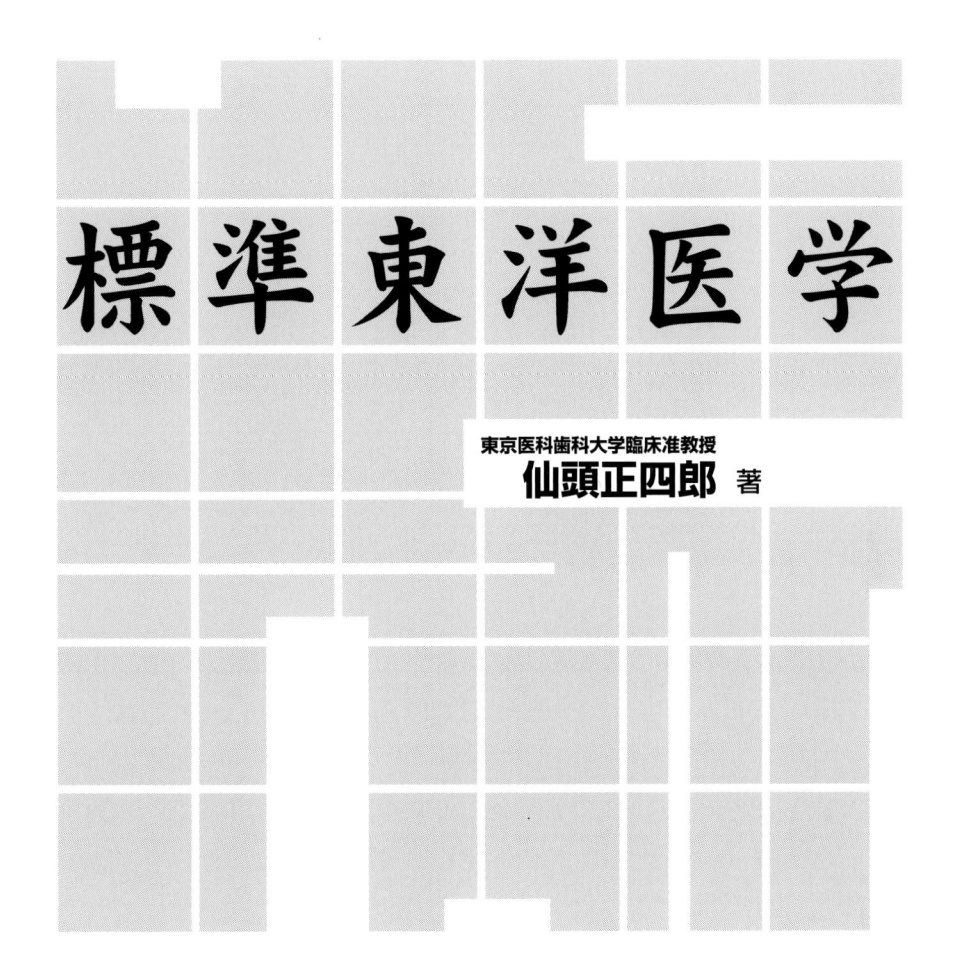

東京医科歯科大学臨床准教授
仙頭正四郎 著

金原出版

序

　人間の力が，すべてを制圧したかのように錯覚し始めたこの頃，私たち人間は，一方で数々の災害によって自然の脅威を思い知らされ，やっと，自然との共存の意義に目覚め，大宇宙に懐かれて営んできた生命の有り様を思い出し始めたようです．その同じ気持ちが，自然の中で暮らし，自然を観察して人を考え，自然の力を借りて人を癒してきた伝統医学の必要性を，私たちにもう一度思い起こさせているのかもしれません．

　本書は，2001年4月から継続している系統中医学講座（主催：小太郎漢方製薬株式会社）の基礎理論編で用いたテキストを基に編纂しました．この講座は毎年数百人の参加者を集め，5年間で参加登録者延べ数2400余名，実数1100名を超える規模となっています．それだけ多くの人々が，東洋医学を学ぶ場を求めていることを示しています．ちょうど時を同じくして，東洋医学教育の必要性がやっと唱えられるようになり，薬学部や医学部において教育の手探りが始まりましたが，それまでは，大学における東洋医学教育は，明治に途絶えて以来，皆無に等しかったのです．その間，東洋医学はごく一部の人たちの努力によって細々と伝えられ，東洋医学に興味を持つものは，自分で，あるいは仲間同士で学ぶしかなかったのです．今でも名残はありますが，東洋医学を実践する医師が変わり者呼ばわりされたことすらあるようです．

　東洋医学を取り巻く状勢は，ここ数年劇的に変動しています．それまで，煎じなければ飲めなかった漢方薬を，小太郎漢方製薬がエキス化した製剤として1957年に販売を開始．1967年に健康保険に認められ薬価基準に収載されたのを機に，医学部での教育がなされないままに漢方薬を使う医療者も増え，その実績と共に臨床の場では東洋医学の需要が次第に高まり，言い換えれば，その真価を問われる機会も増えてきました．それゆえ，学ぶ場所を求める人も増えたのです．一方で，行政や制度からは，病名対応やEBMという名の下に，本来の東洋医学には馴染まない新たな対応を強く求めてきています．ただ，はっきりとしていることは，東洋医学が，決して特殊な一部の人たちのものではなくなったことです．期待と圧迫の狭間の中で，東洋医学の将来の在り方をしっかりと考えることが大切な気がしています．そのために今一番必要なことは，東洋医学を，より多くの人が納得できる医学に育てることだと感じています．東洋医学にかかわる一人ひとりが，自分の目で，東洋医学に対する疑問と納得を積み重ねる作業が，大きな力になると確信しています．東洋医学にかかわる医療者の数が増え，現代医学と東洋医学の融合への土壌が育ちつつあることを実感するこの頃ですが，経験論に加えて，根拠や理論のやりとりとしてその経験を伝えられる手段を手に入れることが，融合を加速させることに役立つのではないかと考えています．一人でも多くの人に東洋医学の良さを実感してもらい，感性を論理に替える手だてを手に入れることで，実感を確信につなげ，かつ，それを共通の言語として共有できることへの一助に本書がなれば，これに勝る喜びはありません．

　上述のように，医学部や薬学部における東洋医学教育の取り組みが始まったとは言え，現状の東洋医学は，独自に学ぶしかなかった時代を基礎に成り立っています．古人の経験談を基に漢方

薬を扱うもの，古典の書の記述に根拠を求めるもの，直に診療を受け継いだ大家に教えを請うもの，中国で編纂された理論を基礎に診療に臨むもの，近代の著書や臨床成果に基づいて診療するもの，保険で制定された病名を基に西洋薬のように用いるもの，現代薬理学の実験結果を参考に薬を用いるもの，あたかも，いろいろな登り口から山頂を目指すように，いろいろな手段で東洋医学に触れ，漢方診療という山を登っています．皆目指すものは同じですが，共通の学びの場を持たないために，「標準」というものがないのが現状です．その中で，本書を「標準東洋医学」と名付けた理由は，本書の目指すものが，どの入り口から入った人にも，また，これから東洋医学に入ろうとする真っ白な人にも，等しく，納得してもらえる東洋医学理論を提供することだからです．

　本書は，中国において，伝統医学の共通概念として編纂された現代中医学理論をもとに，その矛盾点や疑問点を，日本独自の漢方理論や現代医学の知見，物理化学といった自然科学の原理などで埋め合わせながら，系統的に活用できる東洋医学理論として，筆者の見解を提供しています．上述の系統中医学講座で毎年講義する中で，受講者から受ける質問によって考えを深めたり改めたりして進化させてきました．現在の筆者の見解は，少なからず，こうした受講者の指摘に触発されたものであり，この場を借りて謝意を表します．その雰囲気を感じてもらおうと，本書にも，実際の受講者とのＱ＆Ａの中から，読者の理解の助けになると思われるものを選抜して掲載しました．同様に，本書の中の矛盾や疑問点が，次々と指摘され，いろいろな討議を経て解決され，時代と共に「標準」が更新され，やがて本書が陳腐な「標準東洋医学」になる時が来ることを切望しています．

　本書の内容は，医学に限らず，鍼灸，整体，気功，健康食品，アロマ，薬膳，その他の代替医療と呼ばれる分野にかかわる人から，健康法や養生など日常の生活に活かす東洋医学の智恵として，一般の人にも役立つはずです．しかし，筆者が本書によって本当にもくろんでいることは，漢方薬を直に用いる医療者よりも，むしろ，西洋薬しか扱わない薬剤師や現代医学だけを手段として用いる医療者，さらには臨床に携わらない基礎研究者にこそ，東洋医学理論に触れてもらい，東洋医学的発想やその普遍的な原理を思考形態に活かすことで，視野の広い医学視点を育ててもらうことにあります．そのことが，世界を変える力になるように感じているからです．

　以上の趣旨を汲み，本書の出版を快く引き受けてくださった金原出版の大寺敏之氏には，心から御礼申しあげます．殊に，馴染みの少ない東洋医学用語からなる文章に何度も目を通して助言をいただき，変則的な校正手順に何度も付き合っていただいた竹山基博氏に，深く感謝いたします．本書に込めた私たちの想いが，東洋医学の発展に，医学の進化に，そして人類を越えた生命全てを含む，全宇宙のより善き姿への道のりに，ほんの僅かでも貢献できれば幸いです．

2006年3月

仙頭正四郎

目 次

第1章　東洋医学の特徴と生体観 ———— 4

はじめに……… 4

A　東洋医学の特徴……… 4

- A-1　整体観…… 4
- A-2　変動・変化…… 5　　Q＆A…… 6
- A-3　二つの力（視点）…… 6
- A-4　流体…… 7
- A-5　層構造…… 7
- A-6　生体イメージ…… 8

B　東洋医学の生体観と臓腑……… 8

- B-1　腎：「先天の本」種火・起源…… 9　　Q＆A…… 9
- B-2　脾：「後天の本」増幅器…… 10
- B-3　陰の臓…… 10
- B-4　肝：「疏泄条達をつかさどる」拡散器，調整器…… 10
- B-5　肺：「天蓋（外殻）」バッファー，バリア，フィルター…… 11
- B-6　陽の臓…… 11　　Q＆A…… 12
- B-7　心：「君主の官」司令塔…… 12　　Q＆A…… 12
- B-8　臓腑と表裏の関係…… 13
- B-9　層構造模式図における同心円の大きさについて…… 14

1章のチェックポイント……… 14

第2章　生体機能にみる陰陽の側面と意義 ———— 16

はじめに……… 16

A　陰陽について……… 16

- A-1　陰陽の本質…… 18
  - A-1-1　覚えるべき属性：陽は放散，陰は凝集…… 18
  - A-1-2　考えればわかる陰陽自体の性質…… 18
- A-2　陰陽可分の本質…… 19
  - A-2-1　陰陽可分と整体観…… 19
  - A-2-2　視点による陰陽の変化…… 19
  - A-2-3　陰陽可分の概念…… 20
  - A-2-4　陰陽可分と定義…… 21
- A-3　陰陽相互の特性…… 22
  - A-3-1　陰陽の対立と制約…… 22
  - A-3-2　陰陽の互根互用…… 22

  A-3-3 可分不離……23
  A-3-4 陰陽消長（変化）……25
  A-3-5 陰陽転化……26
  A-3-6 陰陽概念の総括……27 Q＆A……29

B 生体機能における陰陽……30

 B-1 寒熱燥湿……30 Q＆A……32, 34
 B-2 気血津液と陰陽……34
 B-3 層構造の生体観と陰陽……36
 B-4 発汗の機序における陰陽……38
 B-5 「血」の運行にかかわる「脾」「心」の役割と陰陽……39
 B-6 陰陽論の発展……39

2章のチェックポイント……40

第3章　気・血・津液の生成と運行 ── 42

はじめに……42

A 気津液血の本質……42

 A-1 「巡るもの」としての生理的状態……42
 A-2 「巡るもの」としての分類……43 Q＆A……44
 A-3 「巡るもの」としての病的状態の考え方……44 Q＆A……45

B 気津液血の生成……45

 B-1 共通のしくみ……45
  B-1-1 先天の素材と腎……46
  B-1-2 後天の地の素材と脾胃……46
  B-1-3 中間産物の運搬と脾，肝……47
  B-1-4 後天の天空の素材と肺……47
  B-1-5 熱源としての腎陽と心……48
 B-2 気の生成……48 Q＆A……48
 B-3 津液の生成……49 Q＆A……50
 B-4 血の生成……52 Q＆A……52
 B-5 「巡るもの」の生成機序にみる東洋医学観……53 Q＆A……54

C 気津液血の運行……54

 C-1 「巡るもの」の運行……54
  C-1-1 運行の原動力……54
  C-1-2 運行の調節……55
 C-2 「巡るもの」の運行経路……55 Q＆A……57
 C-3 気の運行……58
 C-4 津液の運行輸布……58
  C-4-1 脾……58
  C-4-2 肺……58
  C-4-3 腎……59
  C-4-4 三焦……60

- C-4-5　肝……60
- C-4-6　心……60
- **C-5**　血の運行……60
  - C-5-1　血の運行の特徴と気……60
  - C-5-2　血の運行と臓腑……61　　Q&A……62

3章のチェックポイント……63

第4章　気・血・津液の生理機能 — 64

はじめに……64

A　「巡るもの」の生体における機能的意義……64

B　気・血・津液の生理機能……66

- **B-1**　気の生理機能……66
  - B-1-1　気の作用……66
  - B-1-2　気の作用と層構造……67　　Q&A……69
  - B-1-3　気の分類……70　　Q&A……71
- **B-2**　血の生理機能……72　　Q&A……73
  - B-2-1　血の陽的機能……73
  - B-2-2　血の陰的機能……73
  - B-2-3　気や熱の担体としての血……74　　Q&A……74
- **B-3**　津液の生理機能……75　　Q&A……77

C　気・血・津・液の相互作用とその制御……78　　Q&A……80

D　精について……81　　Q&A……82

4章のチェックポイント……82

第5章　八綱弁証の意義と役立て方 — 84

はじめに……84

A　八綱弁証の考え方……84

- **A-1**　弁証論治について……84
- **A-2**　八綱弁証の一般的な解釈……85
- **A-3**　3視点からの多元的陰陽論……86　　Q&A……87
- **A-4**　体全体ではなく，限定事象の分析手段……88

B　八綱弁証の役立て方……89

- **B-1**　各指標の意義……89
  - B-1-1　表裏→病位→部位：部位の観点……89
  - B-1-2　寒熱→病状→寒熱燥湿：結果としての状態．主に気血弁証……90
  - B-1-3　虚実→病機→臓腑：寒熱燥湿が生じた原因を探る視点．主に臓腑弁証……91
    Q&A……91

B-1-4　陰陽→包括的，超越的視点：特定できない視点を含む……91
　　B-2　八綱弁証の利用の仕方……91　　Q&A……94
　　B-3　虚実の考え方について……95　　Q&A……96

C　症例の中の八綱弁証………… 96

　　C-1　症例：女性 54歳……96
　　C-2　症例解説……97　　Q&A……100

5章のチェックポイント………… 103

第6章　臓腑概念と生理機能1（腎・脾） 106

はじめに………… 106

A　腎………… 107

　　A-1　腎についての記述……107
　　　A-1-1　腎は成長・発育・生殖をつかさどる「先天の本」……107
　　　A-1-2　腎は精を蔵し，骨をつかさどり，髄を生ず……107
　　　A-1-3　腎は水液をつかさどる……108　　Q&A……108
　　　A-1-4　腎と肺……109
　　　A-1-5　腎と心……109　　Q&A……109
　　　A-1-6　腎の陽と陰……110　　Q&A……110
　　　A-1-7　腎の華は髪……111　　Q&A……111
　　　A-1-8　腎は耳と二陰に開竅……111　　Q&A……112
　　　A-1-9　腎と診断……113
　　A-2　腎の本質と解釈……113
　　　A-2-1　腎の本質的特性……113
　　　A-2-2　腎とgene……113　　Q&A……114
　　　A-2-3　腎と細胞増殖……114
　　　A-2-4　腎と筋肉……115
　　　A-2-5　腎と黒……115
　　A-3　腎と生命……117
　　　A-3-1　腎の防衛機能……117
　　　A-3-2　腎と生命体の安定……118
　　　A-3-3　生命の危機と腎とステロイド……119　　Q&A……120

B　脾………… 121

　　B-1　脾についての記述……121
　　　B-1-1　脾は後天の本……121　　Q&A……122
　　　B-1-2　脾は四肢をつかさどる……122
　　　B-1-3　脾は肌肉をつかさどる……123
　　　B-1-4　脾の華は唇……123
　　　B-1-5　脾は口に開竅……123
　　　B-1-6　脾と診断……123
　　B-2　脾の本質と解釈……123
　　　B-2-1　「水穀の精微」を取り出す……124

        B-2-2　脾は気血生化の源……*124*　　Q＆A……*124*
        B-2-3　脾は昇清をつかさどる……*125*
        B-2-4　脾は運化をつかさどる……*125*　　Q＆A……*126*
        B-2-5　脾は統血する……*127*
        B-2-6　脾は生痰の源……*128*
        B-2-7　脾と四肢……*128*
        B-2-8　脾の本質……*129*
        B-2-9　脾と黄色……*129*　　Q＆A……*131*

6章のチェックポイント…………*132*

第7章　臓腑概念と生理機能2（肝・肺） — *134*

はじめに………*134*

A　肝………*135*

    A-1　肝についての記述……*135*
      A-1-1　肝は疏泄をつかさどる……*135*
      A-1-2　肝は血を蔵す……*135*
      A-1-3　肝は筋をつかさどる……*136*
      A-1-4　肝の華は爪にある……*136*
      A-1-5　肝は目に開竅する……*136*　　Q＆A……*137*
      A-1-6　肝の診断……*137*　　Q＆A……*137*
    A-2　肝の本質と解釈……*138*
      A-2-1　肝の本質的特性……*138*　　Q＆A……*140*
      A-2-2　肝と「風」……*140*
      A-2-3　肝と血の誘導……*141*
      A-2-4　肝と排卵・射精……*142*
      A-2-5　肝と筋肉……*143*
      A-2-6　肝と脾胃……*143*
    A-3　肝と青……*144*

B　肺………*145*

    B-1　肺についての記述……*145*
      B-1-1　肺主気……*145*
      B-1-2　宣散と粛降……*146*
      B-1-3　肺は皮毛をつかさどる……*146*
      B-1-4　肺は水の上源……*147*
      B-1-5　肺の華は毛……*147*
      B-1-6　肺の開竅部と表裏の大腸……*147*
      B-1-7　肺と診断……*148*
    B-2　肺の本質と解釈……*148*
      B-2-1　肺の本質的特性……*148*
      B-2-2　外殻としての肺……*149*
      B-2-3　生体と天空をつなぐ肺の機能……*150*
      B-2-4　フィルター・バリアとしての肺……*150*

    B-2-5　肺と脾……151
    B-2-6　肺と腎と免疫……151
    B-2-7　肺と腎の胚葉……151
    B-2-8　肺とアレルギー……152
  B-3　肺と白……152
    B-3-1　白と寒冷……152
    B-3-2　生体における白を呈する機序……153
    B-3-3　白と肺と寒冷……154　Q&A……154

- **7章のチェックポイント**……155

第8章　臓腑概念と生理機能3（心）・五行学説　158

- **はじめに**……158
- **A　心**……158
  A-1　心についての記述……158
    A-1-1　心は血脈をつかさどる……158
    A-1-2　心は神明をつかさどる……159
    A-1-3　心の華は顔……159
    A-1-4　心は舌に開竅……160
    A-1-5　心と診断……160　Q&A……160
  A-2　心の本質と解釈……161
    A-2-1　心の本質的特性……161　Q&A……162
    A-2-2　精神活動と神・魂・魄・意・志……163
    A-2-3　心の陽と陰……164
    A-2-4　心血の供給……165　Q&A……166
    A-2-5　心腎相交……166
    A-2-6　心-小腸-膀胱系……166　Q&A……167
    A-2-7　心の病態……167
  A-3　心と赤……168
    A-3-1　自然界における赤の意味……168
    A-3-2　生体における赤を呈する機序……168
    A-3-3　赤と心の関係について……169
- **B　心包・三焦**……170　Q&A……170
- **C　五行学説**……171
  C-1　五行の性質……172
    C-1-1　木……172
    C-1-2　火……173
    C-1-3　土……173
    C-1-4　金……173
    C-1-5　水……173
  C-2　五行の関係……174
    C-2-1　相生……174

- C-2-2　相克……*174*
- C-3　五行と陰陽……*175*
- C-4　五行の病的な関係……*175*
  - C-4-1　相乗……*175*
  - C-4-2　相侮……*176*
- C-5　五行と層構造……*177*
- C-6　五味……*179*
  - C-6-1　五味と効能……*179*
  - C-6-2　五味と五臓の符合と矛盾……*179*　　Q＆A……*181*

8章のチェックポイント…………*181*

第9章　四診の原理　　　*184*

はじめに…………*184*

A　四診…………*184*
- A-1　四診とは……*184*
- A-2　四診は主観か？……*185*
- A-3　四診と弁証の原則……*185*
- A-4　四診の指針……*186*

B　望診…………*187*
- B-1　形と陰陽……*187*
- B-2　動きと陰陽……*187*
- B-3　色と陰陽……*187*
- B-4　色の意味……*187*
- B-5　色の発生機序と弁証的意義……*188*
  - B-5-1　赤について……*188*
  - B-5-2　黄について……*190*
  - B-5-3　白について……*191*
  - B-5-4　黒について……*191*
  - B-5-5　暗紅色・紫を呈する病理機序……*192*
  - B-5-6　青について……*192*
- B-6　望診所見の表現……*192*
- B-7　舌診……*193*
  - B-7-1　舌と臓腑……*193*
  - B-7-2　舌の診方と所見の表現……*194*　　Q＆A……*197*
- B-8　舌診の症候としてのとらえ方と弁証……*197*
  - B-8-1　歯痕……*198*
  - B-8-2　舌体の裂紋……*200*　　Q＆A……*201*

C　問診…………*201*

D　脈診…………*204*
- D-1　脈診の仕方……*204*
- D-2　脈証について……*204*

D-3　脈証の定義……205
　　D-4　脈証の弁証的意義……206
　　　D-4-1　脈律（脈の速さ）……206
　　　D-4-2　脈位（触知の深さ）……208
　　　D-4-3　脈形（脈の形状）……209　　Q＆A……211
　　D-5　二十八脈の分析例……211
　　　D-5-1　革脈……212
　　　D-5-2　濡脈……212
　　　D-5-3　牢脈……212　　Q＆A……213
　　D-6　六脈と臓腑……214
　　　D-6-1　六脈と層構造……214　　Q＆A……214
　　　D-6-2　六脈と臓腑の変遷……214

■ 9章のチェックポイント…………216

第10章　経絡・弁証の進め方と実際　　218

■ はじめに…………218

■ 経絡…………218
　　A-1　経脈……218
　　　A-1-1　正経十二経脈……219　　Q＆A……219
　　　A-1-2　奇経八脈……219
　　A-2　十二経脈の分布原則と走行様式……220
　　A-3　経絡の病理的意義……222
　　A-4　経絡の弁証的意義……222　　Q＆A……223

B　弁証の進め方…………224
　　B-1　四診と四技……224　　Q＆A……225
　　B-2　弁証の大きな流れ……226
　　B-3　症例分析の実際……227

■ 10章のチェックポイント…………232

コラム
●現行法規と東洋医学……105　　●漢方薬と心理効果……133
●生薬成分と副作用……183　　●子供に漢方薬を飲ませる工夫……217

索　引…………233

標準東洋医学

はじめに

　21世紀に入り，私たちは無意識に未来への模索を始めているように感じられます．今までは無批判に当然であったことが当然ではなくなり，yesであれnoであれ，一つひとつのことがらに個人の考えが求められる時代でもあります．これからの世紀は，真実を，ひとの眼ではなく自分の眼で見つめる世紀であり，それはすなわち，自分の心を見つめる世紀でもあるように感じています．

　同じ視点を医学の領域に向けたとき，私たち医療者に必要なものは，受け売りの知識や確率統計をもとにした統一規範ではなく，それらを道具として扱いながら目の前の事象をしっかりとつかむ医療者の眼です．そのためには，自分自身の眼による分析と判断が求められます．そして，最終的に自分自身の手による医療への介入，ひとのものではない自分の気持ちの通った治療手段を提供することが21世紀には求められているように感じてなりません．そうしたものを本書で追究したいと思っています．

　さて，東洋医学の歴史と変遷はともかく，現在，臨床の現場にエキス剤の形で漢方薬が溢れています．漢方薬が使用される理由にはいくつかの要因があるようですが，その中の1つに，医療者が感じる必要性や患者さんの要請が存在するのは事実です．それは時代の要請でもあり，新しい医学観への模索の姿でもあるように思います．私は，新しい医学観が形成されないかぎり，現存のどの医学も，今の発展の方向性では，遅かれ早かれ壁にぶつかり壁を乗り越えられずに途絶えてしまうのではないかと危惧しています．しかし，どれが残るとかどれが吸収されるとかいったことではありません．お互いが補完し合いながら，新しい医学を作る時代になると感じています．

　私が個人的に描いている未来像は，全体観やシステム観に優れた東洋医学的な視点を核にして，技術や情報分析に優れた現代医学がそれを検証，具現化していく姿です．そのことで，東洋医学でもなく西洋医学でもない，その時代時代に求められるものに進化し得る医学が生まれ，それを人が「現代医学」と呼ぶような時代になって欲しいと考えています．

　現在，臨床の場に漢方薬は存在しても，東洋医学教育は，ほんの数年前まで，卒前にも卒後にも皆無でした．多くの人々が東洋医学に惹かれながらも，学びの場がないがゆえに，あるいは挫折し，あるいは迷路に迷い込み，東洋医学から離れて行っているのもまた現実です．今現在の問題を解決するためにも，そして，新世紀医学への夢を実現するためにも，今必要とすることは東洋医学教育の充実であると痛感します．

文部科学省が2001年3月に公表した「医学教育モデル・コア・カリキュラム─教育内容ガイドライン─」の中で，基本的診療知識の到達すべき目標として，薬物治療の基本原理の中の一項目として『和漢薬を概説できる』という文言が採用され，はじめて「和漢薬教育」の必要性が明示されました．それ以来，卒前教育の中で東洋医学教育の充実が急ピッチで進められてはいますが，東洋医学教育の歴史的な空白を埋めるには，今現在医療にかかわる者たちやこれから医療に携わる学生一人ひとりが，受け身ではなく積極的な姿勢をもって東洋医学と向き合う努力が求められるでしょう．

　私たちに今求められるのは，単なる薬の運用や簡便な診断法ではなく，判断する根拠となるものを手に入れることです．本書では，東洋医学理論を核にして「考えて判断できる漢方」の習得を目指します．理論の習得だけなら，既存の書物で独学することが充分可能です．しかし，教科書はあくまで柱に過ぎませんから，いくら柱を完璧に頭に入れても，家は見えません．東洋医学は臨床の学問ですから，治療の中で柱を使って実際に建物を建ててはじめて意味がわかります．と同時に，私たちの中には，現代医学や日常生活の中で手にした様々な常識など，いくつもの柱があります．本書では，教科書的な理論を柱にしながらも，こうした私たちの中にすでに築かれている様々な柱を意識しながら，実際に治療を通した経験や日本漢方の知見，現代医学の視点をも織り込んで，筆者が今立っている現状の姿をご提供します．

　現在の東洋医学理論は，完成されたものではなく，誤りや不完全さを含んだものであり，まだまだ修正・発展させなければならないものです．本書により提供されるものと，皆さん一人ひとりが持っているものとを合体することで，東洋医学理論の誤りやまた正当性を認識し，良いところはさらに発展させ，誤りは修正する力になれたら幸いです．そのことが，東洋医学を，さらに深い，より大きな世界に進化させると確信しています．

第1章 東洋医学の特徴と生体観

はじめに

第1章では東洋医学理論を概観します．現代中医学の教科書的な概念を土台にしながら，筆者の経験を元にした独自の考えを盛り込み，東洋医学の持つ特徴を総括します．まず数ある中から5つの特徴を取りあげ，その理解によって東洋医学理論の基本姿勢をつかみます．次に，東洋医学が生体機能をどのように見ているか，5種の生理機能としての五臓(ごぞうがいねん)概念を，構造や機能に反映させた層構造として概説します．

A 東洋医学の特徴

東洋医学の特徴といえば，いろいろな観点からいくつもあげられると思いますが，特に着目すべき東洋医学の特徴として，次の5つを取り上げます．「整体観(せいたいかん)」は東洋医学理論の基礎，「変動・変化」と「二つの力(視点)」は陰陽論(いんようろん)，「流体」は気血津液(きけつしんえき)の概念，「層構造」は臓腑(ぞうふ)概念と関連し，この5つの把握は，東洋医学理論全体を大きくつかむことになります．

A-1 整体観

まず挙げるべき東洋医学の大きな特徴は，自然や宇宙との一体観で生体を見ていることです．

一体観とは，生体の状態を，①外的環境や生活習慣など，生体を取り巻く諸条件の影響の中でとらえる，②生体の内的因子の相互関係や精神心理状態など，内的諸条件の複合的な作用の結果機能するものとしてとらえる，の2点を意味しています．

一体観は構造や機能すべてに当てはまり，大宇宙で成り立つ原理や原則は，その構成要因すべてに同様に当てはまると考えます．自然現象として日常的に目にする様々な現象を支配する原理は，生体内においても特別なことではなく自然界同様に作動しています．したがって，物理や化学の原則は，そのまま生体内の原則として当てはまり，生体機能に特別な原則を考えることは必要としません．こうしたいろいろな原理や原則は，個々の特別な目的に応じて複合的に組み合わさり，生体機能という複雑な機能を構成しますが，一つひとつの要素は，自

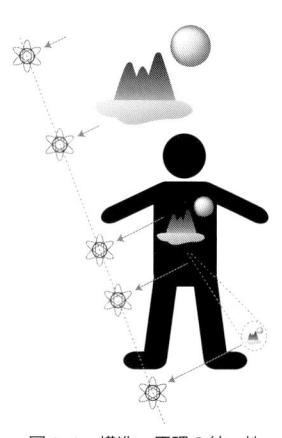

図1-1 構造・原理の統一性

然界のしくみと何ら変わりないものなのです．自然の中に人がいて，人の中に自然があると表現できます（図1-1）．

このことは一個体が全宇宙の中で有機的に機能する一要因であると同時に，個体もまた一個の有機体として全宇宙と同様の構造や原理で機能していることを意味します（図1-2）．個は全体のために機能し，全体が機能することでまた個も存在し得るのです．これを「整体観」と表現します．一個体は諸器官から，諸器官はまた細胞群から，1個の細胞は分子から，分子は原子などから成り立ち，1個の細胞そのものにもそれを構成し機能するための諸原則を有していて1個の完全体として存在しているというようなことを意味しています．しかもそれらの機能をつかさどる原理は，原則として同一であるという考えに東洋医学は立っています（図1-3）．

微視的な西洋医学の視点に対比して東洋医学の視点を「全体観」と表現することがありますが，東洋医学の視点とは単にマクロなとらえ方を意味するのではなく，マクロとミクロの両視点を自在にしかも同一のものとして往き来して現象を把握する視点を意味するのです．その視点は，現代科学同様に現象の観察を基礎とした分析的な視点を有し，しかもそれを全体の中の位置づけとしてとらえる「統合」の視点をも有しているのです．「現代医学は分析的，東洋医学は全体的」という意味をこのように理解することが正しいと考えますし，そのように東洋医学理論を運用し，そのような姿としての東洋医学理論の完成像を目指すべきであると考えています．

こうした整体観の考え方を活かすと，ある現象を見るときに，常にその内外両要因の視点から分析することが要求されます（図1-4）．

A-2 変動・変化

東洋医学では，生体を「変動・変化」するものとしてとらえます．機能や形態を，固定した静止像として見るのではなく，変化するものとして動的にとらえます．微視的には一定や恒常的に見えるものでも，整体観の視点を持ち込むと，より大きな視点からも，より小さな視点からも，変化の中の一部であることがわかります（図1-5）．構造的に定常に見える皮膚や骨格なども，基底層の胚芽細胞の分裂による再生角化や破骨細胞と造骨細胞の活動によって，次々と構成要素を入れ替えて機能を維持していることに，変動や変化の性質を見出すことができます．

1日においては日中（昼間）と夜間で，1年においては春夏秋冬，季節によって生理状態が異なります．単調に見える1日や1年の繰り返しも，一生の中では，その土台に年齢による変化が存在します．いつどの時点をとっても，全く同じ体の状態は存在しないのです（図1-6）．

こうして体の状態が変動変化することで生体の諸機能を調節し，そ

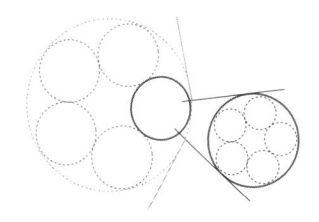

図1-2　マクロとミクロの同一性

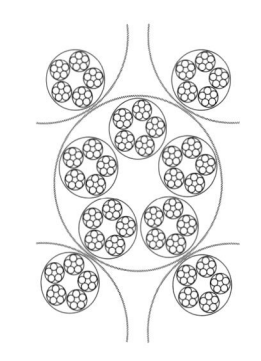

図1-3　整体観のイメージ

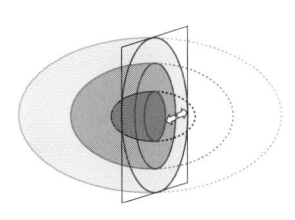

図1-4　2方向の視点

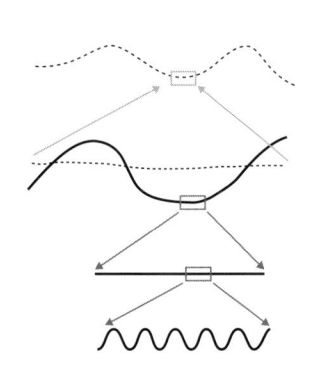

図1-5　変化と整体観

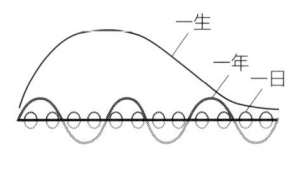

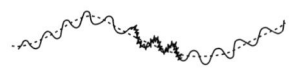

図1-6

のことが最適な状態を作る原動力となっています．

Q&A

Q：「夏は陽気が盛んなので，冬に比べると冷たい飲み物をある程度受け入れられる……」といわれるが，これは，夏は心の臓腑が充実し，冬に比べて陽気の量が多くなるため？　"陽気が盛ん"というのは，外向き（体表）に盛んに向かい，内側は逆に陽気が少なくなるように思うが．

A：四季の変化による夏の陽気の盛んさは，外に向かう流れも，量的にも増大すると考えてよいのではないでしょうか．心が主役の季節で，心陽は腎陽にも盛んに受け渡されて，深部の陽気のレベルも高くなります．そのことが外部に盛んに向かう陽気の流れを維持する基礎となるので，外にたくさん向かう分，内側が希薄になるという状態ではありません．もっとミクロな見方をして，1日の中の変化をみれば，昼と夜の陽気の分布は，昼は表層に多く分布し，夜は内に多く分布しますから，昼は夜よりも内側には陽気が少ないということは言えるでしょうが，内側に陽気が少なくなるのは分布の状態であって，表層の陽気も深層の陽気もつながって巡っています．その動きの向きが大切で，昼間は外に向かう動きが盛んということは内側を少々冷やされても盛んな動きによって代償されるということを意味します．したがって1日の中で言っても，冷たいものは夜間ではなく昼間のほうが弊害が少ないということになります．静止した量的な分布と考えると質問文のような疑問が出るかもしれませんが，常に「巡るもの」としての姿を描いてその勢いの意味を考えてみましょう．

A-3　二つの力（視点）

すべての生理機能は拮抗する2つの生理状態や機能要素で構成されていると考えます．それぞれの要素が役割交替することによって<u>変動の波を形成し，変化を基本として機能している</u>と考えます．定常的に見える機能も，マクロやミクロに見れば，拮抗する2方向の機能変化によって支えられていることがわかります．例えば持続的な神経伝達も，シナプスにおいては伝達物質の放出・分解・回収・補充の一連の機能が連続的に行われてはじめて正常に機能します．筋肉や神経などの活動性の細胞は，膜電位の分極と脱分極とを繰り返して生理機能を発揮します．常時活動している心臓も，心筋の収縮と弛緩の繰り返しではじめて有効に血液を送り出し回収することができます．

自然界においても同様のことが見られ，事象や個体は常に変化していて，ある現象を生じるのには両方向の要素が必要です．振動，移動などすべての現象は，<u>単一，恒常では成り立ちません．静止という現象でさえ，それをとどめておく力や「釣り合い」という2方向の力の均衡がなければなりません</u>（図1-7）．

こうした視点は，主に陰陽論を基礎に構築されています．様々な生理機能において，変化と同時に，<u>両方向の機能を意識した解釈がなされるのが東洋医学の特徴です</u>．

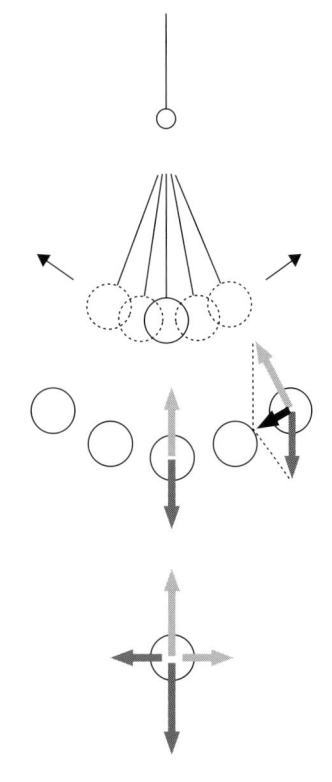

図1-7　動きと二つの力

A-4 流体

東洋医学では**量的な過不足よりも巡りの善し悪しを重視**します．生体機能を維持するうえで，物質が量的に満たされていることはもちろん重要ですが，物質は機能を維持するために存在するのであり，**物質が機能に役立つためには，それらが静止することなく全身を巡ることが必要**です．生体の健全な機能のためには**量的な充足と動的な円滑さの両条件が必要**で，東洋医学的治療ではこの両側面を意識することが求められます．量の補充を必要とするときにも巡りを助ける要素を配合し，巡りの改善を主とするときにも量的な補充を配慮します．例えば，滋陰薬に利湿薬を配合したり，利湿を目的とする際にも滋陰薬が配合されている方剤が多く見られます．**治療の目的は究極的には巡りの改善にあり**，手段として量的な補充を主とする治療であっても，巡りの障害にならないようにすることが大切です．静止像として機能を把握する現代医学的手段に慣れた視点ではどうしても量的な矯正に目を奪われがちですので，この点は特に強調しておきたいと思います．

動的な円滑さを維持するためには，その**動的根源として「熱」が必要**です（図1-8）．したがって巡りを重視する東洋医学理論においては，生体の熱を維持することを大変重視します．こうしたことが，現代医学では認知されにくい冷え症などの病態に対して，いち早く対応し得た背景にあるように思います．

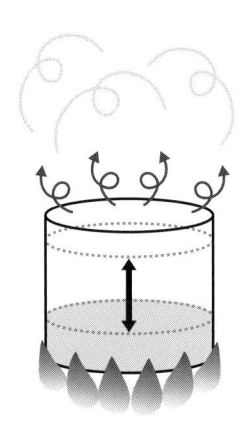

図1-8 量よりも流れと熱

A-5 層構造

東洋医学では，生体を，表裏や内外，上焦，中焦，下焦といった概念を用いて「層構造」としてとらえています（図1-9）．

さらに，いくつかの複合的な機能によって生理機能が支えられているという五臓の考え方があります．五臓を単に5つの機能として横並びにとらえる（図1-10上）のではなく，生体機能を維持するために，**複合的に機能分担をする層構造として理解すること**が望ましいと考えられます（図1-10下）．

図1-9 層構造

こうした層構造の考え方は，体全体の視点だけでなく，細部や局所にもあてはまります．**局所を1つの全体像としてとらえ，その中に層構造を認識することで，局所を複合的な機能の集合体として把握します**．構造物だけでなく，ある1つの機能を取りあげるときにも，それを単独のものとするのではなく，五臓の機能に還元される複合機能としてとらえます．こうした視点は，生体を細分化して把握する現代医学的な考え方になじむものと言えそうですが，東洋医学では，局所はそれを取り囲む諸状況との関連の中で機能していると考えていますので，層構造は単に細分された機能のモザイク的な寄せ集めではなく，全体の目的のために有機的に配置され，ミクロ，マクロに呼応して機能していると考えます．

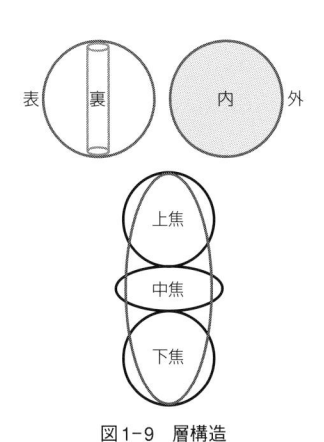

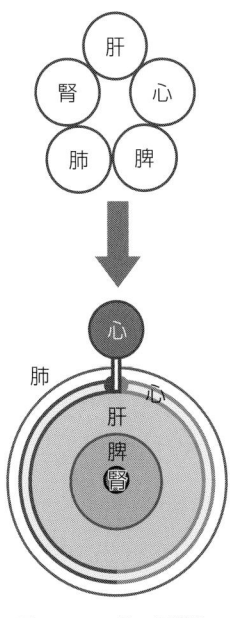

図1-10 五臓の層構造

現代の日本において広く受け入れられているいわゆる日本漢方の考え方において，一番欠落しやすい視点がこの層構造の視点ではないかと考えます．明治初期までの，古来の伝統を引き継いだ漢方治療では，表裏内外上中下の視点がしっかりしていたように見受けられます．しかし，昭和以降の日本の漢方治療においては，マクロ的な陰陽虚実のとらえ方で体全体を単一の特性として扱う傾向が強く，そのことが東洋医学のもつ本質を大変ゆがめているように感じられます．目立つ症候の矯正にのみ目を奪われると，表や裏の局所の証（東洋医学的な診断の根拠となるもの，または診断結果）を体全体の状態と早合点しがちです．東洋医学的に見ても体は複合体であり，症状や病態の解決も，複合的な分析の上に立って手段を考えるべきであるはずです．あらゆる方剤の構成には，こうした層構造や複合体としての生体に対する配慮がなされています．その背景にある生体の層構造や流体としての機能のとらえ方を意識して病態をとらえることができれば，漢方薬をマニュアル的に運用するとしても，その適切さに大きな違いが出るはずです．

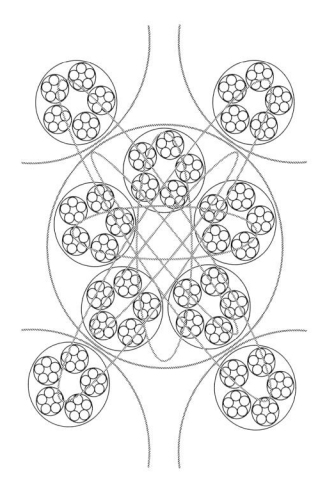

図1-11 生体イメージ

A-6 生体イメージ

5つの特徴を基にすると，生体は，ミクロとマクロの同一性をもち，有機的な層構造を形成する構造体が内外に連絡し，よどみなく巡るものによって機能を維持しながら，常に変化する宇宙原則的存在であると表現することができます（図1-11）．

B 東洋医学の生体観と臓腑

個体および個体の中に存在する個々の機能は，以下のような5層の機能構造によって支えられています（図1-12）．

①まず根源として，生命力を内蔵する存在を考えます．ここに内封された生命力のポテンシャルを具現化するために，以下の機能が続きます．

②凝縮されているポテンシャルを増幅活性化して使用可能にする機能．

③それをより軽やかに伸びやかに，外に上に拡散させ，体全体に広がらせ順調に巡らせる機能．

④拡散する生命力に対して，外殻として制限を設け，個体を外界から隔離すると同時に，外界と内部の連絡や，外界からの侵襲に対して内部の保護を担う機能．

⑤それらを異次元から統括し，全体の機能に活性力を与える機能．

ここで述べる諸機能の相互関係は，単に体全体の機能を概観しているだけでなく，多少のバリエーションはありますが，個体レベル，器官レベル，細

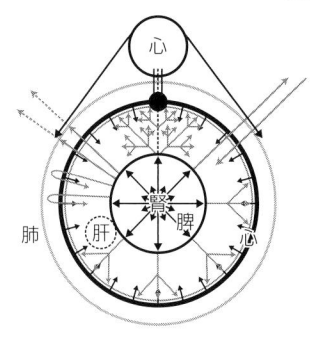

図1-12 生体の層構造概念

胞レベル，あるいは分子レベル，機能レベルなどいろいろな次元において，さらには天体レベル，種々の社会現象や集団組織にも，おおむね当てはまる原則的関係です．

　これらは五臓の概念と深く関連します．個々の機能についての概略と全体的な視点からその役割を記述します．

B-1　腎：「先天の本」種火・起源

　まず機能の芯となる存在を考えます．すべての機能はここから発生します．五臓の「腎」に相当します．

　腎は生命の根源（生命情報，物質的エッセンス）を凝縮して内蔵しています．生命活動の根源を提供しますが，この機能単独では生命活動を担うことはできません．いわば種火のような存在です．腎の存在によって，時期や状況に呼応して様々な機能をそこから適宜引き出すことが可能になり，あるいは生殖という形で個体を超えて生命力の受け渡しが可能になります．言い換えると，**生命活動を休眠させる形で必要なときまで保持する機能**を意味します．「**先天の本（おおもとになるもの）**」と呼ばれます．

　体全体の機能からいえば成長，年齢変化，生殖，細胞分裂，細胞性免疫などとかかわり，局所でいえば表皮の基底層，毛髪の毛母細胞，骨の骨芽細胞，血球成分における造血幹細胞，細胞でいえば細胞核，細胞核の中でいえばDNAといった存在に該当します．植物でいえば種，天体（地球）でいえばマグマや海洋，湖水に相当する存在です．いずれも**機能のエッセンスをコンパクトに内封し，そこから機能が引き出されます**（図1-13）．

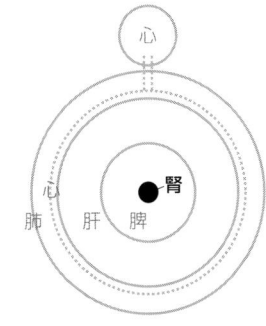

図1-13　腎：先天の本　種火・起源

Q&A

Q：層構造の図示に腎は中心部分に書いてあるが，実際にはどこになるのか？経穴の腎兪とは関係がないのか？

A：ここで示している層構造は，物理的な構造であると同時に機能的概念でもあり，その両者を含むものです．腎はcore（芯）でありbase（土台）です．腎兪も上下で見れば体の中心に位置します．腕でいえば中心にある骨が腎，骨の中では髄が腎に属します．上下でいえば下を土台として上が存在するので，腎は下になります．そこからものが発生し広がる場所，全体の要所となる位置を考えればそれが腎の位置になります．それが平面や球体や直方体など，全体の形によっては具体的な位置は変わります．つまり，基本，基礎，要（かなめ）ということです．肉月をつければ腰になります．生体では丹田にあるとかよく言われますが，中心や下部としての位置の概念と一致するものです．

　このように，他の臓器も同様に，どこになるか，何を示すかは，特定されるものではなく，その属性によって対象物の中に5つの有機的な機能分担を見出すための指標として理解してください．

B-2　脾：「後天の本」増幅器

「腎」の持つ潜在的な生命力のポテンシャルを「脾」が活性化し，増幅して，具体化します．脾は増幅のために必要なものを飲食物から取り込みます．腎を種火に喩えた見方からいうと，飲食物から燃料を精製し，種火に注いで実効性のある炎を起こすのが脾の役割となり，「増幅器」と表現することができます（図1-14）．

生命力を維持するために必要なものを外部から供給する役目をしますので「後天の本」と呼ばれます．

脾によって飲食物から取り込まれる「気」を「水穀の気」といいます．この気は「地の気」とも言い換えられます．どろどろとした有形のものを伴い，構造物を構成したり，体に必要なものを造成する役目をします．このように「水穀の気」を用いて，腎に蓄えられているエッセンスを基に，体に利用できる物質を作り出すのが脾の大きな役割の1つです．消化，吸収，生合成，代謝といった生理機能と関係します．

天体（地球）でいえば脾は地殻に相当し，植物でいえば果肉，細胞でいえばミトコンドリアや細胞質などに相当します．

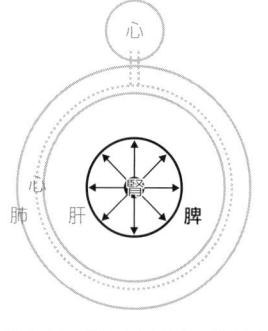

図1-14　脾：後天の本　増幅器

B-3　陰の臓

「先天の本」である腎と「後天の本」である脾の両者で，生命力の土台を形成します．腎や脾の作用は，天地でいえば「地」の性質をもつもので，造形にかかわる作用ですから「陰の臓」ということができます．脾による生命力の増幅は，腎が内蔵するポテンシャルの量的な増大や，物質的な供給による形態化であり，この段階では，生命力の質的変化はあまりありません（図1-15）．

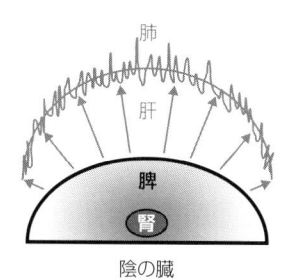

図1-15　生命力の土台
造形に関わる陰の気をつかさどる

B-4　肝：「疏泄条達をつかさどる」拡散器，調整器

腎と脾によって地の位に蓄えられたパワーを，**発散させ奔放に拡大させる**のが「肝」の作用です．上に，外に引き出す肝の作用は「木」の性質になぞらえられます．樹木が大地の気を吸い上げて空に枝葉を伸び広がらせるように，「地の気」は肝によって動きを得て全身に広がります．これを「疏泄条達」と表現します．「気」の流れを生体の需要に合わせて配分を制御するのも肝の役割です（図1-16）．

肝の機能は，形体を機能に転換することを意味します．静を動に変えることや躍動感を付加します．肝の機能によって地の気が天空に開放されて目的に応じて動き始めるので，「気」の質的変化を意味します．随意筋の支配，自律神経機能，感情や情緒の調節などと関係します．肝は諸機能を活性化するように作動します．天体（地球）でいえば，木や風や地上を含む大気圏での様々な事象に相当します．

　肝は調整器として実効力を持ちますが，肝自身に判断能力があるのではなく，後述の「心」の管理下にあって，「心」の指令に従ってその指令を具現化する役を担います．

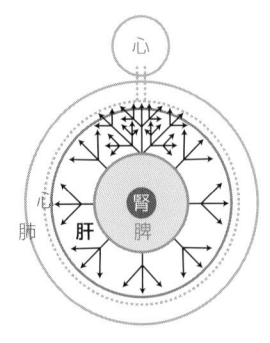

図1-16　肝：疏泄条達　拡散器　調整器

B-5　肺：「天蓋（外殻）」バッファー，バリア，フィルター

　地の気は肝の力を得て拡散しますが，生命体としての小宇宙を維持するためには，体内の「気」が天空に散逸することを避けなければなりません．この役を「肺」が担い「生体の外殻」を意味します．外界環境から生体を守り，外界の影響が内部に直接及ばないように緩衝帯の機能を果たします．外敵を排除するバリアの役も果たします．

　体内の「気」と天空の「気」とは本来同一のもので，常につながっていなくてはなりません．そのためには外界から「天空の気」を取り込むことが必要で，これも肺の役割で呼吸と関係します．肺によって取り込まれる天空の気を「清気」といいます．天空の気や清気は，地の気と違って軽やかな気で，燃焼や機能の根源として動的要因に関与します．

　脾により増幅され，肝によって疏泄される「気」は，「天蓋」である肺まで到達すると，肺で取り込まれる清気と合わさって「真気（元気）」となります．真気の一部は「衛気」として外向き上向きに発散され，体表の防衛に使われます．残りは体内に押し戻され，「営気」として体内の生命活動の根源となります．肺の外に向かう上昇発散の作用を「宣散」，内向き下降の作用を「粛降」といいます．

　肺は天空の気を取り込む一方で，バリアとして天空に存在する邪気を体内に持ち込むことは避けなければなりません．同時に体内に生じた濁気（老廃物を含む不要な気）を排泄することも必要です．体内の「気」を外界の「気」から隔離すると同時に，内外の「気」を，フィルターにかけつつ，交通させる必要があります．

　このように，肺は生体の外殻であると同時に，フィルター付きの「気」の交通路でもあるのです（図1-17）．

　生理機能では呼吸，汗腺調節，体表防衛，体液性免疫などと関連します．構造的には，皮膚，細胞壁などに相当し，天体（地球）では成層圏，オゾン層，雲といったものに相当します．

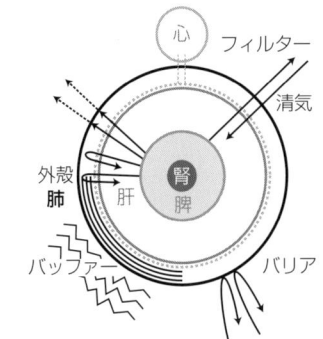

図1-17　肺：天蓋・外殻・バッファー・バリア・フィルター

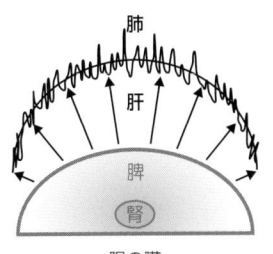

B-6　陽の臓

　肝と肺は，「天の気」の性質をもつもので，躍動，発散などを生じ

図1-18　生命力の躍動
軽快で機能的な陽の気をつかさどる

B　東洋医学の生体観と臓腑

る「陽の臓」ということができます．肺から取り込む天空の気は清気として，腎や脾が構成する地の気と結合して，真気（元気）となり，肝の調節によって全身を巡ります．

地の気のもつ重厚な性質は，これら陽の気によって軽快になり，機能的になります．このように，**脾と肝を境に，生命力が質的に変化します**（図1-18）．

Q&A

Q：地の気と天の気は同一か？
A：広い意味では同一のものですが，地の気は重いどろどろとしたものを含み，天の気は清らかなものを含む性質の違いがあります．しかし全く異質なものではなく共通した性質を含むものです．

B-7　心：「君主の官」司令塔

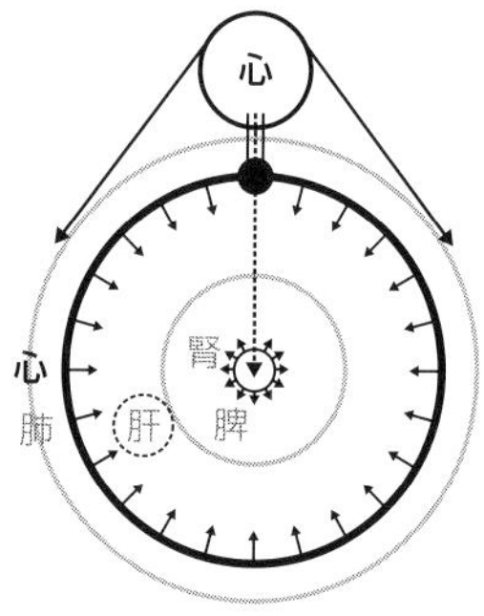

以上のような一連の生命体の働きを，次元の違うところから統括するのが「心」の役割です．「心」は生命体を活動させるように指令を出して調節します．

「心」の指令を全身に行き渡らせるために，実際には**肝が出向いて現場で指揮を執ります**．また，全体に活動性を与える作用のうち，**熱源としての作用は，「心」から腎に受け渡され**，腎の熱（腎陽）として体の諸機能を温めるようにして活性化します．「心」と腎が呼応して種々の機能を担う「心腎相交」の一例です．

血液循環のポンプ役としての「心」の出張所が身体内に存在し，層構造では肝と肺の間に位置します（図1-19）．

図1-19　心：君主の官　司令塔

「心」は，精神思惟活動や大脳皮質系の機能と関係が深く，知能，記憶，睡眠や循環機能を支配します．「出店」の「心」は循環器系に関与します．

天体（地球）でいえば成層圏内には存在せずに，外部から地球に様々なエネルギー源を提供する太陽の存在に相当します．太陽の熱を地球上の池や湖などの水が蓄熱するように，生体では腎が腎陽として熱を内封します．

「心」が切り離されても，ある程度生体は自律的に機能することができます．睡眠中の状態や，意識不明などで高次機能が停止しても生きている状態です．日常的な活動でも，無意識な動きや反射運動，条件反射的な動き，訓練により獲得された動作などは「心」の作用を介さずに肝の調節を受けて効率よく作動させています．

Q&A

Q：東洋医学で用いられている臓腑の名称は現代医学で用いる臓腑とは違うものと考えるべきか？
A：全く違うものというよりも，現代医学が指すものよりももっと広い概念を指

す機能群としてとらえています．学習の初期段階では違うものとして扱ったほうがいいかもしれませんが，本質がわかってくると，現代医学のどの機能を指しているのかわかるようになってくると思います．異種のものとして扱い通すのではなく，それらを包含しているものとして融合させたい概念です．

B-8　臓腑と表裏の関係

それぞれの臓器に対応して，表裏関係をなす腑器の存在を考えます．腎-膀胱，脾-胃，肝-胆，肺-大腸，心-小腸の関係です．

臓は実質性の器を指し，何かをそこから合成する機能をもち，腑は空洞の器で，内容物を通過させる機能をもつと総括します．臓は陰，腑は陽の関係になります．腑は口腔内から消化管を経て肛門までの空間に相当します．この管は体の内部にありますが，**外界と通じており，体内にある体外空間**と考えることができます．気管食道分岐部で分かれて肺に向かう部分は天空の気を取り入れる経路，口腔から肛門の管は地の気を取り入れる経路で，いずれも体外から臓に注ぐ通路と考えることができます．

口腔からまず気管が分岐して肺に入り，消化管は口腔から胃→胆→小腸→大腸と経由して肛門から皮膚に通じますから，上述の5層の位置関係と対応させると，まず肺，その後脾まで一気に通過したあと脾→肝→心→肺と表裏関係でうまく対応していることがわかります（図1-20）．

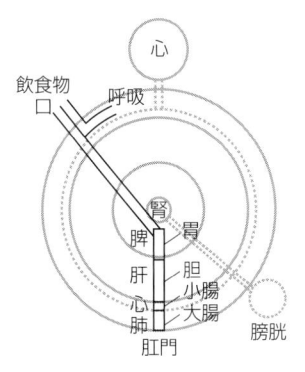

図1-20　臓腑の表裏関係と層構造

腎は，裏の空間である消化管から体内に取り入れたものが体内を通過したあと，回収物を選別して不要物を尿として膀胱を経由して排泄しますから，飲食物の入り口の系としての上記の腑とは別の系列として外界に開口する膀胱を，表裏関係にもちます（図1-21）．

腸から取り込んだ津液を全身を巡らせずに体外に排泄したいとき，小腸から膀胱に直通する非常時の経路が心-小腸-膀胱系として設けられています．この経路を使って心の邪熱を尿から排泄する治療の考え方があります．また心火（心の機能が亢進した病的な状態）がこの経路を伝って膀胱や尿道に邪熱を移すと，膀胱炎や尿道炎になるという病態の考え方があります（**8-A-2-6**参照）．

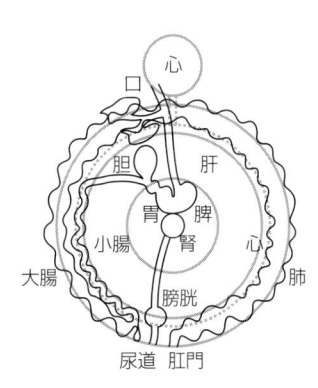

図1-21　内臓と層構造の対応

経絡では五臓腑の表裏関係に加えて，心包と三焦が表裏関係に配置されています．三焦の概念には歴史的変遷がありますが，臓腑としての三焦は五臓をまたがって津液が移動する場所としての概念です．心包の生理機能としてははっきりしない部分もありますが，身体における心では脈管と，統括役の心では髄膜やBlood-Brain-Barrierなどと関係すると考えられます．このように考えると，心包，三焦とも，全身に広く張り巡らされた機能体として共通点をもつので，こうしたことが表裏関係におかれた理由ではないかと考えられます（**8-B**参照）．

心包や三焦の，通常の生理機能は五臓機能によって解釈できるもので，臓

腑として独立させて扱うことは少ない存在です．経絡の考え方では生体の経絡の配置から6対の存在が便利であり，そのため，五臓の表裏に加えて特に取り上げられているのではないかと推測されます．

B-9　層構造模式図における同心円の大きさについて

　層構造の図における各層の厚さは実際の機能的意義におおむね比例させて表現していますが，概念図ですから実際と正比例というわけではありません．実際にはもう少し差を強調して示されるべきだと思います．腎はもっと小さな存在，目には見えないような割合かもしれません．それに比して肝心肺全体はボリューム的にこの図よりももっと大きな存在です．肺はもっと薄い存在です．同心円状の心の厚さが薄いのは，この部位での心は血液を配る機能が主体で血管のようなものですから，小さく描いてあります．上部に存在する心の存在は，頭に位置し，体と頭の大きさとしてのイメージで描いていますが，機能的には次元の違う性質をもつものですので，図の大きさとして比例しているかどうかはあまり意味がありません．また，肝は図に示した領域に限定されるものではなく，各臓腑と絡みながら全身に及ぶ存在と考えることもできますし，はっきりとした形態をもたない存在として描くことも可能です．同様に同心円状の心は，脈管として全体に絡むように描写することもできます．

　また，体全体としての配置で図示していますが，局所の中にもまたこうした関係が存在しているので，身体に対する絶対的な位置を示すものではなく，こうした位置関係で構造や機能が配列されているという概念図として理解すべきものです．

1章のチェックポイント　　　　　　　　　　　　　　　　　　→ 参照項目

- □ 東洋医学の五大特徴とは何か？　また，それぞれ，東洋医学理論のどの考えと関連するか？　→ 1-A
- □ 東洋医学では，生体を，何と一体と考えているか？　→ 1-A-1
- □ 整体観が示す2つの意味とは何か？　→ 1-A-1
- □ 変動・変化の特徴は，生体機能のどんなところに見出すことができるか？　→ 1-A-2
- □ 生体が変動・変化することは，生体のどのようなことの原動力になっているか？　→ 1-A-2
- □ 二つの力（視点）の存在によって成り立つ生体機能や自然現象には何があるか？　→ 1-A-3
- □ 静止状態を作る二つの力とは，どのような力か？　→ 1-A-3
- □ 東洋医学で，量的な過不足よりも重視するものは何か？　→ 1-A-4
- □ 量の補充を必要とするときに配慮すべきことは何か？　また，巡りの改善を目的とするときに配慮すべきことは何か？　→ 1-A-4

- ☐ 治療の究極の目的は何か？　　　　　　　　　　　　　　　　　➡ 1−A−4
- ☐ 層構造の概念を示す用語を，いくつか挙げなさい．　　　　　　➡ 1−A−5
- ☐ 層構造と五臓の関係を，図示しなさい．　　　　　　　　　　　➡ 1−A−5
- ☐ 生体の根源を凝縮して内蔵する存在は何か？　　　　　　　　　➡ 1−B−1
- ☐ 潜在的な生命力のポテンシャルを活性化，増幅，具体化する存在は何か？　➡ 1−B−2
- ☐ 飲食物から取り込まれる「気」の名称は何か(2つ)？　またその役割を説明しなさい．　➡ 1−B−2
- ☐ 先天の本と呼ばれる臓腑は何か？　また，後天の本と呼ばれる臓腑は何か？　➡ 1−B−2
- ☐ 陰の臓に該当する臓腑は何か？　また，それぞれの臓腑の主な役割は何か？　➡ 1−B−3
- ☐ 形体を機能に転換し，発散させ奔放に拡大させる存在は何か？　➡ 1−B−4
- ☐ 生体の外殻を意味する存在は何か？　　　　　　　　　　　　　➡ 1−B−5
- ☐ 肺によって取り込まれる「気」の名称(2つ)は何か？　またその役目を説明しなさい．　➡ 1−B−5
- ☐ 陽の臓に該当する臓腑は何か？　また，それぞれの臓腑の主な役割は何か？　➡ 1−B−6
- ☐ 生体全体を統括する役目をもつ存在は何か？　　　　　　　　　➡ 1−B−7
- ☐ 心の指令に基づき現場で指揮を執る役目をもつ臓腑は何か？　　➡ 1−B−7
- ☐ 心の熱源が受け渡される臓腑は何か？　またその両者の関係を何というか？　➡ 1−B−7
- ☐ 腎，脾，肝，肺，心と表裏の関係にある腑はそれぞれ何か？　　➡ 1−B−8
- ☐ 臓とは何か？　また，腑とは何か？　　　　　　　　　　　　　➡ 1−B−8

第2章 生体機能にみる陰陽の側面と意義

はじめに

陰陽論は東洋医学理論の基本中の基本といえるものですが,特殊な難しい理論ではなく,私たちが日常的に経験する様々な現象の根底に流れている大原則であり,なじみ深い性質を取りあげているに過ぎません.難しく考えすぎるとかえって誤解のもとになります.陰陽論を言葉面だけで理解しようとすると,難解に感じられるかもしれません.感性と理論の両方を融合させて向き合うことが大切です.東洋医学の様々なシーンで陰陽論は利用されます.陰陽の理解が深ければ,その展開は面白さに満ちた世界になるはずです.

A 陰陽について

体や自然界のすべてのものを「陰」と「陽」という互いに対立した性質をもつ2つの要素に分けることができるというのが「陰陽」の概念です.

「陽」は火に代表されるような熱や活動の性質,「陰」は水に代表されるような寒さや静けさの性質をもつものを指します.

例えば天は陽,地は陰.外向きは陽,内向きは陰,運動や元気が陽,休息や眠気が陰といった具合で,表2-1のように分類されます.

表2-1 事物と陰陽の関連

自然界									人体						
上	外	速	軽	熱	明	動	太陽	天	陽	上半身	四肢	体表	背中	燃焼	活動	興奮
下	内	遅	重	寒	暗	静	月	地	陰	下半身	躯幹	体内	腹側	滋養	睡眠	鎮静

陰陽は互いに対立した性質を持ち(陰陽対立),陰陽それぞれはさらに陰陽に分けられます(陰陽可分).しかし,互いに相手を育てる関係や相手に依存する関係にもあり(陰陽互根),役割の交替を繰り返しながら(陰陽消長),極限や一定の条件のもとでは反対のものに入れ替わります(陰陽転化).

以上が一般的に見られる陰陽論の解説です.この考えに従うと,「2つに分ける」という論調から,陰陽の性質は次のように解釈されがちです.

・この世のものは陰と陽の対立する属性を持つ2つに分けられる

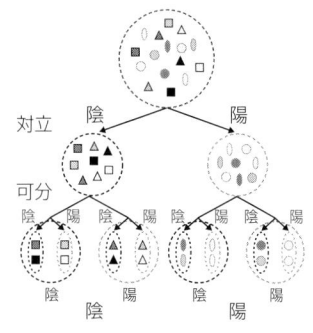

図2-1 陰陽の誤認しやすい概念1
陰と陽の「2つに分ける考え方」

（対立）．
- 一方の属性の中で，さらに陰陽に属性分割できる（可分）（図2-1）．
- この世のものは対立する陰陽が結合してできている（互根）．
- 陰と陽がそれぞれの役割を担いながら役割交替している（消長）．
- ある条件の下で陰は陽に，陽は陰に変化する（転化）（図2-2）．

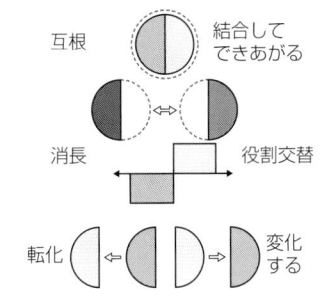

この考え方は，誤りではありませんが，陰陽論の一面的な理解に過ぎません．この考え方で概念の枠を作ってしまうと，誤解や矛盾を生みやすくなります．

図2-2　陰陽の誤認しやすい概念2

まず，陰陽の視点が，自然界にも体にも当てはまるというのは，「1-A-1 整体観」で述べた「万物共通の原理原則が大宇宙から体内微細構造物まで当てはまる」ということの具体例で，わざわざ陰陽論を持ち出すまでもないことです．そして整体観からすれば，陰や陽がさらに陰陽に無限に細分されるのも当然のことです．ことさら陰陽の性質として特別扱いするまでもありません（図2-3）．

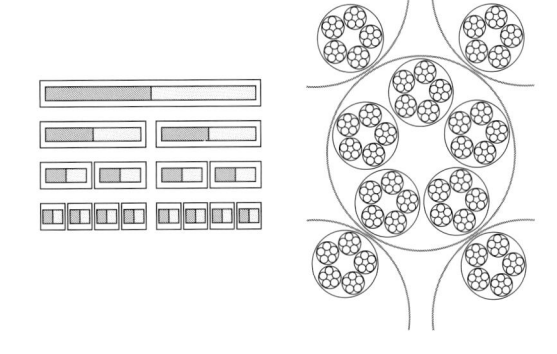

陰陽の視点については，1で既に何度も登場しています．「1-A-1 整体観」の中で述べたミクロとマクロの「2方向の視点」は，陰陽論に通じる考えです．「1-A-2 変動・変化」の項で述べた「二つの力」も陰陽論に相当する考えです．あらゆる変動する状態の本質には2つの方向や状態が存在します．静止も含め，1つの現象に見えるものの中に，「二つの力」の存在を見出すことができるという考え方です（図2-4）．

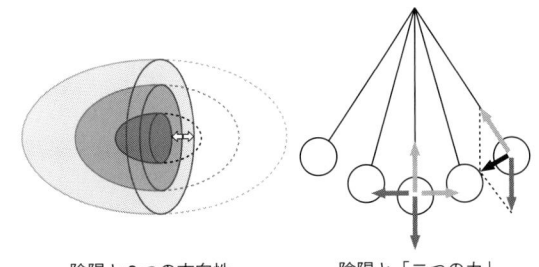

図2-3　陰陽可分と整体観

結論から言うと，陰陽論はこの世のものを2つに分けて陰陽2つの引き出しに入れるためのものではなく「この世の現象を理解したり分析したりするための2つの視点」なのです．陰陽の概念は次のように要約することができます．

「あらゆる現象や事象について，それを生じせしめている2つの構成要素を分析する視点」

「1つのように見えるものの中に，2つの方向性や『二つの力』の因果関係を見出すための視点」

何が陰で何が陽であるかを覚えることはあまり意味がなく，陰や陽の概念が何を意味するかを理解して，その意味するものを，眼前の対象物の中に見出すことが，陰陽論の賢い用い方であると筆者は考えます．

陰陽と2つの方向性　　陰陽と「二つの力」
図2-4　2つの構成要素を分析する視点
陰陽は分析の2つの視点現象を生じせしめている

A-1　陰陽の本質

陰陽の概念については，多くのことを覚える必要はありません．覚えるべきことは陰陽の単純な属性で，それ以外の多くの性質は，陰陽の本質を見つめて感じ取り，そこから考えることで，理解できます．

A-1-1　覚えるべき属性：陽は放散，陰は凝集

陰陽論を理解するにあたって重要な概念は「**陽は放散，陰は凝集**」という属性です．陰陽論が語っていることのおおむねすべては，放散や凝集のもつ特性や相互関係を土台にして考察すれば理解することができます(図2-5)．

A-1-2　考えればわかる陰陽自体の性質

「**放散する状態**」にある陽の性質は，ある地点から外に向かい，上昇し，天に至り，躍動的で，大きなスペースを占め，単位あたりの重量は軽くなります．

これは希釈に通じ，希釈の状態は清らかさに通じます．光を放てば明るく，すべての波長の光を等しく反射すれば白色を呈します．水の分子が放散すれば後に乾燥を生じます．炎は物質の放散によって生じ，放散する分子は外にエネルギーを発して温暖を生じます．放散によって形は失われ，内在する物質は様々な方向へ動き，盛んに往来し，消耗や燃焼に通じます．

「**凝集する状態**」にある陰の性質はそれとは対照的に，ある地点に向かって互いに内に寄り集まって重くなり下降して，地に沈み，形を生み，重い，濃厚な存在となります．引力を生じて他を引きつけ，他を内に吸収するために，熱や光を吸収して封じ込め，冷たく暗く，すべての波長を吸収すると黒色を呈します．水の分子が凝集すれば水滴を生じ，分子間に様々な物を内封し，湿潤や濁を生じます．凝集は一極に集中的に向かうため，その動きは静に通じ，種々の物質を内に含むので豊潤で，物質的な生成の材料的基盤となります．

同じ光るものでも，物質を崩壊して熱と光を放散し，形があるようで不定形の太陽は陽の代表であり，自らは光を発することなく太陽の光を受けて光る冷たい凝縮した物体である月は陰の代表で，中国語では陽は「阳（ヤン）」，陰は「阴（イン）」と表記します．

このように考えれば，天体，空間位置，方向，行動，速度，輝度，重量，種々の物理的性質，時間，季節など，**ある視点を定めれば，天地，上下，内外，進退，動静，遅速，明暗，軽重，清濁，燥湿，寒暖，昼夜，春夏秋冬のそれぞれどれが陰や陽の性質に属するのかはおのずと明白になります**．生体においては興奮，活動，消耗，消費が陽を意味し，鎮静，休息，滋潤，養営が陰を意味することも明白です．いずれも，覚える必要はなく，ある視点における対極の性質をもつものを陰陽の属性に照らし合わせればよいのです．

陰陽各々の特性を結合して模式化すると，全体像ができあがり，既述の生体概念の図1-12と対比できます(図2-6)．

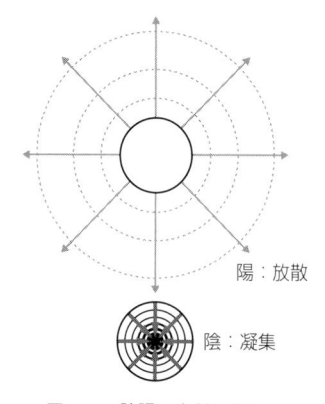

図2-5　陰陽の本質的属性

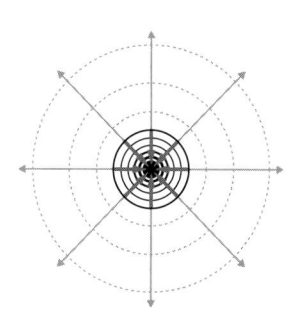

図2-6　陰陽特性

A-2 陰陽可分の本質

A-2-1 陰陽可分と整体観

　陰陽が次々と陰陽に分かれる様は，整体観と関連します．光によって明暗が生じても，影の中に暗さの程度の差があり，明るい中にも明るさに差があるように，陰の中にまた陰陽が，陽の中にまた陰陽が存在します．それをそれぞれ「陰中の陰・陰中の陽・陽中の陰・陽中の陽」と表現します（図2-7）．

　『素問』「陰陽離合論」に「陰陽者数之可十，推之可百，数之可千，推之可萬，萬之大不可勝数，…」「陰陽はこれを数えて十なるべく，これを推して百なるべし，これを数えて千なるべく，これを推して万なるべし，万の大も，あげて数うべからず，…（陰陽の数を数えるならば十とも百ともいえるでしょうし，さらに，千とも万ともいえるはずです．いえ，万という大きな数を持ち出してもまだ小さくて役に立たないほど，たくさんの数になりますが，…）」と表現されているように，陰陽は無限に分割されます．整体観ではどのパーツもその枠の中にまた小宇宙が存在するのですから，この理屈は当然のことです．

　しかし，この概念を図2-1や図2-3のように「細分」とだけとらえてしまうと，見方が狭くなります．陰陽論における可分には以下のようにもっと広い意味が含まれていると筆者は考えています．

A-2-2 視点による陰陽の変化

　可分とは，細分のほかに，**視点を変えると様相が変わる**ということも意味しています．陰陽の属性は物体固有に規定されているのではなく，視点を変えれば同じ物が陰にも陽にもなる相対的な性質です．ある方向から光を当てると陽の世界に属するものも，光を当てる角度を変えるとかげに入って陰に属することと同じです（図2-8）．

　陰陽の認識には，具体的に「何と対比させるのか」や「どういう機能から見るのか」をはっきりさせることが大切です．例えば

- 下半身は陰に属し，手足は陽に属します．では足は陰ですか陽ですか？

足は下半身にありますから陰ですが，これは上半身や手に対比させた位置的な視点からの属性です．手足が陽に属するのは躯幹部に対してで，移動の目的で使われ，盛んに動くことのできる部分だからです．足の陰陽の属性を考えるときには，位置でいえば手に対しては陰ですし，動きという機能からいえば躯幹部に対しては陽に属します．

- 背中は陽に属し，女性は陰に属します．女性の背中は陰ですか陽ですか？

背中は腹部に対して陽であり，女性は男性に対して陰なのです．女性の背中は，女性の腹部に対しては陽であり，男性の背部との比較ならば陰に属することになります．

- ここに1万円あります．これは大金ですか？　わずかなお金ですか？

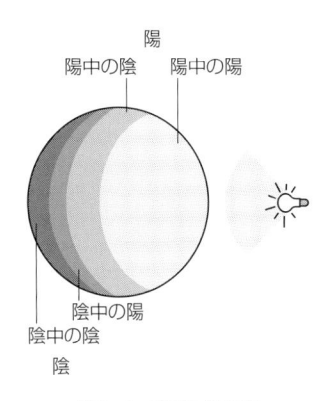

図2-7　陰陽と整体観
陰陽はそれぞれにさらに陰陽に無限に分けられる

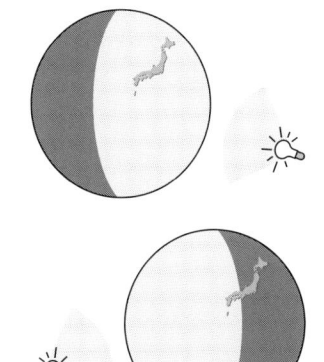

図2-8　陰陽の相対性
視点が変われば陰陽の位置づけも変わる

A　陰陽について　19

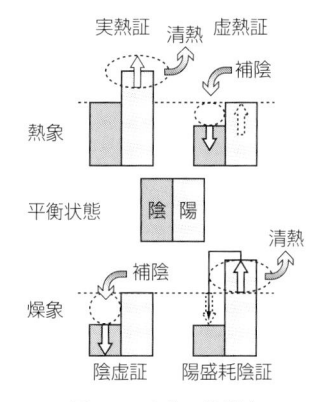

図2-9 病状の相対性
同じような病状でも病因によって対処法が違う

1万円も，どの額と比べるかで価値が変わるのはもちろん，それを使う目的によっては，大金にもはした金にもなります．

少し論点が異なりますが，こうした相対的な視点は，陰陽の判定だけに限らず，東洋医学的な概念の根底にある大切な部分です．例えば，熱の症状を診るときに，熱が過剰な場合だけでなく，熱を鎮める陰分が消耗して相対的に熱が強まっている状態も考慮に入れ，熱の過剰なら熱を冷まし，陰分の不足ならば陰分を補うことで熱を冷まします．同様に，乾燥の症状でも，水の不足が原因か，熱の過剰が水を消耗させているのか，相対的な陰陽の状態を把握して，水を補うべきか熱を取り去るべきかの選択をします（図2-9）．

このように同じように見える症状でも，東洋医学では常に2つの要素の相対的な視点によって分析します．

A-2-3 陰陽可分の概念

以上の2点をまとめると陰陽可分の概念は以下のように表現することができます．

まず，**最初の陰陽の定め方にも無数の境界線の引き方があることを認識しなくてはなりません**．明るさという1つの視点の中で，どこを境にして陰陽を定めるかは，特定されていないのです．必ずしも均等に分けるわけではなく，また，単純に境界線で二分するだけでなく両極を同一視して陽とし中央を陰とするなど，目的によってはいろいろな境界線の引き方があります（図2-10-a）．

これらはどれも**直線的な連続した事象を分析するときの視点**です．明るさ，重さ，速さなど，ある特定の視点の中で見る陰陽で，ミクロに向けられた陰陽の視点です．そういう意味では陰陽可分の中の陰的な視点といえます．

陰陽可分のもう1つの意味は，**視点の多様性によって生じる可分**です．マクロに向けた，陽的な視点といえます．表2-1の自然界の項目には，方位，速度，重さなど7つの属性が挙げられています．それぞれが独立した（相互関連はしますが）性質ですから，異なる視点と位置づけることができます．

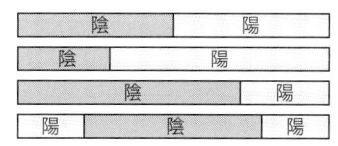

球体を2つに切るにしても様々な切り方があります．縦に切るだけでも極を中心とする無数の切り方のほか，縦に平行に切る方法も，横に平行に切る方法もあります．

陰陽をさらに陰陽に細分できるというのは，初めと同じ陰陽の視点で無数に分けられるという意味だけではなく，その中でまた新たな視点で陰陽に分けることができるということも意味するのです（図2-10-b）．

このように，**現象や事物をとらえるときに，いろいろな視点をもって分析できるというのが陰陽可分の本質である**と理解できます．

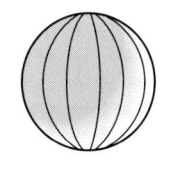

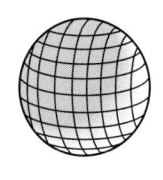

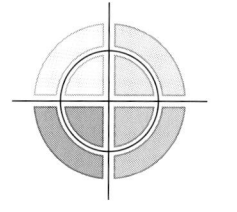

図2-10 陰陽可分と相対的視点

A-2-4 陰陽可分と定義

このように，陰陽は複数の視点をもち様々な意味を含みます．しかも単純な視点での陰陽の分割でさえ，明確な境界線があるわけではありません．両極の差異は明確であるとしても，その中間域では**その特性は連続的に変化する**もので，任意に境界を引かない限り明確に分割できるものではありません．

こうした陰陽の性質が陰陽の定義そのものに漠然とした不明瞭な印象を与えるために，不完全な理論としての評価を受けがちです．論理は約束事の上になり立つもので，現代科学が論理的なのは，個々の語彙に単一の定義を定め，その定義を厳密な約束の枠の中で運用するからです（2-B-6参照）．陰陽という語彙が指し示すものは，現代科学的な定義付けから見ればその時々変化するように見え，抽象的にさえ見えます．

しかし，自然界における様々な現象や事象は，「1-A-2変動・変化」で触れたように常に変化します．しかもその変動は連続的なもので，1日や季節の変化をみても明確な境があるものではありません．こうした事象を現代科学型の定義付けで解釈，解説するためには，前提や条件を定めて対象とする状況を単純化したり，変化に対して人為的に境界を定め，属性を固定することが必要です．それでも管理しきれない変数は，数を集めて偶発性を相殺するという手段を用います．正常と異常の境界や健康と病気の境界など，現代医療の領域で用いられる多くの尺度は，連続した事象を対象にしながら，約束事として境界域を人為的に定めて作られたものがほとんどです．

現代科学的な目から見ると陰陽の定義は一見曖昧に見えるかもしれませんが，陰陽の定義は2-A-1-1で示したように明確です．ただし，**その定義は，個々の事象に対して与えられているのではなく，個々の事象がもつ相対的な特性に対して与えられている定義なので，具体的にはいろいろな事象を指し示すことになり，曖昧に感じられるのです．しかしそのことが，人為的に境界線を引くことなく，変化する現象をとらえることを可能にします．**

こうした陰陽の特性が理解できれば，その時々の条件や前提，枠組みの中では，陰陽の指し示す事象は明確になります．東洋医学的な用語は，現代科学の用語と違って一語一意の絶対定義ではありませんから，前提条件や相対条件などの視点の把握が大変重要です．こうした陰陽論の特性を理解するには整体観や変動を土台とする東洋医学の特性を認識することが不可欠です．

したがって，陰や陽という語彙が様々なものを指し示すからといって，その論理性を否定することは賢明ではありません．同時に，個々の状況の中で用いられている陰陽を，陽は上を意味するとか，陽とは熱のことだとか，陰陽の固定的な概念に置き換えて論理を組み立てることも，賢明ではありません．条件や前提を無視して，こうした理論ですべてを解釈しようとすれば必ず誤りにたどり着きます．ましてや，そうした矛盾を根拠に陰陽論全体を否定するような愚かなことに陥らないようにするべきです．

A-3　陰陽相互の特性

陰陽は相互に関連することで機能します．陰陽が相互にかかわり合う様子の特徴として「対立制約」「互根互用」「可分不離」「消長（変化）」「転化」の5項目について理解しておくことが必要です．

A-3-1　陰陽の対立と制約

「陰」と「陽」は反対の性質をもち，互いに相手を抑制する関係にあります．水が火を消したり，火が水を蒸発させたりするような関係です．「陰陽対立」といいます．

ただし，誤解してはいけないのは，対立の性質は，相手を制圧してつぶしてしまうための存在や，互いにうち消し合うための存在ではないということです．相手を抑制する性質は，<u>一方の勢いだけが優勢にならないように制御することで，適度なバランス状態を保つように</u>作用します（図2-11）．

火が燃えて高温になりすぎた状態は水の潤いによって温度を下げることができます．濡れた布や紙は炎であぶることで乾燥します．過剰な水は冷えて動きが悪く重くなりますが，温めることで動きを取り戻します．いずれも，過剰なものを解決するために対立の性質が利用されます．

人間の働きで言えば，動きすぎると休息したくなります．活動状態という陽が亢進しすぎないように抑制する作用です．長い間動かずにじっとしていると，むずむずして動かずにはいられなくなります．これも安静という陰の勢いが強くなりすぎないように，活動に導くための作用です．

「対立」として理解するよりも「制約」や「制御」という表現で理解しておくほうが本質に近い理解になります．

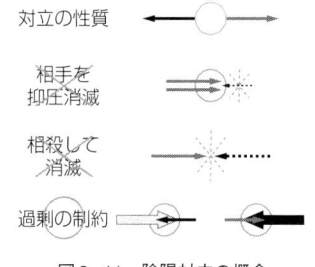

図2-11　陰陽対立の概念
対立の性質は制圧や相殺ではなく過剰の制約のためにある

A-3-2　陰陽の互根互用

では陰と陽は抑制だけに作用する仲の悪い関係かというと，そうではなく，お互いに相手を守り育てる関係にもなっています．

●互根：発生源の相互依存

炎が作り出す熱や明るさなどの陽は，燃料という陰がなければ生まれません．陰が陽を作り出す関係です．一方，燃料が燃料として陰の役割を果たすには，炎の熱によって燃料が気体になることが必要です．ロウソクに火を灯すには，まず火が必要で，マッチの火の熱でロウが溶けてはじめて燃料になります．その燃料に火がついて，その炎の熱でまたロウが溶けて燃料になるのです．ロウソクに限らずどんな燃料もその燃料から炎を出すにはまず熱が必要で，熱がなければただの物体に過ぎません．物体が，燃料として役に立つ陰になるためには陽の力が必要なのです（図2-12）．

自然界で物質が合成されるには，太陽の熱エネルギー，化学反応によるエネルギー，生命が創り出す生命エネルギーなどが必要です．物質という素材に，エネルギーという陽が加わることでいろいろな陰を

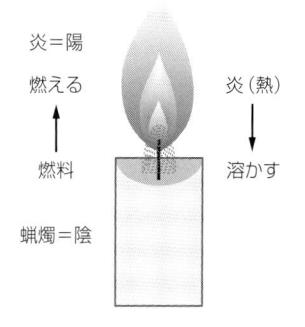

図2-12　陰陽の互根互用

生んでいるのです．一方，物質が燃えたり分解したりして壊れるときには，熱や光が発生します．陰が陽を生んでいるのです．

振り子やブランコでは，一方に大きく振れるので，反対側にも勢いよく大きく振れることができます．天秤が平衡を保てるのは，両方におもりがあるからで，片方だけでは，あるいは片方だけが極端に重すぎたり軽すぎたりしても，平衡は保てません（図2-13）．

よく運動するとよく眠れる，十分休養をとると活動にもゆとりができます．体をよく活動させると機能が充実して，筋肉を作ったり，食べ物を分解する力が強くなり，活動のもととなる物質も効率よく作り蓄えを増やすことができます．

こうした性質は，「陽は陰に根ざし，陰は陽に根ざす」という言葉で表現されます．自分の存在を，他の存在に依存しているということで，「陰陽互根」といいます．

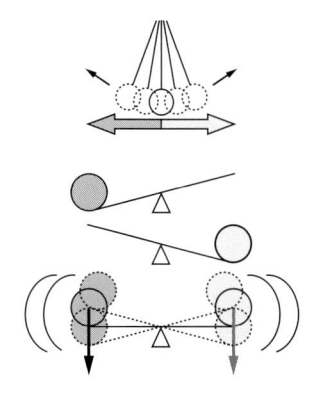

図2-13　陰陽の互根互用
陰陽の存在や機能は互いに依存している

●互用：機能的相互依存

自らの発生源を他に依存するだけでなく，それぞれが順調に機能するために，相手の作用を必要とするという側面もあり「陰陽互用」といいます．過剰になった時のバランスの調節（陰陽制約）と類似していますが，正常範囲内の基本的な機能においても，相手の作用に依存している部分があるのです．

熱はその存在を有効にするためには物質の介在が必要で，真空部分は熱を伝えたり蓄えたりすることはできません．放射熱よりも伝導熱のほうが多くの熱量を伝えることができます．冷却には，ただ冷蔵庫に入れるよりも濡れた新聞紙に包んで入れるとか，氷の間で冷やすよりも氷水で冷やすほうが速くよく冷えます．ものを温めるときには同じ火力の炎でも直火で焼くよりも蒸し器で水の蒸気を使って温めると，中まで良く熱が通ります（図2-14）．軽く伸びやかに上昇する熱の力は，それを遮るシートが存在してはじめて重い物を上に持ち上げる気球となって利用することができます（図2-15）．水や物質については，熱が加わったほうが水や染料が中までしみこむことができます．物体は重量そのものが生み出す力よりも，それに動きが加わったときのほうが大きな力を生み出します．体の血液や陰分は体の力によって動かされて利用され，体の気は津液や血の存在によって具体化します．

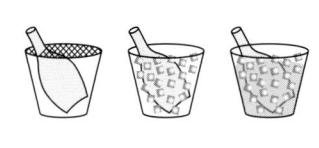

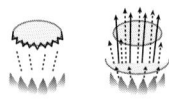

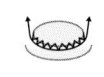

図2-14　陰陽互用

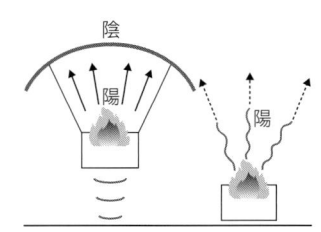

図2-15　陰陽互用
陰と陽が揃ってはじめて機能する

このように，陰陽の対立制約と互根互用の性質があるために，陰と陽は互いに相手の存在によって自己の存在を維持すると同時に自己の過剰を防ぎ，過不足のない適正範囲内に収まるように調整を受けているのです．

A-3-3　可分不離

陰陽をさらに陰陽に，いくつにも分けることができる「可分」の性質は，自然界では棒磁石の性質にみることができます．両端に性質の対立するS極とN極（磁力の凝集と放散です）がある棒磁石を2つに折って分けると，それぞれの両端にまたS極とN極が生じ，次々と無数に棒磁石を作ることがで

きます．陰陽は無限に分けられるということですが，2-A-2-1で取りあげた『素問』「陰陽離合論」の文「陰陽者数之可十．推之可百．数之可千．推之可萬．萬之大不可勝数．」の次には「然其要（ ）也．」「然してその要は（ ）なり」という表現が続きます．万の数でも足りないくらいたくさんに分けられる陰陽の数ですが，その本質の数は（ ）だというわけです．（ ）に入る数字は陰と陽ですから「二」でしょうか？

対立，互根の性質から考えると，どちらかが存在することでもう一方が発生し，そのことが相手の存在を維持すると同時に自分自身の存在をも維持する関係であることがわかります．つまり陰陽は同時に発生し，同時に存在して，同時に消滅する関係なのです．互用で見た気球の例からもわかるように，ある力は，それに拮抗する抗力があってはじめて力として有効になります．のれんに腕押ししても，その持てる力は発揮できませんし，力という存在自体発生しません．

重い物を押し動かすときに，大きな力で押すことで手掌には大きな反作用力が生じ，物と床の間には摩擦力が生じます．力を弱めればそれぞれの力は小さくなり，力を加えなければすべての力は消滅します．物が動かないときには物に加える力と摩擦力は大きさが等しく向きが反対の陰陽の関係にあり，手が物体に加える力と物体から手に加わる反作用力は，陰陽の関係にあります．重心にかかる重力に対して，地面から物体にかかる抗力も陰陽の関係にあります．実際には，重力には地球が物体に引かれる力が，抗力には地面が物体に押される力が作用・反作用の関係で陰陽のペアになっています．ここで発生している力を上記のようにその成分として陰陽に分けて分析することはできますが，ではそのうちのどれかだけを取り出せといっても不可能です（図2-16）．

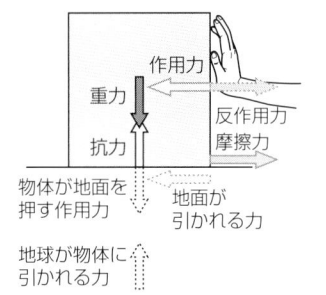

図2-16 陰陽の可分不離
力のペアは片方だけでは存在し得ない

これが陰陽の片方だけを取り出すことはできないという，「不離」の性質です．つまり，事象を陰と陽の側面からとらえることはできるが，単独に存在するものではないということです．

陰陽にいくつにも分けることはできるが，切り離して取り出すことはできないという性質は「陰と陽は分かつべくして，離すべからず」と表現されます．

紙の裏表を決めるときに，どちらかを表に決めなければ裏も決まりません．決めたからといって裏だけ，あるいは表だけ取り出せるという物でもありません．裏と表がくっついて紙ができるのではなく，紙という存在の中に，表と裏という性質を見出すことができるのです．

このように，陰と陽は一体であり，一体の中に陰と陽を見出すことができるのです．「然其要（ ）也．」の（ ）に入れるべき数は，「二」ではなく「一」なのです．

「この世の物を陰と陽の2つに分ける」という発想が，陰陽論の本質とは少し違っているという意味が理解できたでしょうか．

もう一度ロウソクを喩えに考えてみます．ロウソクにはロウと炎というは

っきりと区別できる2つの存在がありますが,「ロウソク」という,燃えて明かりや熱を出す1つの機能体を見るときには,この2つは分離できないのです．炎のないロウソクは,もちろん存在し得ますが,機能しているロウソクではなく,ただの物体としてのロウに過ぎません．炎も一瞬のものなら気体だけで燃えていられますが,炎として機能するためには次々と燃料の補給を受けて,存続しなければなりません．「陰陽一体」という概念は,機能系に対して考えるべきものであろうと思います．機能系でなければ,陰と陽に相当するものを切り離して存在させることは可能だからです．

次に,ロウソクの上に水の入った蒸し器を置いて,「蒸すための道具」全体を1つの機能系として見ると,陰陽の可分不離,対立制約,互根互用がどのようにとらえられるか考えてみましょう(図2-17).

まず,この蒸し器による「蒸す」という作業は陽的なものであり,ロウソクや水や蒸し器などはその機能を実現するための陰(道具)の存在です．道具の中では,蒸し器は,ロウソクの炎によって加熱される陰の存在で,それを加熱するロウソクは陽です．どちらかがなければ「蒸す道具」にはなりません．ロウソクの中で炎は陽でロウは陰です．炎の中にも炎心,内炎,外炎で3層の陰陽があります．蒸し器の中に残っている液状の水は陰であり,蒸気となった水の分子は陽ですが,これは同時に,蒸し器の中では蒸すという作業のための直接的な陰であり,「蒸す」という陽の機能を生じる素です．水がなければ火だけでは蒸せません．火がなければ水は蒸気になりませんから,もちろん蒸せません．これは陰陽互用です．水蒸気によって外に拡がろうとする力は陽的な力ですが,ここに蓋をするというそれを抑制する対立の陰的な力が存在しないと,蒸すという現象は完成しません．陰の制約の存在によってはじめて蒸すという現象が生まれる互根の関係です．

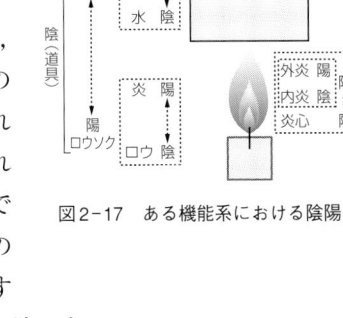

図2-17 ある機能系における陰陽

A-3-4 陰陽消長(変化)

消長とは変化するということです．陰陽消長とは,**陰と陽が変化しながら役割交替をしていること**を意味します．しかし,図2-2にある,スイッチを入れ替えるようにいきなり交替する関係ではなく,**連続的に変化しながら役割交替をします**．1日の明るさの変化を観察すると,昼は陽,夜は陰ですが,その明るさは刻々変化し,昼から夜,夜から朝への相の変化も連続的です．

もう1つ大事な視点は,**陽から陰への変化によって,陽が全くなくなるわけではない**ということです．陰の時間帯にも陽は存在し,陽の時間にも陰は存在しています．

陰と陽はそれぞれに勢いの変化を持ち,その総合として現象の変化が生じています(図2-18).

よく,陰陽のバランスが大事という表現が用いられますが,陰と陽のバランスは,静止した量的なバランスではなく,陰も陽もそれぞれに勢いを変化させながらのバランスです．陽の勢いが弱くなると陰の勢いが強くなり,陰の勢いが弱くなると陽の勢いが強くなるようなり

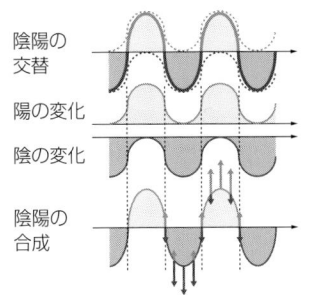

図2-18 陰陽の消長
陰陽それぞれに変化する

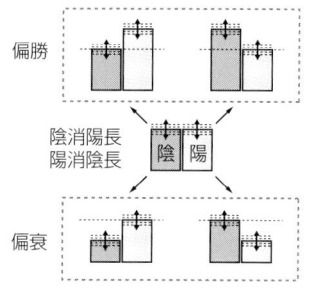

図2-19　陰陽失調

ズムになっています．これを「陰消陽長，陽消陰長」と表現します．この関係が1日のリズムをつくり，活動と休息の消退の周期をつくります．

こうした力関係の中で，前述のような陰陽互根や陰陽制約の性質によって，もし相手の力が強くなったり弱すぎたりしたときにはそれを矯正するように働くのです．

自らも変化しながら，お互いの変化を調節しているのですが，この調節の限度を超えて勢いが強くなることを「偏勝」といい，限度を超えて勢いが弱まることを「偏衰」といいます．こうして互いの調節能力を超えた状態を「陰陽失調」といい，病気の始まりになります（図2-19）．

体調は陰陽消長による体の変化で始終変化していて，疲れたり眠くなったり，食欲や口渇など自然な変化は，体の声としてそれに従っていればいい症状なのです．その限度を超えて起こる陰陽失調による体の変調は，病気として治療の手を差し伸べないといけないということです．

A-3-5　陰陽転化

「陰陽転化」は，陰が極まると陽に，陽が極まると陰に転じる性質をいいます．**極限を通り越すと反対の性質に移行することを意味しています．**発熱の極みに低体温が生じたり，寒さにさらされると高熱を発したり，恐怖の極限が笑気を生んだり，様々な喩えで説明されます．陰陽太極図の中にある反対の色の小さな◯がこのことを意味しています．太極図を立体的に見ると理解しやすくなります．上方に位置する陽は勢いを弱めながら下降して，それに替わるように陰が増大しています．しっぽのように細くなった陽はやがて消え入りますが，その先は陰の直中に通じていて陰の極に転じます．そこは最も陰の勢いの強いところです．陽の終わりから陰中の陽につながる点線を意識すると理解しやすくなります（図2-20）．

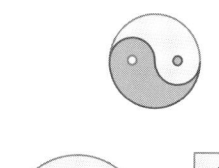

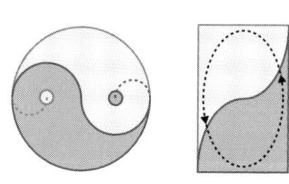

図2-20　太極図と陰陽転化

陰陽転化は変化の事象を直線的にとらえると理解しにくい概念ですが，曲線としてつながっている循環系や閉鎖系で考えると容易に理解できます．地図上を北に進むと，北極点に行って終わりですが，実際の地球上では，北に北に進むとやがて南に進むことになります．**2相の間で変化を繰り返す系では，ある方向の極みは逆の方向に転じることになります．**

もう少しわかりやすい理解は，**視点を変えることで陰陽の属性が転じる**とする考え方です．視点を逆にすることで，陰と陽の意味合いは逆転します．凝集は向きを変えれば発散に通じ，発散も無限の極という共通部位に収束しているとみることもできます（図2-21）．

このことは，睡眠にも意味があり，空白な休息にも積極的な意味があることを物語っています．陰陽転化は陰陽互根とも通じますが，哲学的には色即是空（宇宙の万物は絶対固有の実体をもたないうつろう空の存在であるという般若心経の教義），空即是色（空とは虚無では

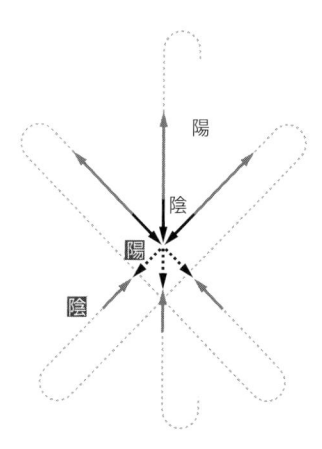

図2-21　視点の反転と陰陽転化

なく，空という存在として認識することで実在する）と関連する概念です．無とは何もないから無なのでしょうか？　もし私たちがある物が欲しいときにいつでも，欲しいだけ手に入ったとしたら，そのものは私たちにとって存在を意識しない「無い」と同じことになります．どんなに望んでも全く手に入らない物や全くこの世に存在しない物は，それを手に入れたいと思わず，また，「無い」ということを知らないので「在る」のと同じです．存在の有無は極まれば転化するのです．

Q&A

Q：転化と「色即是空，空即是色」に関して，「すべてのものは変化するものであり，絶対に変わらないもの（実存するもの）はない」という意味と理解している．仏教で「空」の考えが出てくる前にアビダルマ仏教というものがあり，そのなかで「有と無」について非常な議論があり，それを否定（有もなく無もない）するために出てきたのが「空」という主張であったと聞いている．陰陽が相対的なものであり，視点を変えると変化する，ということも「空」と同じことではないか，と面白く思った．

A：有と無を包含した概念として空を提唱したということでしょう．その空に対比されるべき概念が色であり，空と色との関係においてまた有無の関係が発生するのだと思います．色もまた有と無を含むものでしょう．そのまま陰陽に置き換えて語れる概念です．有の極が色であり，無の極が空であり，そこは極であるがゆえに転化して有無の極が一体化して色は空であり，空は色である世界だということですね．それを動的にとらえると，ご指摘のように，視点を変えて無数の変化に曝した場合，それは有でも無でもない状態を意味することになりますね．

Q：「よく休養すると，よく活動できる」ということを陰陽で考えた時，陰陽の存在と作用から考えると「互根互用」となり，陰陽の流れで考えると「転化」になり，正常範囲を超えた作用で考えると「対立」となると考えてよいのでしょうか．

A：よろしいと思います．

A-3-6 陰陽概念の総括

陰陽の概念を総括すると次のようになります．

陰陽はそれぞれが独立していて，その中に陰陽の側面を持つ系であると同時に，互いに関連し合いながらある事象を規定する要素でもあります．ちょうど2つの座標軸で平面を構成するような関係にあります．陰陽は独立していますから，個々の座標軸の中では自由に往き来することができます．その座標軸内での2方向性は，その軸内での陰陽の世界を形成します（図2-22）．

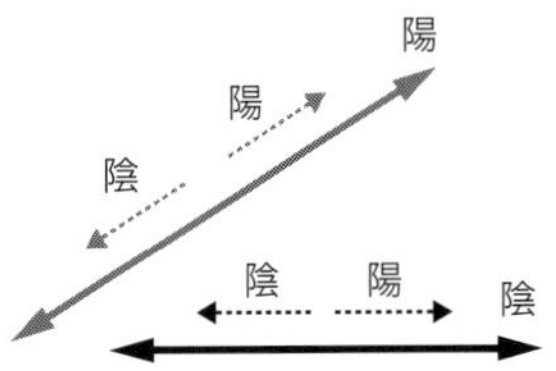

図2-22　陰陽概念
陰と陽は独立して変化する

しかしその軸方向だけの動きでは，線分が作られるだけで平面を形成することはできません．平面を作るにはもう1つ別の軸の存在を考慮しなければ

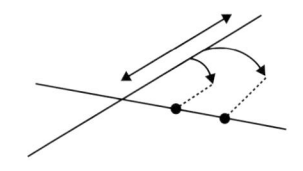

図2-23 陰陽制約

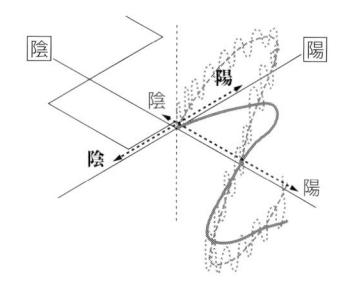

図2-24 陰陽の可分・制約・消長
陰陽はそれぞれが独立した陰陽の系であると同時にある事象を規定する陰陽の要素でもある
その変化は単独の相（図左）ではなく互いの変化の総合（図右）として事象を生じる

なりません．平面を形成するような関係の下では，1つの軸の位置から外れる動きには，もう1つの軸の制約を受けることになります．ここに「対立制約」の性質がみられます（図2-23）．陰陽の対立制約の概念は直線上で考えれば「正反対」を意味しますが，それは1座標軸上の範囲だけで考える場合のミクロな陰陽対立の性質です．陰陽自体は，必ずいつも真っ向から対立するものではなく，制約を与える関係と解釈するべきです．

こうした関係にある2つの座標軸の取り方には無数の取り方があり，「陰陽可分」の1つの姿を意味しています．その中で，2軸の重複が最も少ない関係の取り方は，直角に交わる関係で，数学でいうx軸とy軸の関係になります．

座標軸上での陰陽それぞれの状態は常に変化しています（図2-24）．その変化は陽相から陰相に交替する**デジタル的な単相の変化（図の左）ではなく，陰陽それぞれが独自に変化する2相の変化の総合（図右太線の軌跡）として連続的な変化をする事象を描きます**（陰陽消長）．

陰陽には対立制約と，互根互用の一見矛盾する特性があります．しかも陰陽はそれぞれに独立した系をもつ別個の存在でもあると説かれます．これを一面的にとらえようとすると，どうしても矛盾を感じてしまいます．本来独立であるものが，なぜ制約を受け，しかも場合によっては助け合うのでしょうか．

この疑問は，**陰陽固有に制約関係があると考えず，特定の機能系の中での方程式が制約を規定すると考える**と解決されます．上述の「対立制約」で他の座標軸の制約を受けるのは，軌跡を平面にするという目的があるからです．その平面上で，ある特定の軌跡を描くような方程式に規定されている場合は，さらに動きが制約されます．方程式の内容によっては，陰の存在が陽を制約するようにも，陽を助長するようにも，あるいは存在そのものを規定するようにもできるのです．

陰陽2軸の平面上でできあがる事象を1要素と考えて，それと異なるもう1つのz軸（図2-24の点線の縦軸）の存在を考えることで，対象を立体的にとらえることができます．z軸の中で独自の変化があれば，事象は立体的な複雑な様相を形成します．図2-24では比較的規則的な変化を描いていますが，それぞれの要素が様々な変化をすることで，複雑な事象が形成されます．この3軸で構成される事象にさらに，範疇の違う別の軸を考えることで，無限の事象を形成することができます．

このように，**陰陽の本質は次々と視点を広げられる**ことにあります．直線を平面に，平面は立体空間に，立体空間は時空間に，目に見えるものには見えないものを加えることができるのが特徴といえます．現実に私たちを取り巻く**様々な事象は，立体としての空間だけでなく，時間経過や様々な目には見えない物の影響をも受けながら形成されています**．そういう物を把握しようとすれば，理論にも陰陽論のような視点の広がりが必要になります．

陰陽の種々の特性は，原則としてすべてに当てはまるとしても，それぞれの機能系における個別性や，対象とする視点によってその適応はかなり変化すると解釈すべきです．現象自体の変化をとらえる視点では消長や転化が役立ちます．2者間の関係としてその相互関係を把握するためには対立制約，互根互用が，さらに視野を広げて多数の集団的関係における複合関係を把握するためには可分の特性が特に重要になります．医学の領域では，ある生体現象を生じている内的2者の相互関係や，内的多数の複合関係の分析に利用することが多くなります．

　ここまでの説明では，先に陰陽の要素を定めて，そこから事象を創り出すような方向で述べてきましたが，実際には既に存在する事象の姿を把握するために，陰陽の理論を用いるのです．多くの事象は多次元で複雑ですから，様々な方向にその分析の視点を向けることが必要で，それを統一的な視点で可能にするのが陰陽論です．1つの現象にかかわる様々な影響力を目に見えない力まで把握するための分析の手段が，陰陽論の本質であるといえます（図2-25）．

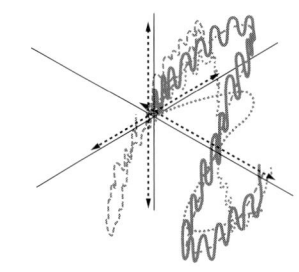

図2-25　事象分析の視点としての陰陽
陰陽の視点で実存の事象を分析把握する

Q&A

Q：陰陽を物質と機能・エネルギーの側面からとらえることに否定的な見解を示しているが，朱丹渓以降の医学説はおおむねこの理解に従っており，特に問題ないのではないか（確かに物質と機能ということだけで陰陽のすべての概念が説明できるわけではなく，あくまでも，最もよく用いられる陰陽の今日的意味としてだが）．

A：物質と機能の対比が誤りであるというわけではなく，陰陽の一面を示しているのは事実です．しかしこれを陰陽とイコールと考えると誤りに陥りやすくなります．例えばある機能の中にも抑制と促進の陰陽の役割分担が重要なものは多く，これを機能と物質としての陰陽だけで見ては見落としてしまいます．第3章で詳述していますが，物質と機能の関係は，量的側面と動的側面とするほうがふさわしいと考えています．

Q：陰陽の基本的理解は同時に働く2つの違う方向性の働きであるという，明快な内容の説明，誠に感動した．しかし，歴史的にみても陰陽は分類概念としての歴史のほうが古いので，もう少し強調しても良いかと思うがいかがか．

A：生体機能を考える際，陰陽の分類的な視点は，治療や機能の把握に対して有益性が少ないと考えています．分類的視点が誤りであるとか，意味がないとかいっているのではありません．

Q：陰陽が分析の視点だとすると，『傷寒論』における陰病や陽病はどういう視点から見たものか？

A：『傷寒論』（後漢末期に編纂されたと考えられる中国伝統医学書．主に急性感染症に対する治療法が記されている）における陰陽は主に表裏の視点です．それは外感病が表から徐々に内部に侵入する過程で裏にある正気がどうそれに対応するかを記述する大きな流れがあるからです．しかし，それですべてでは

ないので，それぞれに用いられる陰陽の用語が，そのような視点から語られているのかを意識して見ることが大切であるということを申しあげたいわけです．

B 生体機能における陰陽

生体機能の中に見られる陰陽の視点について考えてみます．

「1-A-2変動・変化」で既に述べたように，機能や構造のうえで，陰陽の関係にあるものを生体においてたくさん見出すことができます．生体の機能を把握するうえでよく利用する視点を挙げると表2-2のようになります．

表2-2 生体機能と陰陽の関連

陽	熱	生命力	機能	活動	張り	外泄発散	促進
陰	水	形体	物質	鎮静	潤い	固摂収斂	抑制

体型，外見，症状，様々な生理機能などの中にあるこうした視点を東洋医学理論と絡めて体の状態を把握します．その中でも一番大きな視点といえば，まず「熱と水」の視点を挙げることができます．

B-1 寒熱燥湿

一般に陰陽といえば，陰証は「寒い（冷たい）」症候，陽証は「暖かい（熱い）」症候を呈するように解説されます．しかし陰を寒，陽を熱とする考え方は，「温度」という1軸上での程度の強弱を陰陽に置き換えているだけの一次元的な陰陽に過ぎません．平面的な広がりを持つ二次元の陰陽の指標になっていないので，これでは体の全体的な機能を把握するには不十分であり，相互関係である互根や制約などの性質がうまく利用できません．

ここでは，「陽」の代表として「熱」，「陰」の代表として「水」を採用し，**熱と水の2つの視点で有機的に体の状態を把握**します．もちろん表2-2に示したように，熱は生命力，機能，活動などの状態に反映され，水は形体，物質，鎮静状態などに反映され，それらの指標に置き換えて考えることも可能です．

陰陽の2軸を水と熱としてとらえることで，単純な水や熱の性質を基本に，生理的な状態から，病態まで，様々な生体機能を陰陽の対立制約，互根互用，可分不離，消長転化などの性質を使って理解することができます．

熱と水のそれぞれの不足や過剰の状態を考えると，「寒・熱」「燥・潤（湿）」の2つの座標軸によって空間的広がりを持った平面が生まれます（図2-26）．

この座標軸上で第4象限に当たる寒や湿潤の状態は陰の性質を，第2象限に当たる熱や燥の状態は陽の性質をもちますので，それぞれを

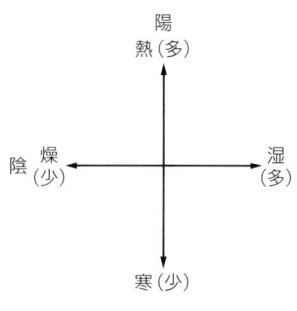

図2-26 生体と寒熱燥湿
生体の状態を陽気と陰分の2要素で把握する

陰証，陽証と総称することがあります．しかし2つの軸で事象を分析していますので，単純に寒と潤を陰，熱と燥を陽というふうに一次元で理解してはいけません．これでは，熱ければ乾燥する，寒ければ水気が多くなる（あるいはそれぞれその逆）となって，2-A-3-6で触れた「方程式」でいえばY＝－Xの原則だけで現象を理解することになり，折角の平面理解をまた直線上での一次元的な分析に戻すことになるからです（図2-27）．

水は熱によって体内に取り込まれ，熱によって全身に運ばれます．熱の不足によって確かに寒証が生じますが，その際水に関しては，水が取り込まれなければ燥証に，運搬に支障をきたして相対的に過剰になれば湿証になり，燥湿両方の可能性があります．また，層構造を考えれば，運び込まれずに不足する部分や運び去られずに過剰になる部分が生じます．このように生体での陰陽の方程式は単純な直線ではなく，寒と湿がいつも陰証として結びつくとは限りません．熱の過剰は熱証を作りますが，水はそれによって消耗されて燥証になる場合と，水の勢いと結びついて湿熱を形成する場合との，燥湿両方が存在します．あくまで陰と陽は互いに影響し合いながらも，独立した事象として変化し得るのが陰陽論ですから，当然のことです．

水の過剰の際にも陽気と結びついて湿熱になる熱証の場合と，湿盛が陽気を圧迫して寒証を呈する場合とがあります．水の不足は，陰から発生する陽気も衰退する陰陽両虚証の場合と，抑制を失った陽気が亢進する陰虚陽亢証の場合と，寒熱両方が存在します．つまり2つの座標軸が創り出す4象限全部に相当する体の状態が存在し得るのです（図2-28）．

どの状態が生じるかは，偶然に依存するのではなく，それぞれの軸上の要素に与える他の様々な影響が条件を作り，2軸間の制約や互用の「方程式」の規定の上に，必然的に結果を生じるはずです．そのプロセスや条件の組まれ方を解明して病態解決のために役立てるのが東洋医学のノウハウなのです．

複合的な影響や，「方程式」の詳細を把握するためには陰陽論だけでは不十分で，そのためには気血津液の概念や臓腑機能の概念などを持ち込むことが必要になりますが，大まかな陰陽バランスの概念だけでもかなりのものに対処することが可能です．

大雑把に言うと寒証は寒がりで種々の機能低下，熱証は暑がりで機能亢進，燥証は物質の不足で乾燥や煩躁（いらだち落ち着かない様）痩せの体型，湿証は物質の過剰で重鈍感や湿潤や肥満の体型を特徴とする状態になります．

また，体の寒熱，燥湿の状態は臨床症状から把握できるほか，舌の所見や分泌物の様子から判断できます．要点を挙げます．

「寒」：白色が特徴．分泌物や排泄物は淡清（薄くさらさらした様子）で多量のことが多い．脈は遅が多い．

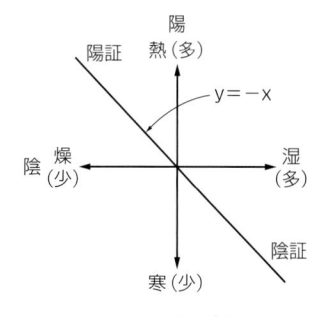

図2-27 生体と寒熱燥湿
陽＝熱燥，陰＝寒湿とするのでは直線的指標に逆戻りする

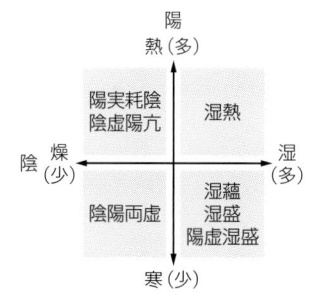

図2-28 生体と寒熱燥湿
陽と陰は独立した事象として4象限を生む

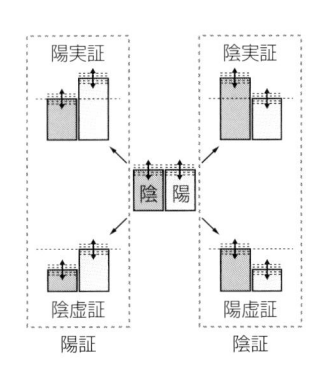

図2-29　陰陽の虚実
同じに見える陰陽の証にも虚実がある

「熱」：顔色紅潮，鮮血色の出血など赤が特徴．分泌物や舌苔が黄色．脈は数．

「燥」：舌苔が乾燥したり薄い．皮膚や毛髪の艶でも見分けられる．脈は細のことが多い．

「湿」：舌体が胖大で舌苔が厚く白い．舌苔の表面が濡れていることもある．脈は大きな滑を呈する．

　陰の多さが目立つものを陰証といい，その逆を陽証といいますが，陰証は，陰が多くなるときだけでなく，陽が少なくなっても，相対的に陰が多く見えます．陰証や陽証を示す場合に，多すぎてそうなっているのと，少なすぎてそうなっているのと，少なくとも2種類の状態があることがわかります（**2-A-2-2**, 図2-9参照）（図2-29）．

　簡単にいえば，多すぎる状態を「**実**」，少なすぎる状態を「**虚**」といいます．体にとって邪魔のものが増えると実，体に必要なものが不足すると虚になります．一般に実証では過剰や流れが滞る症候が，虚証では不足や機能低下の症候が目立ちます．

　陽が不足している陽虚証，陰が増えている陰実証，陰が不足している陰虚証，陽が過剰な陽実証に分けられます．ちなみに，この用語においては，陽が虚す，陰が実するといった具合に，陰陽は主格，虚実は動詞として理解します．できあがった状態を指す「陰証」や「陽証」の用語では，陰陽は，状態を示す形容詞もしくは形容動詞を意味します．詳細は「第5章　八綱弁証」で述べます．

Q&A

Q：図2-28につき「熱と燥を陽，寒と湿を陰，と一次元で理解してはいけない」ということはわかる気がする．ただし，「熱であっても陰証になることもあり，寒であっても陽証になることがある」と理解して良いのか．というのは，図2-29で示された「主語としての陰陽と，形容詞としての陰陽（証）」の違いがあるような気がするから．「熱・燥あるいは寒・湿は，主語として述べる時は，各々陽であり陰であるといえるが，できあがった状態をあらわすときは，陽証であるか陰証であるかは，その時々による」と理解した．「水の過剰が陽気と結び付いて湿熱となり，陰証になった」ときでも，熱そのものは陽と考えてもよいのか．

A：ここでいう陰証陽証が何を指すかを明確にしないと意見が宙を舞って噛み合わないことになりそうです．そもそも陰と陽は総合的な表現ですから，その中にその都度いろいろなものを包含するゆとりを持つものです．図2-28でいいたかったことは，寒湿と熱燥の一本の直線としてとらえるのではなく，寒熱と燥湿の2軸によって構成される平面として現象をとらえようということです．そしてそれぞれの寒熱と燥湿は独立した系として変化しつつ，互いに影響し合う陰陽の性質をもって影響し合っているということを視覚的に理解して頂きたかったのです．

　陰証，陽証との対比のためには，陰証陽証の定義をもう少し明確にしてお

かなければなりません．この図に陰証陽証の概念を持ち込むと解釈が難しくなるかもしれません．陰証陽証の概念は図2-29に示したように，陰陽の対比を土台に語られる概念ですから，図2-28中，右下に向かう方向が陰証で，左上に向かう方向が陽証ですが，境界線がどこであるかは明確にはできません．その意味では質問者の表現にあるように「陽証であるか陰証であるかは，その時々による」は正しいと思いますが，できあがった結果だからというわけでもなく，定義の問題かと思います．

主語として陰陽が用いられるときはその主体となる物が必要ですから陽気や陰分を意味することになります．寒熱燥湿はあくまで生じた結果として陰陽が示す，状態の表現ではないでしょうか．寒熱燥湿とは主語になり得るものではないように思います．寒熱燥湿を主語にさせるのは病邪として表現するときが多く，しかしそれはすなわち，陽気や陰分の偏った状態を示しているのであって，結果としての状態の表現であると言い換えることもできます．

湿熱を陰証とするのか，その中の熱だけを取りだして陽と称していいのか即答できません．湿という陰邪と熱という陽邪が結合合体して陰でもあり陽でもある，湿熱という存在になっているのですから．

全体として言えることは，陰と陽の定義をあまり具体的な物に求めすぎると誤謬の道を歩むような気がします．そのような取り組みを否定的に考えているわけではありませんが，本文中にちりばめたように，一語一語の定義付けを具体的なものに限局しすぎないように注意しながら考察を進めてください．

陰陽それぞれの過不足の状態に応じて，生活上の注意点が異なります．

寒の人は体を冷やさないように温める生活，熱の人は体に余分な熱を増やさないようにすることが大切です．

表2-3　食材と寒熱燥潤の性質

	燥（余分な水をとる）	平	潤（体の潤いを増す）
温熱（温める）	カボチャ 蕗（ふき）カブ 羊肉　豚レバー サクランボ 山椒　胡椒　シナモン 唐辛子	玄米　ニンニク　ニラ ラッキョウ　蘇葉（大葉） 生姜　ネギ　タマネギ 鯵（あじ）鰯（いわし） 鮪（まぐろ）フグ 味噌　紅花油　菜種油 日本酒（燗）赤ワイン 蒸留酒	もちごめ ニンジン　パセリ 鰤（ぶり）鯖（さば）海老 牛肉　鶏肉　鶏レバー 松の実　クルミ　梅　桃　杏 リンゴ　パイナップル ラズベリー 酢
平	小豆　そら豆　えんどう豆　大豆 枝豆　トウモロコシ 春菊 鮎（あゆ）鯛（たい） 鯉（こい）鮑（あわび） ブドウ	米　ジャガイモ　里芋 胡麻　椎茸　大根（煮） キャベツ　ブロッコリー チンゲンサイ　銀杏 秋刀魚（さんま） 鰻（うなぎ） ブルーベリー　イチジク ヨーグルト 紅茶　ほうじ茶	サツマイモ　山芋　百合根 栗　蓮根　キクラゲ タコ　イカ　ホタテ貝 クラゲ　鰹（かつお） 牛レバー　豚肉　鶏卵 すもも　プルーン レモン 黒砂糖　蜂蜜
寒涼（冷やす）	ソバ　ゴボウ　大根（生） キュウリ　レタス　セロリ　セリ アスパラ　もやし　白菜　冬瓜（とうがん） 昆布　ひじき　蜆（しじみ）浅利（あさり） 蛤（はまぐり） 鴨肉 ミカン　イチゴ　スイカ 緑茶　コーヒー　烏龍茶	ハトムギ（慧苡仁） ナス　茗荷　ニガウリ 鮭（さけ）カニ海苔 メロン　キウイ ごま油　オリーブオイル 塩　醤油 水割り	小麦 トマト　ほうれん草 タケノコ 牡蛎（かき）蛤（はまぐり） 枇杷　梨　柿　バナナ グレープフルーツ（ミカン） 豆腐（冷） 白砂糖 麦茶（大麦）牛乳　ビール

B　生体機能における陰陽

燥の人は潤いの増える生活，湿の人は余分な水を巡らせて排泄すると共に余分な水気を増やさないようにすることが大切です．

さらに，同じ**陰陽の視点**から，いろいろな**生活習慣**がどのような**意味**を持つのか，**種々の食材**がどのように**作用**して，**自分の体に影響を与える**のかを考えることができると，日常生活に大変役立ちます（表2-3）．成分や，栄養素といった分析の視点は，こうした陰陽の状態による個人差を無視した，単なる物質としての良し悪しで，そのこと自体は役に立つとしても，それ以外の作用に対して無頓着では，かえって弊害を生むこともあります．現代科学的な効能や作用の知識のうえに，さらに陰陽バランスに応じた適・不適を把握して日常生活に活かせることができたなら，鬼に金棒です．そうした体の把握や，体の状態に応じた生活の知恵を工夫できることが，東洋医学の最大の利点だというふうに感じています．

Q&A

Q：表2-3の分類が，なかなか理解できない．なぜミソが温で，ショウユが寒か？ なぜパイナップルが温で，バナナが寒か？ なぜニンジンが温で，ゴボウが寒か？ なぜカブが温で，ダイコンが寒か？ etc.理解するよりも覚えるしかないのか？ 理解するとすれば産地・色・味・収穫時期なのか．納得できる理解方法はないか．

A：これに関しては覚えるという意味合いが必要かもしれません．しかし，一定の原則的な理解方法はあって，五味（酸苦甘辛鹹）や五色による作用の特徴は五行の理論で語られます．その時期にとれるものはその時期に体が必要とするものを提供するという大原則もあります．夏に収穫するものは体を冷やし，潤いを増やす，冬に穫れる根菜ものは体を温め滋養する等々．ところが，その通りには当てはまらないものや，性質の混在するものがあり，最後は個々の性質として判断しなければならないことが多いのです．原則を覚えて，それに当てはまるものはそれでよし，例外的なものは個々に覚えるといったことになるでしょうか．

食材の詳細については薬膳関係の本に詳しいと思います．拙著の『読体術』（農山漁村文化協会，2005年）には，寒熱燥潤だけでなく，体質の8タイプへの適不適の観点から一覧表にして整理してあります．

B-2　気血津液と陰陽

東洋医学では生体機能を維持するものを**気・血・津液**に分けてとらえます．気血津液の詳細については第3章・第4章で取りあげますが，ここでは陰陽の視点から，その性質を位置づけておきます（図2-30）．

気は生命活動のエネルギーのようなもので機能としての現象を生じます．血は体を養う材料を提供し，滋養を担います．津液は体を潤す材料と考えればよいですが，潤沢を通して血の滋養作用や気の機能を具体化する媒体のような意義をもちます．

血はその存在によって気を生じ，気は血を合成し，津液は血や気の機能を

底支えする，「互根」の関係にあります．

　重さからいうと気，津液，血の順に重くなります．陰陽でいえば，気は陽に，血は陰に位置づけられますが，重さからは津液はどちらに属すべきかはっきりしませんが，津液を後述のように津と液で分割すると，この間で陰陽の境界を引くことができるようになります．

　その可動域をみると，気や津液は脈管内外を往き来しますが，血は脈管内にとどまることで生理的に機能します．血は動きが制限されるので陰で，気や津液は体を自由に行き来して活動範囲が広いので陽ということができます．ただし，液は津と通じながらも関節内や限られた空間にとどまって機能することが多く，陰に近い陽と考えることができます．血や液は体の中心部分に位置するとみることもできます．

　その形態からみれば，気は明確な形体をもたない機能的な存在で陽に属します．血や津液はともに形体を持つ物質ですから陰に属します．ただし，津は，いわば水蒸気のようなほとんど形体を無くした状態で，陽に近い陰と考えることができます．

　機能を考えると，気や津液はその存在そのものが機能的に作用します．血は血そのものが機能するのではなく，材料としての意義や，血に内蔵した気を放出することで機能する気の供給源としての意義をもち，機能を支える陰の特性をもつものです．液は関節内では関節が滑らかに動くという機能を支えるための存在で，陰的な特性とみることもできます．

　このように，同じものでも視点によって陰陽の境界が変化し，「陰陽可分」の一面を示します．しかし，詳細に見れば，おおむね，<u>血および液を陰，津および気を陽としてとらえる</u>と，種々の現象における陰陽関係の説明を簡素化することができます．気・血・津液という名称で記述されることが一般的ですが，機能的な位置づけは，明らかに気・津液・血の順であり，重いほうから，血・液・津・気と並べると，血液が陰の名称となります．「血液」とは，こうして血と津液の液を融合させた概念として命名されたものかもしれません．津液のうち，脈管内にとどまって機能するものは主に液であり，脈管外に出て機能するものは津であると解釈していいようです．

　津液や血などの重い物質は，気の力によって全身を巡ります．さらに，津液を取り込み血を合成するのも気の作用です．一方，気が生体において機能するためには津液が必要です．気を全身に効率よく運搬するために血は気を内蔵し，必要な現場において材料の供給を行い気の機能を支えます．「互用」の関係です．

　これらは単純に足し合わせとして機能する独立した存在ではなく，血は気や津液を含み，津液は血にも存在して気を含み，気は血や津液のなかに存在する，機能体として一体となったもので，単独で取り出して機能できるものではありません．「可分不離」の特性を示し，別々にすれば機能しなくなります（図2-31）．

　体外から取り込む気には，**1-B-3**，**1-B-6**で触れたように，陰

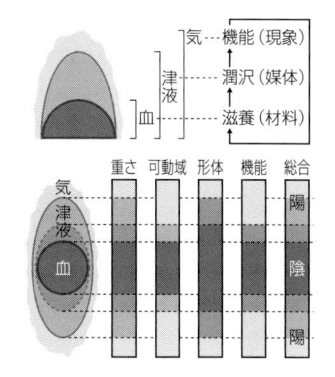

図2-30　気・津液・血の陰陽関係

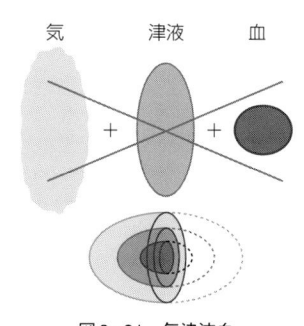

図2-31　気津液血
足し合わせではなく融合体：陰陽可分不離

陽の違いがあります．主に物質の根源となる水穀の気はいろいろなものを凝集して内に含む重い陰の性質をもち，地の気から脾によって取り込まれます．活動の即効的な根源となる清気は天空の気から肺によって取り込まれ，陽の性質をもちます．天の気も地の気も，共に生命に不可欠な気として同一のものではありますが，気を構成する陰陽として，異なる性質をもつ気であるために，取り込む経路も，生体での役割も異なります．

体内の気は，表層において主に発散によって防衛の機能を担う「衛気」と，内部において物質の供給に携わり臓器の滋養を担う「営気」とに分けて扱います．衛気は陽に，営気は陰に属します．どちらも，気として陽に属する機能の中での陰陽の視点ですから，陽中の陰陽という位置づけです．

津液は，主に全身を巡って潤いをもたらす機能を担う津と，血管内や関節内にとどまって養分を供給したり関節の滑らかな動きを維持する機能を担う液とに，機能的に二分できます．津は陽，液は陰の性質をもちます．

血は機能の土台となる素材を供給する陰的役割を担いますが，その目的は活動を維持することにあります．陰から陽を生むための陰の供給であり，陰の機能の中では陽的な側面を持つ機能と言えます．これは主に肝血によってまかなわれます．「心」の領域では，心血の存在によって心が機能過剰にならないように鎮静させる役割を担います．意識の清明さや感情の落ち着きなど，豊かな血の存在によって安寧をもたらします．これは血の持つ陰的機能と考えることができます．

このように，それぞれの構成要素の中に，陰陽の両面を見出すことができます（図2-32）．

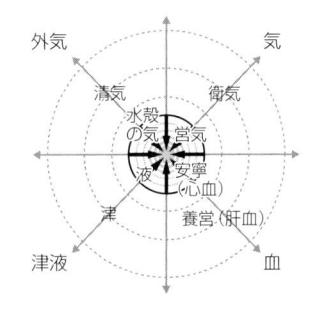

図2-32　気・津液・血の中の陰陽

B-3　層構造の生体観と陰陽

1-Bで示した生体の層構造を示す図と，陰陽の関係を示す図2-6が類似しているのをお気づきかと思いますが，機能的な特性もほぼ相似の関係にあります（図2-33）．

第1章で既述のように，腎や脾は陰に属し，滋養や物質的な供給を担います．肝や肺は陽に属し，腎脾が供給する物質を全身に散布し燃焼や活動を生み出します．

したがって，地の気を含む水穀は陰の臓の脾から入り脾で処理され，天の気である清気は陽の臓である肺から入ります．

陰の中でも，より中心に位置する腎はさらに陰的な要素を持ち，すべての根源を内封しています．それを脾の力で拡大させますから，陰の中では脾は陽的に機能し，腎の作用や物質を外に引き出すように作用します．

陽の臓腑の中では，肝心と肺の間で陰陽の境があります．より内側に位置づけられている肝心は，主に血分にかかわる機能をもち，肺はより外位にあって，脾腎から津液を受け取り全身に散布する機能や，表面を守る衛気に関する機能を担います．血や内側との関連

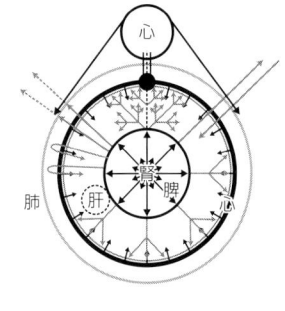

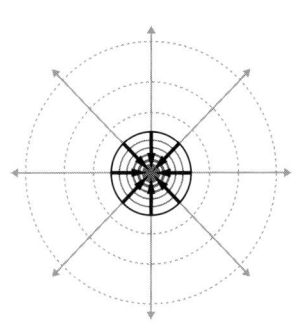

図2-33　層構造と陰陽概念の対比

から肝心は陰に，津液や気と外位との関連から肺は陽に位置づけられます．ただしどちらも，気血や津液を全身に広く配布することが機能の目的ですから，陽的機能の中での役割の違いです．

肝は陰の臓腑から受け渡されたものを拡散するために，機能的には放散に徹しています．一方，肺は表層を管理し，最も陽位に位置する機能系です．しかしこの境界域は個体の限界になりますので，機能的には発散ばかりではなく内向きに押し戻す作用や固摂（2-B-4参照）する作用を持ち，陰的な性質を帯びてきます．一番表層という陽の極みが，陰の要素を帯びてくるわけです．同様に陰の極みにある腎は，排泄をつかさどり，中心部分から外に向けて放出する陽的要素を帯びることがわかります（陰陽転化）．

このように，各臓腑の機能を陰陽と対比させることによって，陰陽のもつ互根や消長の特性を意識することが生体機能を理解するうえで有益であり，陰陽を学ぶうえで重要な応用点といえます．

陽は陰から生じますから，腎や脾の機能が肝や肺を機能させる原動力となります．陰はボリュームを生じ，陽は活動を生じますから，腎や脾は体型や筋肉などの容積の増大に関与し，その容積を土台に，主に肝によって活動が引き出されます．したがって腎や脾の陰の臓は，全体量を規定し，肝や肺の陽の臓はその有効率を規定します．

例えば筋肉における筋繊維の増大は主に脾に依存し，最大筋力を左右しますが，筋の収縮のタイミングを左右する瞬発力や最大筋力のうちどの程度の割合を引き出せるかは，肝の機能に左右されます．スポーツにおいて精神統一が結果を左右する根拠は肝が割合を左右するからです．他の機能に関しても，この関係はおおむね当てはまります．

陰陽消長からいえば，昼間は陽の活動が主となります．気は体表を巡り肝や肺の活動が主体で，活動の方向は発散にあります．陰の臓である脾も，日中はこの発散の陽気を支えるための燃焼の助けをする陰の役割を担います．腎も熱を供給し活動を支持します．

夜間は陰の活動が主となりますから，気は内に入り，表位は手薄になります．したがって肺の機能は低下して防衛に乏しくなり風邪をひきやすくなります．夜間は陰の臓である腎の機能が主となりますが，夜間の活動とは，陰の収斂（集まり縮むこと）の活動ですから修復や燃焼の回復にあります．脾の機能も燃焼の支えではなく陰の増大に作用するようになります．したがって夜間に取り込まれる余剰は蓄積されやすくなります．

夜間に燃焼的な活動を行うことは，凝集の方向にある機能の流れを発散の方向に引き戻すことになり，夜間に活動の舞台となる腎の陰を傷つけることにつなが

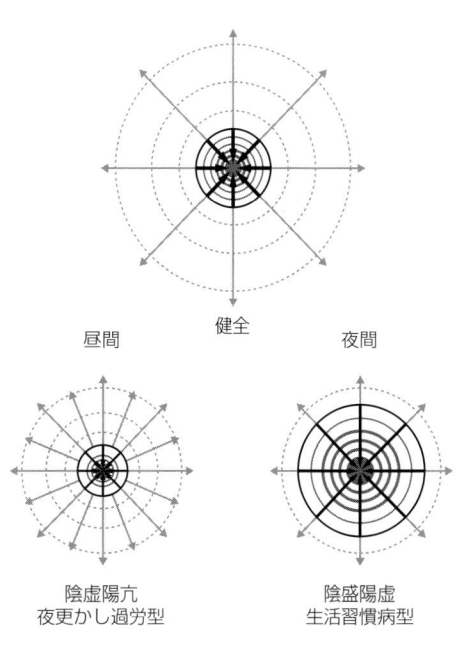

健全

昼間　　　夜間

陰虚陽亢
夜更かし過労型

陰盛陽虚
生活習慣病型

図2-34　陰陽バランスと健康状態

ります．陰は陽に対しては活動の素であると同時に過亢進の抑制にも作用しますから，腎陰の不足は外に向かう肝気の亢進につながりやすくなり，カッとしやすい状態となり，心に及べば，睡眠障害につながります．腎陰不足は陽を支える土台の退縮を意味しますから，陽は過亢進状態でも全体的なボリュームは縮小して，全体機能は低下しながら過亢進状態になります．元気のないイライラした状態で，夜型の現代生活様式が創り出す病的な生体の姿です（図2-34左下）．

反対に，陰ばかり増大させてボリュームを膨らませてもそこから陽気を引き出さずにいては，全体の膨らみは縮小します．蓄えはたくさんあっても疲れやすく元気のない濃厚な小さな機能系ができあがり，生活習慣病の状態を示していると考えられます（図2-34右下）．

時期を考慮して，**夜間に陰を充実させ，日中に陽を十分に解放する**．このことが，陰陽共に育てる理想的な生活様式です．

B-4　発汗の機序における陰陽

発汗は，体表から外に向かって体の液体が蒸気となって放散される機能で，「衛気（えき）」と関連します．

発汗の機構は，気の作用の陰陽バランスによって調節されています．陽は肝による体表に向かう気の流れ，陰は肺気による体表バリアの開閉を制御する作用です．肝によって管理されている体表に向かう気の流れは，津液を体表に向かって拡散させるので，陽的な力です．肺によって管理されている体表バリアの開閉制御は「狭義の衛気」の作用で，気の流れを内に押し戻し下降させる作用で「粛降（しゅくこう）」といい，開閉の制御によって津液が体外に漏出することを防ぐ作用を「固摂（こせつ）」といいます．どちらも凝集の性質をもち，肝気に対して陰的な位置づけとなる作用です．このように発汗という1つの機能の中に，2つの機能が作用しています（「1-A-3 二つの力（視点）」参照）．「陰陽互用」がみられます．

汗を出さない固摂の状態では，肺は外に向かう肝気を，内に押しとどめるように働いて，発汗のスリットは閉じています（図2-35）．汗を出す必要のあるときには，肝気は外に向かって盛んになり，肺もその気を外に発散させるように作用して，スリットを開きます．こうして衛気は外に発散し，その気の動きに従って汗として津液が体外に放出されます．これは「宣散（せんさん）」の状態です（図2-36）．肺が管理する衛気の作用は，体表を守る手段として体表の気の流れを調節することにあり，汗の漏出を防ぐ固摂が目的のすべてではありません．必要なときには気を体外に拡散させ外邪を追い払うことも肺気の管理下にあります．

衛気の目的は，気の拡散によって外邪を追い払うことにありますから，「広義の衛気」は，肺による体表バリアの開閉調節（すなわち「狭義の衛気」）に加えて，肝が引き出す外向きの力を合わせて成り立

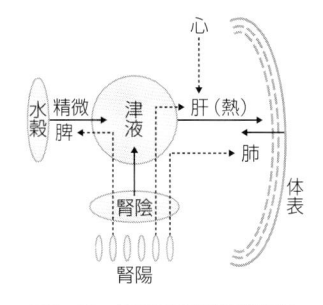

図2-35　発汗の機序（固摂状態）
　　　　　スリットが閉じている

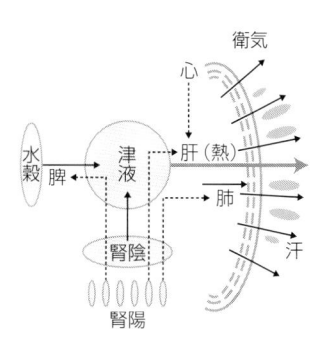

図2-36　発汗の機序（宣散状態）
　　　　　スリットが開いている

つ機能の概念であるといえます．拡散しようとする肝の陽的作用に対して，それを制約制御する肺の陰的作用があってはじめて衛気の実効力が生まれます．「陰陽互根」の関係を見出すことができます．

こうした肝や肺の作用が発汗として機能するためには，その物質的根源として津液の存在が必要です．これは発汗機能の陰要因です．

津液の生成は，腎陰を基礎に，脾によって取り込まれる水穀の精微をそれに合わせます．腎陰を津液の原材料として利用可能にするためには腎陽による気化作用が必要です．また，陰である水穀の精微を脾気の陽が処理して津液を創り出します．脾の機能を支えるためにも腎陽が必要です．肝や肺の作用も腎陽からその機能の原動力を得ています．したがって，腎陰や腎陽の状態は，間接的に発汗の状態を左右します（図2-37）．

肝気や肺気は発汗を調節する機能的な役割を果たし陽の性質をもつもので，脾気や腎は，津液を供給し発汗機能の土台を支える陰の性質をもつ機能として位置づけられます（図2-38）．

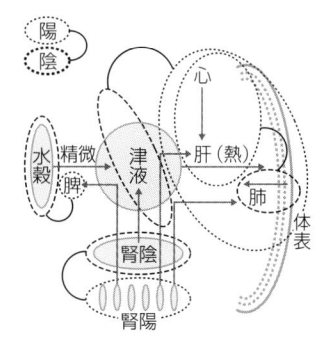

図2-37 発汗の機序（固摂状態）と陰陽

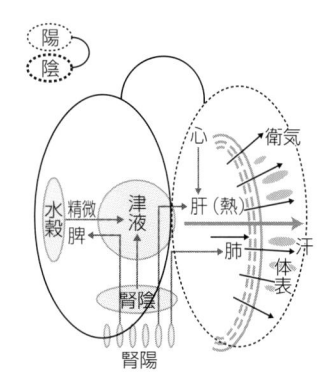

図2-38 発汗の機序（宣散状態）と陰陽

B-5 「血」の運行にかかわる「脾」「心」の役割と陰陽

血の運行は心の推動作用によるとされていますが，血を放散させようとする陽の力ですから，肝の伸び広がろうとする力に依っているところも大きいと考えられます．一方，血は脈管内にとどまって運行することで正常に機能します．血を脈管内にとどめているのは統血作用で，主に脾の機能に依っています．脈管外から作用する凝集の陰の力です．

肝の作用は，四方八方に広がる無目的な力ですから，これだけでは血を目的の場所に効率よく運搬することはできません．この分散する外向きのパワーを制約することで，脈管の走行方向に有効に集約するのが統血作用の目的です．統血と推動は「陰陽制約」の関係にありますが，両者の存在によって，より力のある，目的にかなう動きを血に与えます．

血の運行という，動きを引き出す陽の作用中の役割分担ですから，統血は陽中の陰，推動は陽中の陽というわけです（図2-39，3-C-5-2参照）．

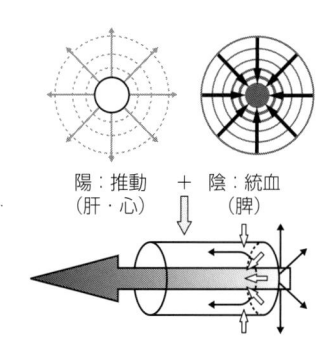

図2-39 血の運行と陰陽
陰陽の拮抗が推進力を生む

B-6 陰陽論の発展

以上様々な視点から陰陽の特徴を見てきましたが，例えば，機能を陽，物質を陰とするように，単に言葉として陰や陽を何かの概念に置き換えるだけでは，本当の意味での陰陽理論を使い切れていないのではないかと思います．

何度も述べてきたように，陰陽理論の陰陽可分や陰陽制約互根などからわかることは，陰陽理論が，陰と陽という性質をもつものにふるい分けをするためのものではなく，ある現象や機能が発現するときに，必ず拮抗する要素

の存在によってその実効力が成立しているということを教えてくれるものだということです．

　日常的な現象や生理機能を考えるときに，現代医学を基礎とする考え方の私たちは，どうしても，量的な過不足や結果像，あるいは目に見える現象をとらえる視点に偏りがちです．陰陽理論を基礎にした視点では，量的な異常や，結果としての病態も，必ずそこに，機能の推進と制御，機能の発現とそれを支える物質，物質の量とそれを供給する巡りなど，いろいろな切り口での2極の作用を見出すことができ，それらの協調によって1つの現象が生じていることが理解できます．発汗の機序や血の運行で例示したように，種々の生理機能のいろいろな次元で陰陽の拮抗や協調が高度な機能を支えています．

　こうした考え方は現代医学的な観察所見の中にも，交感系と副交感系，興奮性シナプスと抑制性シナプス，アゴニストとアンタゴニストなど随所に見出すことができます．つまり現実はこうした陰陽一体で機能しているのです．しかし，現代医学ではそれらを切り離して考えがちです．例えば精神と肉体も切り離して考えてしまいます．東洋医学では，もちろん切り離して一方だけを見つめることはできますが「**分けることはできても離すことはできない**」と考えるところがすごいではありませんか．こうした観点が東洋医学のもつ全体観につながるのであって，全体観だから観念的だとか大雑把だというのでは全くないと私は考えています．

　2-A-2-2で既述のように，現代医学と東洋医学が相容れにくいと現代医学側から感じる理由の1つに，「定義」の問題があります．現代科学では，定義づけによってある言葉，ある表現に，単一の意味づけをします．definitionとは明確で絶対的な意味ですから，見方を変えても，切り口を変えても，単一同一のものを指し示すことが現代科学的な「定義」です．こうした20世紀型の「単一絶対」を基礎とする定義の発想から，陰陽可分や東洋医学の様々な理論や用語を定義するのは無理かもしれません．が，違った視点から，東洋医学の用語を定義づける作業は可能だと考えています．陰陽論は，何が陰で，何が陽という定義のうえに成り立つ理論ではなく，**与えられた事象の中で陰陽の側面をもつ機能の役割分担を分析するための理論**なのです．そのことが，微細なメカニズムを把握することを可能にしているように思えます．

　現代科学流の定義づけの視点が，現代医学の壁を生む1つの理由になっているように思います．この壁を東洋医学的視点の発展が打破することを強く期待しています．

2章のチェックポイント　　　　　　　　　　　　　→ 参照項目

☐ 陰の概念，陽の概念について，例を挙げて説明しなさい．　　　→ 2-A
☐ 陰陽の性質や相互関係を5つ挙げて，それぞれ説明しなさい．　→ 2-A & 2-A-3

- □ 陰陽の概念の，誤解に陥りやすい解釈とは，どのようなものか？ ➡ 2-A
- □ 陰陽の概念の，応用の広い解釈とは，どのようなものか？ ➡ 2-A
- □ 陰陽それぞれの，本質的属性を一言で表現すると，何か？ ➡ 2-A-1-1
- □ 陰陽可分の意味を2つ挙げるとすると，何か？ ➡ 2-A-2-1〜2
- □ 陰陽可分の，ミクロ的な意味とは何か？ また，マクロ的な意味とは何か？ ➡ 2-A-2-3
- □ 陰陽対立制約の本質的な理解は，相手を制圧すると理解するよりも，どう理解したらよいか？ ➡ 2-A-3-1
- □ 陰陽互根と陰陽互用の違いは何か？ ➡ 2-A-3-2
- □ 陰陽可分不離の関係を，実例を示して説明しなさい． ➡ 2-A-3-3
- □ 陰陽消長の特性について，自然や生体を例に挙げて説明しなさい． ➡ 2-A-3-4
- □ 陰陽転化の2つの解釈とは何か？ ➡ 2-A-3-5
- □ 生体機能の中に見られる陰陽の対比を，いくつか挙げなさい． ➡ 表2-2
- □ 生体を陰陽でとらえる際の，軸となる視点は何か？ ➡ 2-B-1
- □ 寒熱燥湿，それぞれの身体的特徴と判断の要点は何か？ ➡ 2-B-1
- □ 陰証，陽証の概略を虚実の概念を絡めて説明しなさい． ➡ 図2-29
- □ 食材のもつ陰陽の特性とは何か？ また，その特性に基づいた性質をもつ食材を挙げなさい． ➡ 表2-3
- □ 気，血，津液を，陰陽の特性で分類すると，どのような分類の仕方があるか？ ➡ 2-B-2
- □ 陰を育て，陽を育てる，理想的な生活様式とは，どのような生活か？ ➡ 2-B-3
- □ 発汗の機序はどのようなものか？ また，その中に見られる陰陽の関係について説明しなさい． ➡ 2-B-4
- □ 血の運行にかかわる臓腑は何か？ また，それぞれの役割と，その陰陽関係について説明しなさい． ➡ 2-B-5
- □ 陰陽論の本質は，ふるい分けのためのものではなく，どういう視点といえるか？ ➡ 2-B-6
- □ ある現象や機能が発現し，実効力が成立するときに，必ず存在する要素とは何か？ ➡ 2-B-6

第3章　気・血・津液の生成と運行

はじめに

気は生命活動の根源で目に見えないエネルギーのようなもの，血は体を養う材料，津液は体を潤す材料という具合に，気，血，津液それぞれに正体を明らかにしながら個別に説明されるのが通例です（図3-1）．そして通常は，気・血・津液という順で呼ばれます．その方が語呂がいいのは事実ですが，「2-B-2 気血津液と陰陽」および図2-30で見たように，気・津液・血と並べて語るのが機能的に妥当だと考えます．さらに，実はこの3者は生体内では合体融合して機能する部分が多く，従来のように別個に分けて学ぶことから始めると，そのことがかえって誤解を招く原因となる印象をもっています．見方によっては気，津，液，血の4者としても理解できるのです．

したがって本書では，あえてこれらの共通部分からその姿に迫ることにします．この3者または4者は共に体内を「巡るもの」として機能しています．本来，一体ともいえる存在の「巡るもの」の機能や性質を，分析する視点として気血津液という切り口を持ち込んでいると考えるとすっきりします．

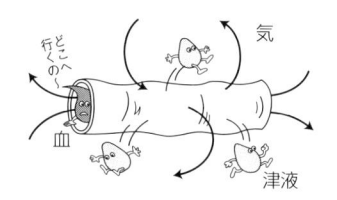

図3-1　気・血・津液のイメージの一例（仙頭正四郎『東洋医学「人を診る」中国医学のしくみ』新星出版社．1993年より一部改変）

A　気津液血の本質

「気津液血」の本質は，生体機能のうち「生体内を巡るもの」と定義することができます．そして「2-B-2 気血津液と陰陽」で概観したように，その巡る範囲，物質的特徴，機能的特徴などの視点から，いくつかのパターンで分割することができます（図2-30参照）．しかし，ともに「巡るもの」としての共通した性質をもち，東洋医学の特徴として挙げた「1-A-4 流体」の性質は，気津液血のことを主に指しています．

A-1　「巡るもの」としての生理的状態

巡るものを機能させるときに必要なのは，物体として量的に確保されていることと，それを動かす運行のしくみによって動きが維持されていることの2つです．「巡るもの」にとって，量的な充足は陰的要素，運行のしくみは陽的要素です．それぞれの過不足が陰陽互根や陰陽制約などの陰陽の法則に

則って相互に関連して，巡りの状態を左右します．したがって，気，津液，血のいずれについても，生理的状態を考えるときも，病的状態を把握するときにも，**量的な側面と動きの側面との2つの要素から分析すること**を大原則として記憶しておくことが大切です（図3-2）．

量の充足には，生成のしくみを考えることが必要です．

生成には，材料としての物質的な要素（陰）と，その材料をもとに実際に生成する機能（陽）との2つの要素を意識することが大切です．

材料に関しては，もともと内在する原料（陰）と，外部から持ち込まれる材料（陽）との区別を意識すると理解が深まります．

動きの側面から，どのようなしくみで全身を巡るのかを考える際にも2つの要素があります．主にその原動力となる機能（陰）と，その運行を調節する機能（陽）との2面に分けて検討すると繊細な分析が可能になります．

陰陽可分の概念が，こうした思考回路の中で活かされています．陰陽に分けられることの意義よりも，**陰陽の分け方で1つの機能や現象を見ると，詳細な分析ができること**に大きな意義があります．

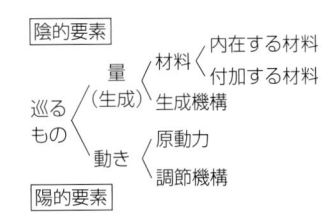

図3-2 巡りを維持する要素と「巡るもの」の分析視点
種々の陰陽の視点から分析する

A-2 「巡るもの」としての分類

「2-B-2 気血津液と陰陽」の復習になります．この3者，もしくは4者は，**一体となって行動する反面，分布範囲や特性に違いがあります．**

「巡るもの」のうち濃厚なものから希薄なもの，したがって重いものから軽いものの順に血・液・津・気に該当します．体全体や各局所において中心部分に存在するのは血，液，表層まで到達し体外に放散しうるのは津，気です．血と液は限られた空間内にとどまって機能し，その中で循環します．血は脈管内にとどまり，液は関節内の滑液や細胞内液，また軟骨や真皮の基質としての構造体を形成するなど脈管外にも存在しますが，ともに，明確な境界線をもった有限の空間内にとどまって機能します．したがってこれらは，容易に境界領域外に漏れてしまわないように，統血や固摂の機能によって守られています．血と液の明確な差異は，血は赤く，液は赤くないということです．

明確な形体をもつものは血，液で，自由度の高い不定形の存在は津，気です．

材料としての意義や機能の供給源としての意義をもつものは血や液で，液は血の到達し得ない部分での養分の供給源として，また構造物として機能します．そのものが直接機能的に作用するものは，津や気です．

以上おおむね，**血液と津気で2分することができます．**津液は気と血にまたがる媒体としての意義があり，液は血を，津は気を機能的に支える存在であることがわかります（図3-3）．

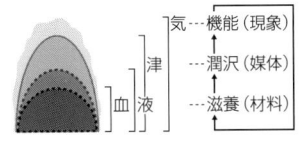

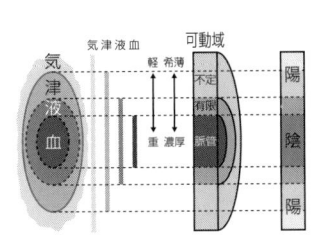

図3-3 気・津液・血の陰陽関係

Q & A

Q：「液」に近い概念だが，「陰」というものも想定しなくてはならないのではないか．それは血より濃厚な存在で，いうならば細胞内液のようなものだと思っている．麦門冬や知母などで補えるものと熟地黄や阿膠で補えるものは違うかと思う．

A：どういう前提で「陰」という語を用いるかによって陰の意味するものが変わってきます．血より濃厚なものを想定するとすればそれを，精という用語を当てはめることもあり，真陰という用語で表現することもありますが，「巡るもの」という視点からいえば，それらは巡るものを供給する生成の段階で生じる概念に対して用いられる用語であり，巡っているものは気血津液として扱いますので，それ以上の概念を持ち込むと前提条件が混乱します．陰という用語を，どういう条件下で何に対比して用いるかを明確にしなければなりません．陰という用語に一対一の対応で定義される何かを持つような絶対的な定義観で構成された論理でないことは，既述の内容です．第2章の陰陽の定義についての議論の部分を再読してください．

　細胞内液は，細胞外液との対比の中では，細胞内液が液であり，細胞外液が津として解釈されます．細胞という対象の中だけでいえば，細胞内液は細胞という全世界をつかさどる液体ですから，津液を意味することになります．津液と血を合わせた概念の表現として，陰血という表現をとることがあります．これと対比すべき用語は陽気ということになります．この場合の陰は陰血の中で血以外のものということになるので，津液を指すことになります．

　麦門冬は肺陰や胃陰を補い，知母，熟地黄，阿膠は腎陰を主に補います．知母，麦門冬と熟地黄，阿膠との違いは，軽剤か膩（重くしつこい性質）の性質をもったものかの違いがあります．層構造の機能的な対応の違いとして解釈したり，単純に滋陰の軽重の差で解釈したりする，いくつかの解釈の仕方があると思いますが，いずれも，陰と津液の違いというものではなく気血津液の概念の中で扱える，津と液の違いに帰属する問題であると考えます．

A-3 「巡るもの」としての病的状態の考え方

　「巡り」の異常を分析する際には，3-A-1でも述べたように流体量の異常と動きの異常の2つの視点から分析することが大切です．量の少なさは，ある程度動きで代償することができますが，反対に，量的に満たされていても**動きを失った「巡るもの」はもはや「巡るもの」ではなく，質的には体に有益なものであっても，巡らなくなった時点で生体には役立たない邪となります．**「1-A-4流体」でも述べたように，この概念は大変重要であると同時に東洋医学らしさが際立つ概念です（図3-4）．

　現代医学的発想では量的な過不足や質的な善し悪しが注目されがちですが，東洋医学では，むしろ「巡りの状態」を一番重要に考えます．**流体の構成要素の量的な充足は，その巡りの確保のためにあるといっても過言ではありません**し，このことは少なくとも加療の視点からは，

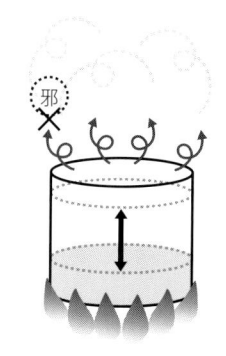

図3-4 「巡るもの」の病的状態
巡らなくなった時点で邪となる

一番重視しなければならないことです．

異常の状態の分析は，常に，正常な状態からのずれとしてとらえることが必要で，結果として生じている症状だけを丸暗記する姿勢が好ましいことではありません．**量と動きの視点から，それぞれが正常に維持されるしくみのどこがどう支障をきたして症状に至るかを検討する姿勢が大切**です．正常な状態のしくみを理解しておけば，異常の状態は覚えるのではなく考えて把握することができるはずです．

Q&A

Q：「巡るもの」としての病的状態の考え方の中で『動きを失った「巡るもの」はもはや「巡るもの」ではなく，質的には体に有益なものであっても，巡らなくなった時点で生体には役立たない邪となります』とあり，確かに，そういう側面があるのはそのとおりだが，「巡らなくなったもの」即「邪」であろうか．あくまで，その巡らなくなったものが，生体の状況に不利なものとなって初めて「邪」（すなわち排除しなくてはならない病因因子）になるのではないか．しばしば議論される「湿」や「水」と「痰飲」の差や邪として扱うべき「湿」はそこらにあるのではないか．肝硬変患者の腹水を「完全に邪」と考えているのか．

A：「巡るもの」は巡ることで生理機能を発揮しますから，巡らなくなった時点で，性質は変化しなくても巡っていない状態では生体にとって役立たない邪と位置づけるべきです．生理機能は巡ることが基本ですから，巡らない状態のものは邪です．腹水も邪です．

もちろん，「邪」のなかにいろいろな段階の邪があり，巡るようになるだけで再び役立つことができる邪もあれば，変質して病理産物となってしまった邪もあります（「3-C-5 血の運行」における血瘀と瘀血の違いの部分参照）．

B 気津液血の生成

B-1 共通のしくみ

生成のしくみは，巡るものに共通の原則があります（図3-5）．**1-B**で示した生体観の層構造と対応させて理解することができます（図3-6）．

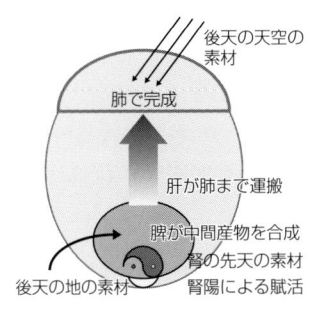

図3-5 「巡るもの」の生成模式図

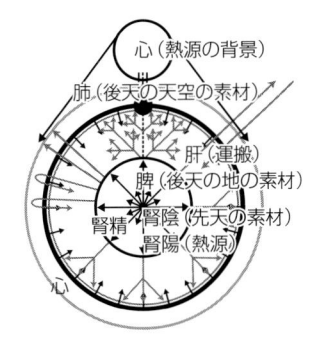

図3-6 生体の層構造と「巡るもの」の生成との対応

B-1-1 先天の素材と腎

まずスタートは内在する原料からです．これは腎に内在または備蓄されていて，生体の層構造でいえば，一番深いところにあります．内在性のものですから先天性のものと考えることができます．したがって，生成にかかわる他の機能が充実していても，この原材料の充実度が全体量を左右することがあります．母体の異常で受け渡されるものが少なかったり，誕生時のトラブルなどで過大に消費してしまったり，過労や睡眠不足などで消費過剰になったりすると，原材料の不足によって全体量も低下します．加齢による機能低下などとも関連します．炎が燃料を賦活化するように，原材料である陰を目覚めさせるためには，腎の陽気が必要であることも再確認しておきましょう．

B-1-2 後天の地の素材と脾胃

次に，内在する原材料に，外部から持ち込まれた材料を融合して，中間産物を合成します．これは原材料を増幅させるので，生体の層構造から見て脾の役割になります．ここで外部から持ち込まれる材料は後天性のもので，先天的な材料の不足を，ある程度はこの機能で補うことができます．この段階での役割は，量的な増幅を目的とする陰の補充ですから，外来性のものの中でも地の性に属すものを取り込むことが必要で，飲食物が対象となります．飲食物のことを水穀と称します．水穀はそれぞれに地の気を取り入れて育ったもので，それを食すことでその中にある陰や陽を利用するのです．しかし，水穀はそれそのものがすぐ役立つわけではなく，陰陽が結合した有形のものを，一度分解して，その中から必要なものを取りだして体内に取り込み，再合成することが必要です（図3-7）．

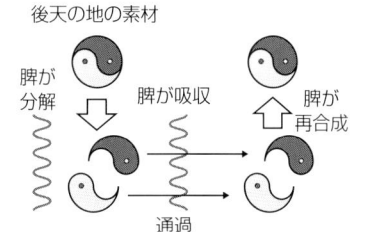

図3-7 脾が中間産物を合成
水穀は分解，吸収，再合成されて役立つ

水穀の分解は胃において行われ，「胃は水穀の海」や「胃は腐熟をつかさどる」などと表現されます．胃の内部は，外界とつながった，裏にある体外空間です．ここから真の体内に吸収するためのバリアにもなっています．このバリアを通過して生命に必要なものを体内に吸収する機能，それを必要なものに再合成する機能を脾が担当します．腐熟の場所は胃ですが，腐熟に必要な機能，つまり消化液の分泌などは脾に属す機能と考えるべきでしょう．こうしてできあがった中間産物を最終段階の場所まで運搬する運化機能も脾が担います．最終段階では，後述のように，天空の素材を取り込むことが必要なために，中間産物を表層すなわち肺まで持ち上げなければなりません．このことを昇清機能と称し，「脾は昇清をつかさどる」と表現します．胃は水穀から必要なものを取り除いて残った「濁」を下降性に体外に排泄する機能を担い「胃は降濁をつかさどる」と表現します（図3-8）．

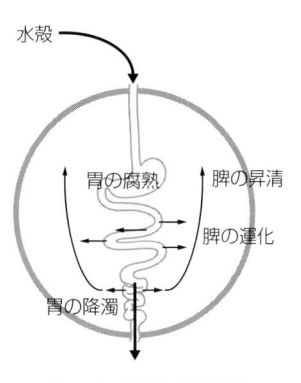

図3-8 脾胃の機能分担

脾の昇清機能によって持ち上げられる「清」は清らかで軽やかなものという印象を与えますが，胃が排泄する濁との対比で清と称されるのであり，体に役立つものという意味に受け取るべきで，生体内の存在としては重厚なものです．したがってしっかり清を昇提しないと，表層までたどり着かずに

湿濁や痰飲といった邪になってしまいます．脾の昇清機能は，脾の単独の力で成り立つものではなく，後述のように肝とのペアによって成り立ちます．

脾胃によってまかなわれるこの段階での生成作業は，エネルギー源とともに物質的補充としての役目も大きく，構造物の形成やエネルギーに転換する前段階として備蓄にまわるものの形成に特にかかわります．したがってこの部分の機能が充実すると体格や種々の構造物が充実し，物質としてのボリュームも増大します．

一方，重厚な素材の分解吸収を通して重厚な産物を合成するので，多大な生命力を必要とします．したがって，一旦生命力を消費して新たなものを手に入れる作業であり，生体機能が低下する状態や，闘病など生体機能を集中的に使いたい状態では，生体の調節機構によって分解吸収の機能を停止させ，内在のものや備蓄のものを使ってやり繰りする状態になります．これが，寝不足や罹患時の食欲低下で，この時期に無理して食べることや，普段から食欲や口渇とは関係なく食事を規則正しくとったり意図的に飲水することは，生体機能を圧迫し，余分な備蓄を増やし，邪の形成を強めることにつながります（図3-9）．

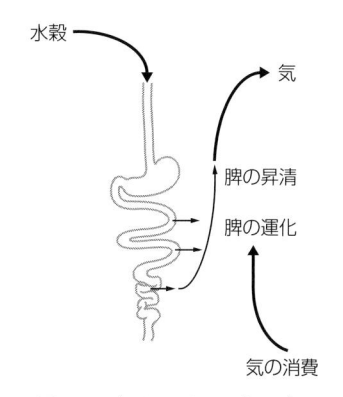

図3-9 食べることはエネルギーを消費する

B-1-3 中間産物の運搬と脾，肝

脾で作られる中間産物は，最終産物に仕上げる場所まで運搬されることが必要です．運搬の発動は脾の運化機能や昇清機能にゆだねられていますが，目的地まで到達するためには脾の力に，肝の外向上方に伸び広がる発揚の力が合わさることが必要です．脾から肝に受け渡す連携作業によってまかなわれているとすべきもので，この連携がうまくいかないと肝脾不和という病態になり，神経性の下痢のように，胃腸には問題がなくても下痢を起こします．脾の運化機能に支障があると，肝の機能は正常でも運び上げることができずに，胃重感，胃もたれ感など，胃下垂にみられるような下降性を伴う停滞感を生じます．脾気下陥の病態です．脾は正常でも受け渡し後の肝の働きが伸びやかでないと，腹満，ゲップ，空腹感はあっても食べ始めるとすぐに満腹感になるなど，充満感を伴う停滞の症候を呈します．中焦気滞の病態です（図3-10）．

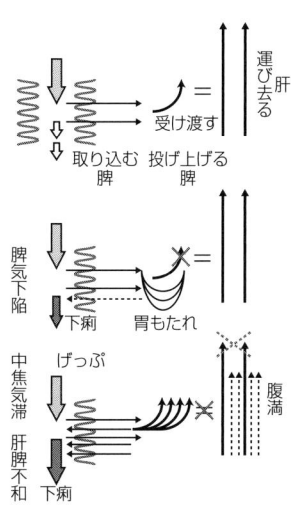

図3-10 「巡るもの」の中間産物運搬と脾肝
脾と肝の連携で運搬される

こうした現象から，脾から肺への運搬は，脾の運化昇清機能だけで成り立つものではないと推測することができます．

B-1-4 後天の天空の素材と肺

中間産物を表層まで運び込むと，外部から天空の素材を注ぎ込んで，生体が利用可能な最終産物として活性化します．外部から持ち込む素材としては天空の素材は水穀に比べて軽やかで清らかな性質をもったもので，生体にとって，即利用可能なもので，体内に取り込むのに多大な生命力の消費は伴いません．しかし，この最終段階が素材の賦活化には最も重要です．この機能の善し悪しは，生成されるものの最終的な機能状態に反映され，言い換えれば生命に直結するともいえます．したがって，ここの機能を絶つことで生命

の維持を最も素早く停止させることができます．

最終段階で体内に取り込む天空の素材の重要さは，**生体が生命を維持するために外界とつながっていることが必須**であることを証明しています．生体機能においては「巡り」の維持が重要と既述しましたが，巡りの機構は正常に機能していても，天空の素材を一酸化炭素などで置き換えることで即死亡することをみれば，天空の素材そのものもその巡りと等しく重要であることがわかります．その即効性から考えてこの**最終段階は，陽の充填**であると意義づけることができると考えています（図3-11）．

B-1-5 熱源としての腎陽と心

以上の段階を踏んで「巡るもの」の生成が完成します．先天の素材を目覚めさせることのほかに種々の段階でかかわっている臓器の機能を**腎陽がバックアップ**しています．そしてその**腎陽は，心の陽気から補充**されます（図3-12）．

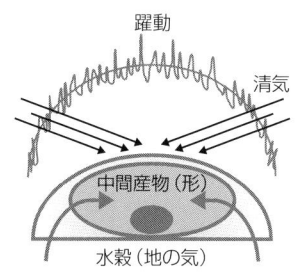

図3-11 肺が「形」に陽気を吹き込む
清気が結合して「巡るもの」が完成

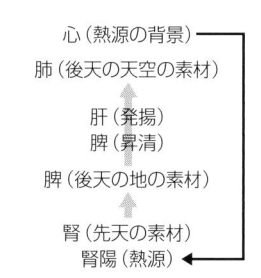

図3-12 「巡るもの」の生成機序と
心の役割

B-2 気の生成

以上の「共通のしくみ」に沿ってみると，気の生成は以下のようになります．

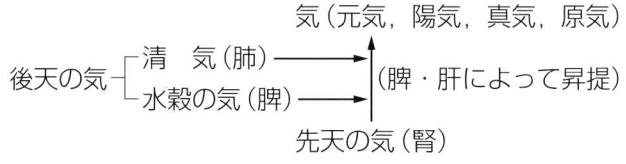

「気」の先天の素材は母親から受け継がれ腎に蓄えられます．これを「**先天の気**」といいます．後天の素材は「**水穀の気**」と「**清気**」です．先天の気は脾によって飲食物から得られる「水穀の気」と結合し，脾と肝の共同作業によって肺に持ち上げられ，肺によって天空から得られる「清気」と結合して，「**元気**」「**真気**」または「**陽気**」「**原気**」と呼ばれる生命活動の原動力になります．水穀の気と清気を「**後天の気**」と総称します（図3-13）．

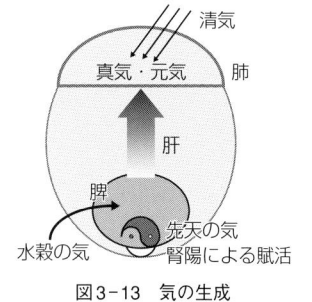

図3-13 気の生成

Q&A

Q：気の生成によって先天の気が補えるか？

Ⓐ：気の生成は気の補充につながることですが，それは日常的な活動での消費にかかわる気と考えるべきで，腎に蓄えられる先天的な気そのものは，後天の気によって補充されるとは考えないほうがよいと思います．

Ⓠ：先天の気は腎陰に属すのか，腎陽に属すのか？　気だから陽と考えてもよいし，先天の気とはいっても肺で真気になる前段階であり，真気の原材料ともいえることからすると陰と考えてもよいように思う．津液のように補充され得る陰ではなく，先天的に両親から受け継いだ限定的で補充し得ない陰ともいえるのではないか？

Ⓐ：先天の気を限定的で補充し得ないものとするのは正しいと思います．先天の気が陰か陽かは多少見方によって変わるものかもしれません．ご指摘のように，原材料としての位置づけならば，真気における陰と表現して正しいでしょう．しかし，それは気の中での話ですから，生体全体の中で見れば陽であり，陽中の陰と解釈すべきでしょう．しかし先天の気を腎陽とは表現しにくいと思います．陰として位置づけるにしても腎陰とは表現できないと思います．腎気という表現もあり，それに一番近いかもしれません．

B-3　津液の生成

津液の先天の素材は腎に蓄えられた腎陰です．もともと持って生まれた備蓄分と，循環したあと再循環のために補充されるものとを合わせて腎陰と考えています．素材としての腎陰を，腎陽で温めることによって気化し，軽い存在として深い部位から次の段階の場に押し上げてきます．したがって**腎陰と腎陽と，陰陽両者がバランスよく充実しないと，先天の素材の供給が順調でなくなります**．

後天の素材は，脾の機能を基礎に，胃・小腸・大腸において，飲食物から吸収されます．現代中医学的な教科書では，胃で精微物質が吸収され，小腸で「液」に相当するものが吸収され，大腸では「津」に相当するものが吸収され，残渣として糞便が形成されて排泄されると説明されています．精微物質は精とも称され，分化前の陰と陽を凝集して含んだものと考えることができます．したがって，気は主に精を素材として作られると考えますし，精は濃厚な血の主な素材にもなります．これは**上から順に水穀の中の濃厚なものが段階的に取り込まれるという発想**から来るものと考えられます．

この発想の原則はいいと思いますが，現代医学的な知識では胃での吸収は重要でないはずで，ここでいう胃・小腸・大腸を，現代医学でいう空腸・回腸・大腸と置き換えてとらえたほうがよいのではないかと考えています．**具体的な部位の名称よりも，吸収部位が対象物によって異なるということを認識していたことを評価する**とよいのではないかと考えています．東洋医学で古典的に用いられる消化管の名称が指し示しているものが，現代医学で示すものと同じではない可能性も高いと考えられます．

こうして体内に取り込まれた精・液・津を腎陰と結合させて，体の

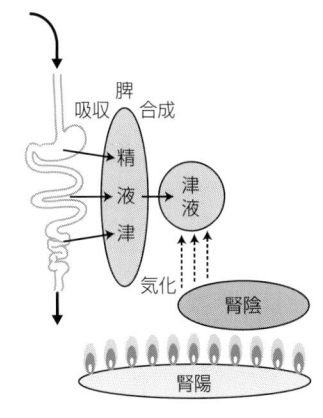

図3-14　津液の生成

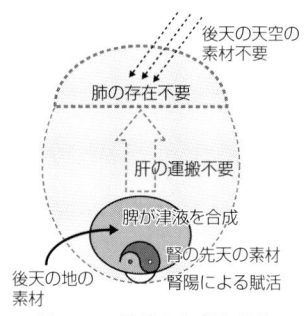

図3-15 津液の生成模式図

役に立つ水である「津液」を合成します．体の中を流れる水は，体外にある水と同一のものではなく，あるいはそれらが単純に体内に浸透して吸収されるものではなく，**体の力を使って吸収され，体の力で再合成されてはじめて体の役に立つものになる**のです．この働きを脾が担っています．そしてこの脾の働きは，腎陽のバックアップを受けて機能しています(図3-14)．

津液の完成には，この後の，天空の気と結びつける段階の記述がありません．実際には気や血と同様に肺まで運搬されて全身に散布されるのですが，それは運搬の経路であって，**津液そのものの生成に天空の気は必要ない**のです(図3-15)．このことは，**津液の主な役割が「流れるもの」の構造的な要素を担っている**ということを意味します．津液自体には天空の気を取り込む必要がないのは，機能的には気や血がそれを担っているからです．**生体内においては津液は，気または血と共に行動し，また，気や血も常に津または液の存在によって機能的に成り立つ**ものであるわけです．こうした考察から，津液を媒体として位置づけることができます．

Q&A

Q：「水穀の精微」とはどのようなものか．「水穀の気」や「精」とはどう違うのか．また，津液の素材である「精・液・津」のなかの「精」は，「気や血の素材になる」とあるが，これは，精が津液には利用されていないということか．

A：「精微」と「精」はほぼ同意義の言葉と考えてよいと思います．「精」とは陰分と陽気が結合しているおおもとの土台のようなもので，気になる要素と，そこから形が作られる素材となる要素とを併せ持つものと考えています．精の中の気に属するものは気として生成されて，物質に近いものは血や津液の生成に利用されます．

水穀に含まれるもののうち，そこから陽気も生じ形態も生じる素材となるものを「水穀の精微」としてとらえます．

水穀の精微とは簡単に言えば「飲食物の中にあり，生体に役立てることのできるもの」というような意味に理解しています．したがって，生体で合成される気，津液，血すべての前駆物質の素材になると考えてよいと思います．

しかしそれぞれの生成を単独に見ると，水穀の精微に含まれるものすべてが必要なわけではありません．気の合成には水穀の精微中，物質の合成にかかわるようなものは必要ないので，水穀の中の気，すなわち「水穀の気」と称されるわけです．血の合成にはすべて必要ということなのでしょう．

問題になるのは津液の生成の際に，分割して吸収されるとする「精，津，液」の中の「精」との区別です．3-B-3では教科書的な表現として精微物質と精を同義に扱い，津と液をこれらと分けて表現しています．この表現では「精微」の中に気と血の素材を含み，津と液とは異なるものと解釈することになりますが，一方でこれらが合わさって津液になるとされているので，混乱します．津と液だけで津液が合成されるとも解釈できますが，あくまで精津液が津液の合成に必要なもので，水穀の精微には津や液の素材になるものも含まれるとしたほうがよいと思います(精については**4-D**を参照)．

Q：津液の生成の中で胃，小腸，大腸での水穀の吸収に関して述べているが，『素問』の「運気七篇」以外の全条文を比較検討すると，若干の異同はあるが，胃は主に気の吸収，代謝の文脈で出てくるが，小腸は津液の吸収の文脈で出てくる（津液の代謝の文脈全体には脾が主に出てくる）がいかがか．

A：ご指摘のような内容が検討されたうえで現代中医学では胃から取り入れるものを「精」とし，小腸以下を津液にしたのだと思います．精は気を含む概念ですから，胃は主に気の吸収というご指摘のとおりで，矛盾しないと思います．しかし，実際胃の全摘によって，気の生成だけが特異的に阻害されるという現象は認められないと思います．実際に胃から吸収するものは現代医学的に見て他のものより重要とは認められないので，本文に述べたとおりでよいと思います．

「胃」という用語で示す対象が現代医学のそれとは異なっているとも考えられます．

Q：津液の生成に関しては，胃での吸収は重要でないと書かれているが，東洋医学で昔から精微物質が，胃から吸収されるとなっているのなら，そのままで良いのではないか．動物（犬・猫など）は，胃壁に糖専用の吸収ポンプがあり，低血糖の痙攣を起こしていても，経口投与ですぐに痙攣も止まり，口腔粘膜の蒼白も改善され，ピンク色になる．

中国何千年の歴史には，それなりの意義があると思うので，胃から吸収するということもそれなりにまだわかっていない理由があるのではないかと思う．

A：確かに何も吸収されないと言い切るのは乱暴ですね．アルコールなどもpHが高いときは小腸からではなく胃から吸収されます．これは精と関係しそうです．動物での糖の吸収チャンネルは胃壁以外にもありますか？　中心的存在はどこにあるのでしょうか？　私が教科書的な表現に疑問を掲げるのは，精とは他の津液に比べて重要なものであり，それを胃が中心となって吸収するというような表現になってしまっていることに違和感を感じるからです．胃で何らかのものが吸収されるにしても，小腸を中心とした吸収機能であるという理解のほうが正しいと思うからです．胃切除をした状態でも（多少瘦せますが）精が吸収できないような状態には至りませんし．

どのような文書の中でどのような流れとして胃から精，小腸から液，大腸から津という話になったのか，詳細を吟味する必要があると思います．それぞれの言葉が示す実体が現代医学と異なる可能性も重要です．

Q：腎陰は津液生成の過程で消費されても食事から補われるようだが，腎陽も食事から補われるのか？

A：正確に答えることは難しい面もありますが，腎陽を食事で補うことは難しいと思います．日常生活では，運動によって生体が創り出した熱が腎陽として蓄えられることが多いと思います．例えば，運動もせずに食事だけで腎の陰陽を補い続けたとしたら，陰が補われて肥満になっても陽気が相対的に不足していくと，諸機能全体に低下して，食欲はやがて低下します．

Q：津液の合成に天空の気は必ずしも必要ではないとあるが，天空の気が津液に

載って，津液の機能が正常に動かなければ，津液の生成そのものもうまくいかないような気がする．

Ⓐ：ご指摘のとおり，津液の運行には気が必要で，津液の生成をつかさどる気（主に脾の気）の機能を維持するには天空の気が必要です．しかし，津液の「生成」にはその素材として天空の気は必要ないということなのです．もちろん津液が生体内において機能するためには天空の気が必要なはずですが，それは，「気」が津液に載るという考え方をし，津液そのものに天空の気が必要とは考えないのです．

B-4　血の生成

「血」の先天の素材は，腎に蓄えられた「腎精」です．腎精は陰と陽を合体して分離せずに包含するものとして考えます．これを活性化するのに腎陽を必要としますが，先天の気や腎陰に比べると腎精はさらに濃厚な存在と考えてよいでしょう．

後天の素材は，脾によって取り込まれる「水穀の精微」です．これらが結びつき，心を経由して肺に運ばれます．肺では，肺によって取り込まれる「清気」によって紅くなり「血」となって，心に送り込まれます（図3-16）．

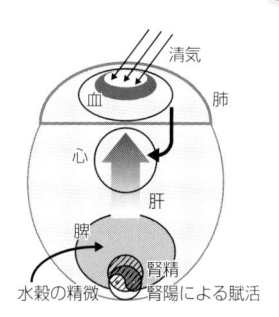

図3-16　血の生成
肺で清気を封じ込めて紅くなり，血の生成が完成

このように，**血には気が内封されている**と考えます．これを「血は気を蔵す」と表現します．血に内封されている気は，運搬中には放出されずに目的地において放出されます．津にも気が含まれますが，これは溶け込んでいるようなもので，一緒に行動し，一緒に機能します．これを「津は気を載せる」と表現します．津と気は，その存在そのものが機能体であり，随所随所で機能する必要があるのですから，気を内封する必要はなく「載せる」という形態をとるわけです．一方，血は機能を運搬する役割であり，機能の素材としての役割ですから，流れながら機能するものではなく，**目的地に流れていってそこで必要なものを供給するのが役目**です．したがって血には目的地まで気を逃がさないように内封する機能が必要になるのです．液も気を内封する存在と考えてよいですが，液が内封するものは脾によって取り込まれた地の気であり，構造や燃料としての陰の供給に寄与するもので，**地の気は自然に放散するような躍動的なものではないので，内封のための特別な機構は必要ありません．血は天空の気を放出して陽気を供給するものとして液との役割の違いがあります（図3-17）．

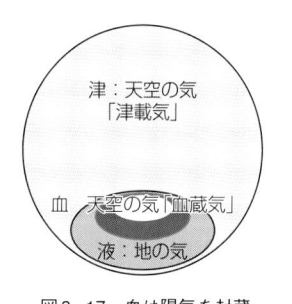

図3-17　血は陽気を封蔵
液は地の気を持つが陰気なので封蔵は無用
津も陽気を持つが機能体として封蔵は無用

Q&A

Ⓠ：血が赤くなる場所は心ともいわれるが？

Ⓐ：古典的な記述には血は心で赤くなるとありますが私は賛同できません．赤黒いのも含めどの段階を赤というのか明瞭でない点もありますが，最終的に有効利用可能な赤になるのは明らかに肺であると考えています．ただし，層構造でも，機能的にも，肺の内側に心が密着していますから，肺から心に受け

渡されるという意味で，血を赤くすることに心がかかわる重要性を説くのなら受け容れられますが，心全般の機能として「心が赤くする」というのであれば，現代医学的な知識も統合して考えれば，真っ向から反対せざるを得ません．「肺において赤くなる」とすべきだと思います．一方，血を赤くするという表現とは異なりますが，生体の局所を赤くするものは，血の供給によるものですから，推動をつかさどる心の役割が重要であることは事実です．

B-5 「巡るもの」の生成機序にみる東洋医学観

現代医学では外部から持ち込まれるものの組成や成分の善し悪しが強調されがちですが，東洋医学ではその前に，**生体自体が内蔵する先天の素材の存在を強く意識しています**．この観点は，造血機能における骨髄の幹細胞に該当し，現代医学的に見てもうなずけるのですが，津液や気といったすべてのものに先天の素材の存在を意識して把握しているのは東洋医学の大きな特徴といえるでしょう．また，外部から持ち込むものにも地と天の2種の意義を重視しています（図3-18）．

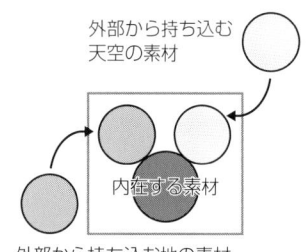

図3-18

現代医学では種々の生体機能をメディエーターやメッセンジャーなどそれにかかわる物質を特定することで理解を深めていますから，物質そのものに機能が宿るように考えがちで，外部から持ち込む素材がそのまま機能するように錯覚し，材料さえ持ち込めば元気になるという発想につながりがちですが，東洋医学では，**物質とそれを利用する気の存在の2元的な考え方**をしますので，外部から持ち込まれるものを役立つものにするためには，生命力の介在を必要とすることを深く認識しています．また**材料も内在性と外来性の2種を意識し，さらに外来性の材料も単に物質的特性だけではなくその中に含まれる気の状態を意識します**（図3-19）．そして，生成されたものがその後どう利用されるかという物質以上の意義まで踏まえてはじめて対象物の有益有害の意義が決まると考えます．したがって生体にとっての意義は物質そのものが決定するのではなく，**生体がそれを必要としているかどうかが益害の区別の1つの基準であり**（図3-20），物質として有益なものでも生体の需要

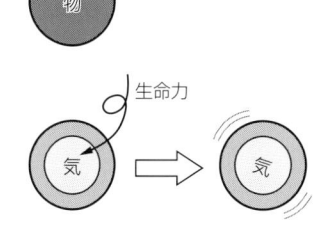

図3-19 物質の中の気の存在を認識
生命力の介在によって有益なものに

図3-20 良し悪しは物質そのものが決めるのではない

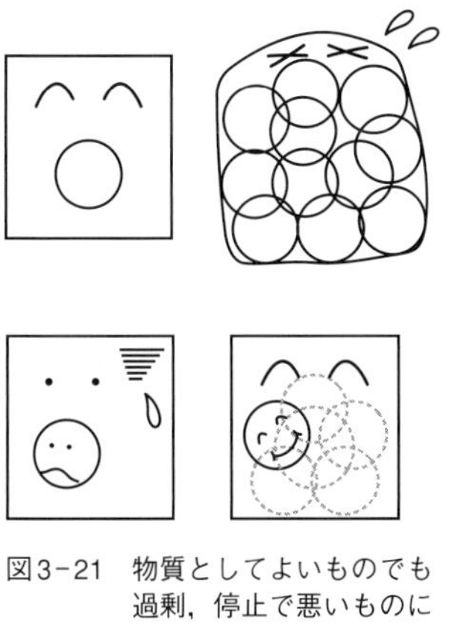

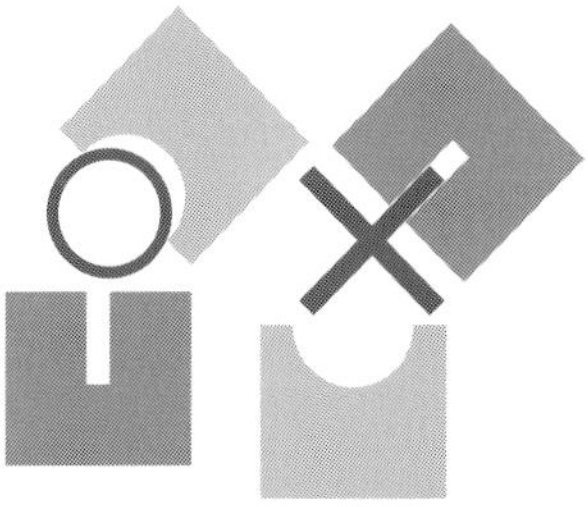

図3-21 物質としてよいものでも過剰，停止で悪いものに

に対して過剰になれば邪であり，有益な物でも動かなければ邪になるという，巡りの重要性の意識につながります（図3-21）．

> **Q&A**
>
> **Q**：「気・津液・血」各々の先天の素材となるものは，それぞれ「先天の気・腎陰・腎精」ということだが，この3者の違いがよくわからない．「先天の気・先天の津液・先天の血」というようなものと考えてしまってはいけないのか．
>
> **A**：先天の素材の中でそれぞれ，気，津液，血に変わっていくものを区別して把握するときの表現であると考えてください．先天の津液，先天の血といってもいいかもしれませんが，津液という存在や，血という存在で先天に備わっているものではないので，正しくは，「津液になる先天の素材」「血になる先天の素材」というべきです．気に関しては先天の気，後天の気という表現がありますので，先天の気が後天の気と合わさって正気になるという表現をとります．

C 気津液血の運行

気津液血の生成の過程にもすでに運行の必要性は現れていますが，完成した気津液血が生体において機能するためには，運行が不可欠です．生成のあとは，運行の状態が気津液血の機能状態を左右するといってもいいほどです．

C-1 「巡るもの」の運行

「巡るもの」を巡らせる運行のしくみは，運行の力と運行の調節の2つの要素から成り立ちます（図3-22）．

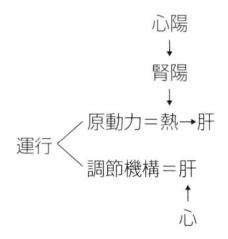

```
                    心陽
                     ↓
                    腎陽
                     ↓
         ┌─ 原動力＝熱→肝
    運行 ─┤
         └─ 調節機構＝肝
                     ↑
                     心
```

図3-22 「巡るもの」の運行

C-1-1 運行の原動力

運行の原動力は，生体においては熱の性質に置き換えることができます．原動力は運行のしくみの中では量的な把握のできる要素であり，その意味で陰的意義をもちます．性質は熱ですから，陽虚，寒邪，湿邪など，生体が冷える状態や水の過剰は，巡りの力を低下させます．力の過剰で巡りが亢進する陽盛，化火などの状態では，熱象を帯びます．力の異常には，補法や瀉法，鎮静など量的な調節で対応します．

運行の原動力は，津液は脾と肺に，血は心にあるとされていますが，津液

も血も気の力によって動かされていると考えます．気の動きもまた気自身によって維持されていると考えるのですが，気の中の熱の要素が気を動かすと解釈すれば理解しやすいでしょう．原動力の基本である一身の熱は，腎陽にその根源をもち，腎陽は心陽によって裏付けされています．ミクロに見れば，こうした熱を受け止めて，最終的に「巡るもの」を動かす直接的な力は，伸び広がろうとする肝の発揚にゆだねるべきであると思います．

気の存在によってすべての「巡るもの」が動くと考えるわけですが，これは言い換えれば，「巡るもの」が順調に流れている状態，機能するべきようにきちんと機能している状態を，気が満ちている状態として理解するということを意味しています．

C-1-2 運行の調節

運行の調節は，「巡るもの」を生体の目的にかなうように，またその時々の要求に合わせて，巡りを配分するもので，単純な力に対して，機能的な陽の意義をもちます．この機能の異常は，運行の乱れにつながり，失調，滞留，上逆，横逆といった，通常の流れではない，目的に合わない運行状態を生み出します．疏通，解鬱，行気，調和などの方法で対処します．

気津液血いずれも，体内の配分調節は肝によって行われていると考えることができます．肝の調節機能は，心の介入，すなわち「意識」によって，変化させることができます．

以上のように，気の運行状態は，気津液血のすべての運行を左右します．したがって，津液や血の運行の異常を見た場合，その現象のみでなく，その原因としての気の異常の分析にも目を向けることが大切です．また，気の運行の異常を見たときには，その結果引き起こされる血や津液の異常の把握にも気を配ることが大切です．

また，運行の阻害は，運行のしくみの異常以外にも，物理的な障害や病理産物の存在による障害によって引き起こされることもあります．

C-2 「巡るもの」の運行経路

「巡るもの」には体内を移動する運行経路がおおむね定まっています．血は脈管内を流れ，流れには方向性があります．液のほか，特に気や津は生体内をある程度自由に往き来すると考えられていますが，おのずと一定の運行のルートがあり，特に基幹部においては，血と行動を共にします．

すべてのものはその生成の過程で，深い腎位から，後天の素材との結合部位である脾位に浮上します．脾から，一旦心を通過して肺位に到達すると，ここは外殻で個体の限界ですから，方向を逆転させて，最終的には腎位に向かって内向下降します．

その途中，肺で赤くなった血は心に注がれ，ここから心の推動によって全身に送り出されます．気や津液は，肺から直接全身に散布されるように一般には説明されますが，実際には血と同様に，いったん心に注がれた後全身に散布されると考えたほうがいいでしょう．

この循環系の中で，左は下行路であり，右は上行路となります．
　左は，肺から左心房へ，左心室から全身への下行路で，正気に満ちた「巡るもの」が移動する陽に属する散布の系であり，動脈系（動脈血が流れる系）です．機能的に心→肝→腎（陰に帰る）の流れを示すので脈診は左の遠位（手首側）から近位（肘側）に対して寸：心，関：肝，尺：腎（陰）と配置しています．
　右は全身の遠位から中枢位に向かう体循環から右心房へ，右心室から肺への上行路で，消費済みの回収物や老廃物，また生成過程の中間産物が移動する陰に属する収集の系であり，静脈系（静脈血が流れる系）です．機能的に腎（陽から起きる）→脾→肺と関連しますので，脈診では近位から遠位に向けて尺：腎陽，関：脾，寸：肺と配置しています（図3-23）（脈診については第9章参照）．
　上行路における体循環のうち回収の系は大静脈系，生成の系は門脈系と理解することができます．生成の系は右に属しますので，外部から取り入れる水穀は中央にある口腔から食道を介して胃に下降すると，右に寄って上行路と交わります．水穀はその後，生成の系である上行路とかかわりながらも，消化管内を下降するので下行路である左に移り，右へ左へとくねる腸管内を移動します．排泄の系になる大腸は，右で上行して，横行して左に移動した後，左を下行します（図3-24）．

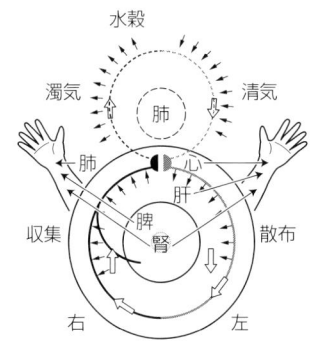

図3-23　「巡るもの」の運行経路と
　　　　脈診部位

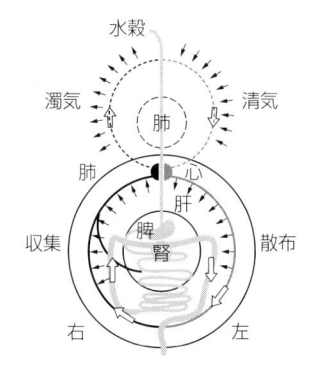

図3-24　「巡るもの」の運行経路と
　　　　消化管
脾の機能は右にあるので消化管はまず右に曲がる
大腸の上下行は運行経路と一致する

　心と肺の間の経路では，上行路と下行路における意義が体循環とは一見逆転します．心から肺への，上行路では，中枢から体表への放散，肺から心への下行路では体表から中枢への収集の系となります．これは肺の役割を考えれば，肺での清気の収集は，清気を取り込んで作られる正気を体循環において拡散させるためのものであり，上行路における濁気の放散は，体循環での濁気の収集の延長です．したがって「巡るもの」の運行系は，心を境に内外の向きを変える2系統あることになりますが，ともに左は清気を体内へ，右

は濁気を体外へ導くように協調して機能しています（図3-25）．心を境に陰陽転化の様相を呈しています．

Q&A

Q：右は気の系でありすなわち「陽」，左は血の系でありすなわち「陰」だという考え方があるが，本書では右は「末梢から中枢へ上に向かう」経路，左は「中枢から末梢に向かう下向き」経路と述べられている．また第2章では陰陽の根本理解は「陽は発散，陰は収斂」とされているが，この左右の経路における中枢，末梢の向きの矛盾はなぜ生じどのように理解すればよいのか．
　また，右左の経路をそのように規定して考えなくてはならない生理，病態をもう少し詳しく教えてもらいたい．

A：右の上昇路は濁飲を含む陰血が腎陽，脾，肺の陽気によって上昇する濁気の回収系路です．左は清らかな正気を豊かに含んだ陰血が心肝の推動によって下降する正気の供給経路です．循環を維持する機能に着目すると，右では濁を誘導する気が重要，左では気を内封運搬する血が重要とする解釈にも一定の理解は示すことができます．しかし，だからといって右は陽，左が陰といえるかというと，左右ともに陰も陽も含んでいて，その系を流れている主体に着目すると，右の系は濁気や水穀の雑気を含む陰的なものが流れ，左は完成された正気に満ちた清らかな陽的なものが流れていますから，この視点からは右が陰，左が陽と解釈することがふさわしいでしょう．
　また，質問に引用された記述部分は心以下の体循環における記述で心を境にそれ以上と以下では，右と左でそれぞれ収集と拡散は逆転します．中枢から末梢への動きも，心を境に上下で左右それぞれ逆転します．右を陽ととればすべてが陽，左を陰ととればすべてが陰とする考えは論理の押しつけになり，陰陽論の考え方からいっても正当ではありません．すべてのなかに陰陽の存在と機能的なかかわりを見出すことができるからです．どういう視点から見て左を気の系とし陽の系とするのか，右を血の系とし陰の系とするのか，その根拠を明確にし，視点を定めてその意とするところを汲み取らなければなりません．
　本文において左を下降路，右を上昇路としたのは，実際の解剖学的な特徴と静脈血や動脈血の意義など現代医学的な機能の特性との対比，東洋医学的な生理機能的特性などを総合して結論づけたものです．そのうえで，上述のように流れている主体の機能的意義を考え，収集の系である右は陰，発散の系である左は陽として位置づけています．『素問』の記述でも右は陰，左は陽とされています（「陰陽応象大論篇」「六微旨大論篇」「方盛衰論篇」など）．こうした考え方の中では，「陰は収斂，陽は発散」の原則と左右の系の特性には矛盾はありません．

Q：「右は陰で上昇，左は陽で下降」というのであれば，上下の特性において陰陽の関係に矛盾があるのではないか．

A：経絡の概念でも，陽経は下行し，陰経は上行します．確かに一般的に考えれば陰の性質は下降，陽の性質は上昇で，生体においても当てはまるはずです

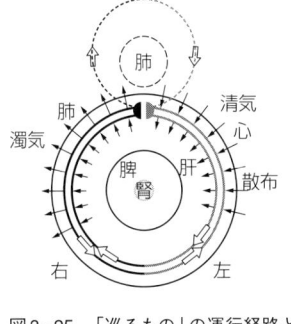

図3-25　「巡るもの」の運行経路と散布・収集
左下降路は正気の散布，右上行路は濁気の収集
体循環と肺循環では陰陽転化

が，生理機能としては陽気は肺から下降して全身に散布され，陰は腎から始まり脾を経由して，深部から上方表層に上昇して輸布されます．一方，湿濁は下降し，虚熱や鬱熱は上昇するように，邪として生体機能からはずれた陰陽は，陰陽本来の特性に従って分布します．このことから理解できるように，「陰は下降，陽は上昇」する陰陽本来の特性を，生体機能が介入することによって，「陽を下降させ，陰を上昇させ」全身に交通させることが生命体には必要なのです．

Ⓠ：基本的に，「生成のルートと運行のルートは同じ」と考えてもよいのでしょうか．
Ⓐ：生成のルートは運行のルートの右半分の一部を占めます．

C-3 気の運行

気の運行を「気機」と表現します．気の動きのバランスがとれている状態を「気機調暢」，気の動きのバランスが崩れている状態を「気機失調」と表現します．津液の運行輸布と同様の機序で調節されているので，津液の項で詳述します．以下のような機序で，気の昇降，出入の動きを維持するように調節されています（図3-26）．

昇：脾の昇清と肝の発揚
降：胃の降濁，肺の粛降，腎の納気
出：肺の宣散，肺の呼吸による濁気の排泄
入：脾の運化による水穀の気の取り込み，肺の呼吸による清気の取り込み
動きの調節：肝の疏泄条達

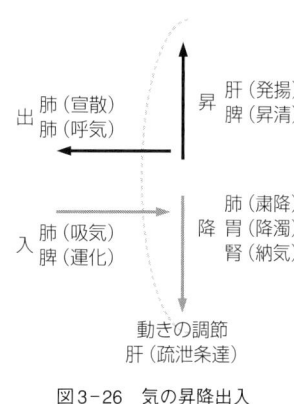

図3-26 気の昇降出入

C-4 津液の運行輸布

津液や気の運行は以下のような臓腑機能によって成り立っています（図3-27）

C-4-1 脾

内在する腎陰と水穀から取り込まれた素材とからできあがった津液は，陰の性質を帯びて重いもので，**本来はただ下方に溜まろうとするものですが**，それを脾の昇清機能から肝の発揚作用に受け継がれて，上方にある肺にまで運び挙げることで，肺から全身に散布することを可能にしています．

したがって，脾の機能の失調により津液の運行が滞ると痰や水腫が生じます．臨床上，これらの病態の根底に脾の異常が見られることが多く，「諸湿腫満は皆脾に属す」「脾は生痰の源，肺は貯痰の器」という表現があります．肝の失調でも同様に津液の運行は滞りますが，この際には充満感が特徴になります（「3-B-1-3中間産物の運搬と脾，肝」参照）

C-4-2 肺

津液が肺に運ばれて肺から全身に散布されることから，肺は「水の上源」

といわれています．肺から全身に散布される様式は，大きく2つに分かれます．

1つは上向き，外向きの動きで，体表や上部に発散する形で津液を散布する様式で，これを「宣散（宣発）」といいます．主に，体表の不感蒸泄，発汗，涙腺，唾液腺，呼気に含まれる水蒸気，気道粘膜の湿潤，など体表に近い部分への津液分布と関係しています．宣散には，肝によって調節される外向きの動きに従って津液が体表に運ばれ，多くは体外に発散して回収されません．津液を必要に応じて体外へ発散させるかとどめるかは，肺の固摂によって調節されていて，肺と肝の両者の協調によって宣散が機能しています．この両者を合わせて衛気の機能と考えることができます．したがって宣散による津液の動きは衛気に従います．

もう1つは，下向き，内向きの動きで，「粛降」と称されます．粛降によって津液は人体の裏に向かい，臓腑を滋潤，濡養しながら全身を巡り，腎に向かいます．粛降による津液の動きは，脈管内にあって全身を濡養する営気に従い，目的地では宣散に転じ衛気に従って脈管外に放散します．

肺の宣散粛降により，津液が全身をくまなく巡るので，「肺は水道を通調する」と称されます．しかし，肺の宣散粛降は脾や肝が運び込んだ津液の向きを，外殻として内向きに変えて腎に押し返す動力源のような機能として解釈すべきで，内向きに転換された後の津液を，目的に応じて全身に配分する調節機能は肝の疏泄条達機能にあるとすべきだと考えています．疏泄条達とは，すみずみにまで行き渡らせることを意味します．

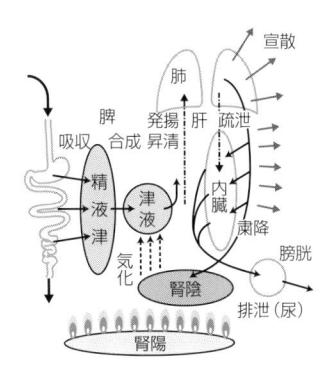

図3-27 津液の生成と運行

C-4-3 腎

腎に回収された津液は，腎の機能によって清濁を分けられ，再利用可能な津液は腎陽によって気化されて再び軽い存在となって上昇し再循環します．余剰の一部は腎陰として蓄えられ，再循環に備えます．不要な過剰分や老廃物は尿となり，膀胱に注がれ体外に排泄されます．

排泄は放散の性質を持ち，陽的機能に属します．腎は大小2便の排泄をつかさどるとされますが，裏に不要物を集めるのは陰的機能で，集合した不要物を体外に放出する排泄は陰の機能の中の陽，または陰から陽に転じた機能ということができます．

排泄の機序は，腎がすべてを行うのではなく，腎の役割は括約筋の収縮を維持したり弛緩させたりすることで，肝の外向きの力を腎が制御する形で排泄が成り立ちます．排泄という放出の機能の中でいえば，肝は陽，腎は陰の役割を担っています．蛋白などの精微物質や必要な津液を，不用意に体外に漏泄しないようにする腎の固摂機能は，裏にとどめることを目的とした機能で，陰中の陰の機能ということができます．

脾の運化機能も，肺の宣散粛降も，腎陽の気化を背景として機能するもので，全身の津液は，腎陽の熱を得て気化し，体内の移動が可能になります．このように，津液の体内の動向および排泄には，腎が最も重要な働きを担っ

ていて，このことから，「腎は一身の水液をつかさどる」と称されます．

C-4-4 三焦

津液の全身への輸布に関して，肺で上焦，脾胃で中焦，腎で下焦のそれぞれにまたがるので，3つの焦にまたがる津液の通路を「三焦」と称して，特別な1つの器官として位置づける考え方もあります．これとは別に，ただ体の部位的名称として，上焦，中焦，下焦を総称する三焦という用語もあります（**8-B**参照）．

C-4-5 肝

津液の運行は通常上記の脾肺腎の3臓器を重視しますが，発揚や疏泄条達の作用で肝の存在も津液の動向に重要です．肝鬱気滞などの病態において津液は停滞しやすく，肝鬱が化熱して内熱を生じる場合は津液が煮詰まって容易に湿熱や痰飲を形成します．

C-4-6 心

心は津液の運行に表立ってはかかわりませんが，「巡るもの」はすべて物理的に心臓を経由して運行することから心臓のポンプ機能の影響を受けることはもちろん，肝の調節を介して，また，腎陽の根源として，津液の運行に対して**全体的な影響力**をもっていることは把握しておかなければなりません．

C-5 血の運行

C-5-1 血の運行の特徴と気

血はそれ自身に流れる力があるわけではありません．献血のために採血した血液が，ウナギのようにニョロニョロと容器を抜け出して逃げていった…なんて話は聞いたことがありません．血は水と同じように，重力に従ってただ下方へと流れるだけです．重い物質としての血が，体のすみずみや一番高い頭のてっぺんにまでしっかり流れるのは，**気が先導して必要なところに必要なだけの血を運び届けている**からだと考えます（図3-28）．気のおかげで，血が重力に逆らって全身を巡ることができるのです．ですから，気の流れは血の流れを左右し，気が停滞すると血の流れも悪くなり，「血瘀」の状態になります．気が暴走すれば血もそれに従い，脾の制止力を上回ると出血します．

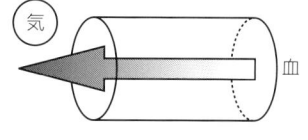

図3-28 血は気が誘導し脈管内を運行

血の流れの特徴は，**血管の中を流れる**ということです．血管から外に漏れてしまった血液は，体の役には立ちません．血液が血管の外に漏れ出さないように監視するのは脾の役割です．脾の統血機能が不十分になると，血液が血管の外に漏れやすくなります．これが気虚のときに見られるあざや皮下出血です．血管の外に漏れ出た血液は，もはや自由に流れることができません．こうして停滞した血液は，「瘀血」といい，それ自体の流れが悪いだけではなく，本来の血の流れのほか，気や津液などの流れをも邪魔して，種々の病気のもとになります．打撲や怪我などの物理的な内出血でも瘀血となります．**血の運行が滞る状態を血瘀，滞ってできあがった病理産物を瘀血**と，用語を区別して用いています．

血の流れのもう1つの特徴は，方向性をもって循環しているということです．気や栄養を運んで目的地までたどり着いたら，それらを放出した後，今度はそこで不用になったものを載せて戻ってきます．つまり，血液という物質があるだけで体の役に立つのではなく，それが**絶えず体の閉鎖回路内を循環していることが必要なのです**（図3-29）．血管の外に漏れ出てできる「瘀血」以外にも，血管の中であっても，川の流れの悪いところに芥がたまるように，流れの悪いところで停滞している血液は，瘀血となります．細い血管の中や，まがりくねった血管など，血を引き連れて通り抜けるのに力が必要なところでは，血管の中の瘀血が起きやすくなります．血を先導する気の力が弱いと，特にこうした所で瘀血ができやすくなります．これは血管内で凝固した血栓などだけを意味しているのではなく，巡りの悪い状態におかれた血すべてを指している概念です．はっきりと凝血塊ではないもの，つまり流れが回復すれば正常に機能しうる状態のものは血瘀と称したほうがいいでしょう．

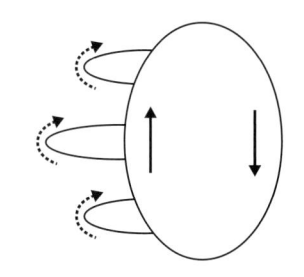

図3-29　血の運行は方向性をもつ閉鎖循環系

　そのほか，寒さにさらされて血の動きが悪くなっても，血瘀の状態になりやすくなります．反対に熱が多くても，血液を煮詰めるような状態になると血の流れは悪くなります．水分が蒸発するような陰虚の状態でも，血瘀になりやすくなります．

　このように，一般的に血の運行を見るときには，血を動かしている気の状態を考慮することが多くなります．したがって，**瘀血や血瘀の病態を見て，血を動かすことだけ考えては，表面的な治療をするだけになることが多いので，注意が必要です．血瘀を認めたら，何がその原因になっているかを必ず把握し，どこに治療介入をすることで，血の運行を根本から回復できるかを常に考える姿勢を持つことが重要です．**

　そのためには，気の状態を把握すると同時に，血の運行がどのような臓腑機能の関連によって成り立っているかを，詳細に把握しておくことが有益です．

C-5-2　血の運行と臓腑

　肺で赤くなって心に注がれた血は，心から駆出されて，下行路を肝の配分調節を受けながら全身に配られます（図3-30）．また脈管外に漏れ出ないように脾によって統血されています．目的地から回収される上行路では，脾の昇提機能を基礎に心に上注（上方の高い位置に注ぐこと）します．著しく上行させる必要がある場合には，肝の発揚の力を借りて引き上げます．

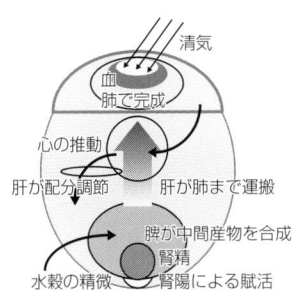

図3-30　血の生成と運搬

　局所（末端）における血の量は，そこに運搬されてくる血の量に左右されるので，血の運行にかかわる心と肝の動的な要素が深く関係します．そして，それらの活動を維持するための，背景としての腎陽のかかわりにも，目を向ける必要があります（図3-31）．

●**心**：血の流れの**原動力**となるのは心の駆出力です．不整脈のような心臓の拍動の異常や，心気虚などによる心の駆出力の低下は，血の流

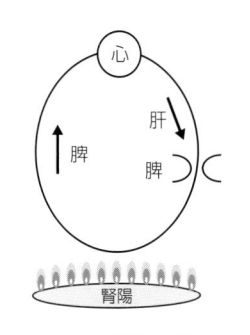

図3-31　血の運行と臓腑のかかわり

れを乱す原因になります．

●肝：血の流れは心の駆出力だけで決まるものではなく，肝が血の複雑な流れの調節をしているという考え方をします．「肝は血を蔵する」という表現がありますが，これを，実際に肝が余った血液を蓄えると考えるよりも，**血流調節によって適切な配分をする概念を**，「蔵血」**という言葉で表現している**ととらえたほうがよろしいと考えます．肝は，自律神経を介した血管神経の働きで，血管の拡張や収縮を調節することで，血液の流れを目的の方向に配分するように調節します．交感神経系と関連が深いと考えられる肝は，血管を収縮させることに生理意義があるように考えられがちです．実際，病的な状態では，交感系の過剰亢進が見られるために，血管の収縮像が目立ちますが，一方で，肝火上炎など肝気の亢進した病態では，心筋に対しての過剰刺激に加え，血管拡張が生じるために，紅潮や溢血が生じます．このことから，肝の調節は拡張にも作用し，**必要部分への脈管の拡張と，不要部分の脈管の収縮とで，必要な方向に多くの血を誘導することに機能的な役割がある**と考えるべきでしょう．そのことで，より遠心性に血を到達させることができ，肝のもつ疏泄条達の性質を全うすることになります（図3-32）．

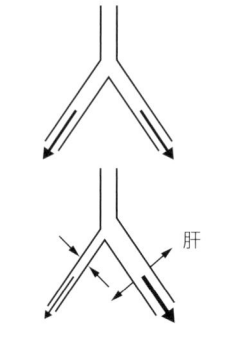

図3-32　血の配分と肝の関わり

このように，活動時や安静睡眠時など，それぞれの体の状態に応じて，血をどこにどれだけ配ったらいいかを肝が調節していますが，一方，血を先導する気の動きを調節するのも肝ですから，肝は，それ単独で血の流れを調整する重要な臓器であることがわかります．したがって，肝の異常には，出血や血瘀など，血の運行の異常を伴いやすくなります．

肝が乱れて気が滞ると，血の動きを悪くさせるだけでなく，気滞によって熱をこもらせやすくなりますから，その熱で血が煮詰まり，動きの悪い血をますます滞らせることになります．血瘀の傾向のある人にとって，ストレスで気の滞りを増やすことは，血瘀を強める大変不利なことだということがわかります．

●脾：**2-B-5**で触れたように，心の推動作用を生体で効率よく機能させるには，脾の統血作用と，肝の疏泄作用との協調が必要です．**脾の統血作用は，肝の拡散力を一方向に集約することで，その効率を高めるのです．推進力はあくまで心と肝にあります**（図3-33）．

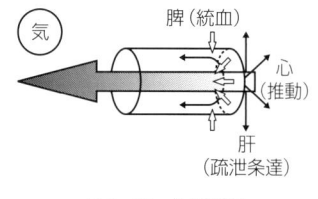

図3-33　血の運行

Q&A

Q：血の運行における，"心"と"肝"の役割が混乱してしまった．どう整理したらよいか？

A：血の運行に対して，肝は運行の調節役としてすみずみにまで導くもの，心はその運行の原動力としてすみずみまで巡るための力を供給するもの，と考えてはいかがでしょう．したがって，心の力が弱ると，肝がどのように調節しても，末端では赤くなることができません．心は「推動」をつかさどるとされます．推動はここで説明したようなポンプ役のような意義と，成長や躍動

を促すものとして，地球における太陽のような存在の意義とがあります．心は精神的な意味での推動であると同時に，機械的なポンプ役としての推動でもあり，層構造の図では2カ所に描かれています．

3章のチェックポイント　　　　　　　　　　　　参照項目

- □ 巡るものとしての気血津液を分析する際の2大要素は何か？　また，さらに細分するとどのような要素になるか？　→ 3-A-1，図3-2
- □ 気血津液を，重さ，濃度，可動範囲によって分類しなさい．　→ 3-A-2，図3-3
- □ 巡るものとしての気血津液の病的状態として，邪の基本概念を説明しなさい．　→ 3-A-3
- □ 巡るものとしての気血津液の生成のしくみを，臓腑と対応させながら説明しなさい．　→ 3-B-1
- □ 先天の素材や後天の地の素材の意義と，それをつかさどる臓腑について説明しなさい．　→ 3-B-1-1〜2
- □ 先天の素材や地の素材の過不足が，生体に与える影響は何か？　→ 3-B-1-1〜2
- □ 中間産物の運搬に関与する臓腑とは何か？　また，その役割は何か？　→ 3-B-1-3
- □ 後天の天空の素材の意義は何か？　また，それに関与する臓腑は何か？　→ 3-B-1-4
- □ 巡るものの生成に関与する熱源について，臓腑との関連を含めて説明しなさい．　→ 3-B-1-5
- □ 気，津液，血の生成を，模式図を示して説明しなさい．　→ 図3-13〜16
- □ 津液の生成における，腎陰，腎陽の意義は何か？　→ 3-B-3
- □ 津液の生成における，天空の気の意義は何か？　→ 3-B-3
- □ 血の生成における清気や地の気の存在場所は，血のどこと考えられるか？　→ 3-B-4
- □ 巡るものの生成から得られる東洋医学的視点を，6つ挙げると何か？　→ 3-B-5
- □ 巡るものの運行のしくみにおける2大要素は何か？　また，それぞれ関与する臓腑は何か？　→ 3-C-1，図3-22
- □ 巡るものの運行の原動力にかかわる臓腑は何か？　また，その役割は何か？　→ 3-C-1-1
- □ 巡るものの運行の調節にかかわる臓腑は何か？　また，その役割は何か？　→ 3-C-1-2
- □ 巡るものの運行経路について説明しなさい．　→ 3-C-2
- □ 巡るものの運行経路において，右と左の意義，下行路と上行路の意義について説明しなさい．　→ 3-C-2
- □ 気の運行について，身体内外の位置づけから4つの動きを挙げると何か？　また，それぞれに関係する臓腑の作用は何か？　→ 3-C-3
- □ 血の運行の特徴を2つ挙げると何か？　また，それぞれに特徴について説明しなさい．　→ 3-C-5-1
- □ 血の運行にかかわる臓腑は何か？　また，それぞれの作用の詳細について説明しなさい．　→ 3-C-5-2

第4章　気・血・津液の生理機能

はじめに

「生体内を巡るもの」である気津液血が，生体内でどのような働きをしているかを学ぶことが本章のテーマです．それぞれがどのような機能をもっているかという視点で覚えようとするよりも，気や津や液や血がどのような役割をしながら「巡るもの」の機能を支えているかという視点で考えてみたほうがその本質をよく理解できるのではないかと思います．

各機能の乱れの結果，病態が生じます．病態の正しい理解には，生理機能を支える「機序」としての臓腑の概念が必要で，それを抜きに気津液血の病態を述べることは，症状を鵜呑みに覚えることを意味します．そのことが，疲れやすい⇔気虚（気の不足した状態），皮膚がかさつく⇔血虚（血の不足した状態）と短絡的に考える大きな誤解の基礎を形成することにつながります．病態の把握をするうえでも，生理的な状態がどのようなしくみで行われているのかを深く理解し，その中での気津液血の役割を考えることが大切だと考えています．生理機能を理解すれば，その変調としての種々の状態は自ずと理解できる面も多いと思います．

A　「巡るもの」の生体における機能的意義

「巡るもの」として，気・血・津液が共通してあるいは協同でもつ機能的意義は，「個々の細胞がそれぞれの機能を果たすために必要な環境を整えることにある」と要約することができます．

まず生体全体の個体レベルで考えれば，生命活動を維持するためには，外的要因として地の気と天空の気の供給が不可欠です．整体観からいえば，その条件は，実際には外的環境から遠く隔てられて存在する生体内の個々の細胞においても，原則的には同じはずです．したがって，生体随所の細胞という小宇宙が，地の気や天空の気とつながっているためには，「巡るもの」が外的要因をその場に供給することが必要です．「巡るもの」が随所に巡ることで，個々の細胞があたかも単体で天地に直接触れているかのように機能することができるのです（図4-1）．そのことで，小宇宙の有機的結合体である生命体の存在が維持されているのです．

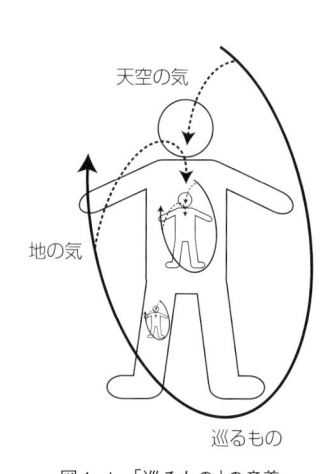

図4-1　「巡るもの」の意義
「巡るもの」の存在で個々の細胞が天地に直接触れている

「巡るもの」に含まれる地の気は主に構造物を形成する原料として利用され，天空の気は主に活動力を提供します．地の気はまたその活動力の燃料にもなり，活動の鎮静力にもなります．天空の気は構造物を作り出す機能を供給し，燃料を利用する力でもあります（図4-2）．

東洋医学理論では，血を燃料や材料として体を養営滋潤するものと位置づけ，気は燃料や材料から生じる現象や機能として位置づけて解釈しています．「巡るもの」の機能と関連させれば，血は主に地の気を，気は主に天空の気を供給することになります．そして津液はその両者間を往き来し，津は主に気の機能を，液は主に血の機能を，それぞれの媒体として支援すると解釈することができます（図4-3）．

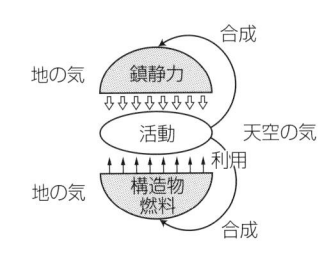

図4-2 「巡るもの」の気血の役割意義

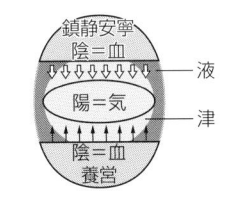

図4-3 「巡るもの」と気血津液

このように考えると，気・血・津液の中で生体機能を支えるために**機能的に重要なのは気と血であり，津液はその両者を補充するもの**という位置づけになります．血は，血そのもので機能するものではなく，生体内においては，血による燃料の供給を通して気を供給する，「気の担体」と考えることもできます．一方，津液は，津や液としての存在そのものが潤滑や形体を形成し，循環して気を供給する血とは，機能的にみて明らかに一線を画す性質をもっています．種々の特性から，一般的な意味での陰の特性は，血において最も顕著であり，気・津・液・血の順序に誤りはなく，いわば，陽中の陽が気であり，陰中の陰が血に相当します．しかし，血の機能的な特性を考えれば，生体内の役割においては，津液とは違った意味で気に最も近い存在であることを意味し，陰の極みにある血が陽の機能に近づく，陰陽転化の一例を示しているととらえることができます．言い換えれば，下記左のように気・津・液・血と横並びに並べてとらえると陽と陰の対極にある気と血ですが，

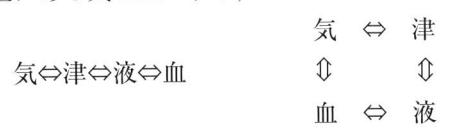

```
                      気 ⇔ 津
  気⇔津⇔液⇔血        ⇕    ⇕
                      血 ⇔ 液
```

上記右のように循環系として配置すると，機能的に気と津で関連する上半分と，血と液で関連する下半分との組み分けが可能であると同時に，実質的な機能を担う気と血の関連と，それらを媒介する津と液の関連との左右の組み分けも可能であることが容易に理解できます．この構図の中では，気と血によって生体機能の全体を網羅することができ，「気血」という表現において意味するものが，単に津液を除いた気と血を意味するのではなく，気と血の2極を入り口にしながら，その背景にある津や液も含めてとらえた機能的側面を重視した表現であることがわかります．また「気陰」という表現もありますが，これは「巡るもの」を気と気以外のものとに分けた認識を意味しますから，巡るものの機能に加え，構造や物体を意識した時の表現として使い分けることができるように思います．

種々の生体機能は「巡るもの」の巡りを受けて正常に作動します．具体的な生理機能と気・血・津液それぞれのかかわりについてはさらに詳細に分析

する必要がありますが，諸機能の乱れを「巡るもの」の視点から分析して病態を把握しようとするのが，気津液血のあり様を診断にむすびつける方法としての**気血弁証**の考え方です．

B 気・血・津液の生理機能

B-1 気の生理機能

B-1-1 気の作用

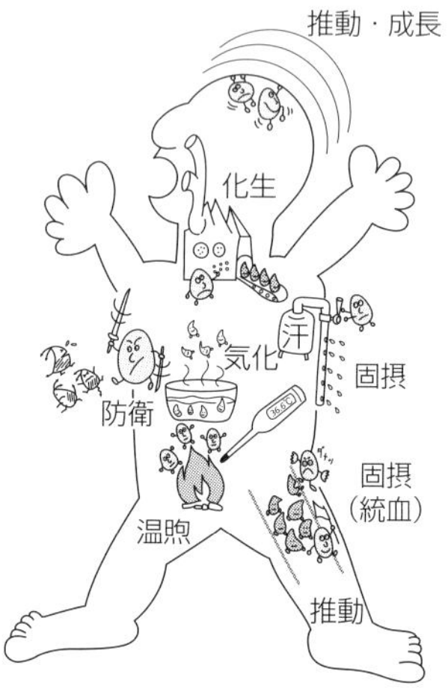

教科書的には気の作用を以下のように説明することが一般的です（図4-4）．

元気（真気）
- 推　動：成長・発育，生理機能・代謝の推進，津液・血の運行の原動力，気の運行
- 温煦・気化：体温調節，体温維持，気津液血の運行の基礎
- 化　生：物質転化（消化吸収，ガス交換，気・津液・血を生成）
- 防　衛：病邪の排除，包囲吸収（免疫機能）
- 固摂・統血：漏出・排泄過多の防止，排泄・分泌の統制（発汗調節，止血，排尿調節）

図4-4　気の作用

●**推動作用**：気の働きによって体は成長し，すべての生理機能は順調に行われます．血や津液を全身にあまねく巡らせているのも，気自体の運行も気の働きによるものです．こうした作用を気の推動作用といいます．

経時的に見ると成長や発育はマクロの推動，日々の生理機能の推進はミクロの推動といえます．成長，発育や日々の代謝の促進などは生体全体のマクロの推動といえますが，それに対して津液や血を巡らせる推動はミクロの推動といえます．このように，少々違った概念を同じ推動という言葉で表現していることがわかります．

●**温煦・気化作用**：気は体全体を温める（温煦）と同時に，冷たく重いものを温めて軽くし（気化），体の上のほうに運べるようにしています．気化作用によって軽くすることは，津液血の運行の第一歩となります．また温煦は，単に温めるという熱の供給を意味するだけでなく，それによって生体機能全体が維持され，推動作用の基礎にもなっていて，体全体の陽気の基礎ともいえます．

●**化生作用**：血や津液といった体を養う成分も，また，気そのものも，気によって作り出されます．化生作用とは，「巡るもの」の生成の機能や，貯蔵物を利用可能なものにする物質転化などを意味します．消化吸収や合成，呼吸によるガス交換などの機能を意味しています．生成機能にかかわるので，体全体の陰の基礎ともいえます．

●防衛作用：気は，表層において外邪の侵入を防ぎ，侵入したものを攻撃し，排除します．また，内部深くに侵入した外邪や内部で発生した内邪は，包囲吸収して消滅もしくは固定させてしまい，その悪影響を阻止します．

●固摂・統血作用：汗腺の調節や，タンパクや糖など体に必要なものが出ていかないようにする働きを，固摂作用といいます．尿や大便などの排泄も，気によって調節されています．固摂作用では漏出を防ぐ作用が強調されがちですが，機能的には発汗や分泌など，必要に応じて外に放出したり，適度に外泄したりする機能の一部であり，必要以上に漏れないようにすることを意味しています．したがって，排泄や分泌の調節をする気の機能の一部として理解したほうがよろしいと思います．固摂は，主に生体内外の漏出について用いられる用語で，生体内において，血管外に「血」を漏出させないようにする働きは，別に統血作用といいます．

B-1-2 気の作用と層構造

以上の気の生理機能は，生体の層構造に照らし合わせて把握することができます．

温煦，気化，化生，腎とかかわる固摂は主に裏層の機能，防衛，固摂は主に表層の機能です．統血は表裏にまたがります．それらの統合として推動成長があるとおおまかに位置づけることができます（図4-5）．それぞれの機能がどの臓器と関連するか具体的に記述します．

●推動─成長：腎（脾・肝・肺）

推動の成長や発育に関する機能は，主に腎によって統括されています．したがって，発育や老化の基線状態や生殖機能発現などの性徴の制御などは腎の機能を反映すると解釈されます．腎の統括による成長発育を具体化するためには，先天の精を脾によって膨らませ，肝によって開放し，肺によって制御するという，層構造の機能概念全体が関与しています（図4-6）．こうした成長にかかわる推動の機能構造は，体全体のマクロな視点だけでなく，皮膚，毛髪，骨，血球等，組織や細胞の形成，増殖等生体のミクロな構造体や機能にも同様に当てはまります．こうした実働機能を心が統率司令しています．

●推動─代謝の推進：心・肝（腎）

日常的な生命活動にかかわる代謝の推進は，心陽を基礎に心の指令を受けて肝の調節によって行われます（図4-7）．心陽は腎に受け渡され，腎陽として代謝推進の原動力としてかかわりますが，これは温煦作用として別に扱われます．

●推動─気，血，津液の運行：心・肝（疏泄条達），脾（昇清）

血や津液あるいは気自体の運行も，気が調節します．「3-C-1『巡るもの』の運行」で述べたように，原動力としての心，調節力としての肝の疏泄条達機能がかかわります．気の運行にはさらに昇清機

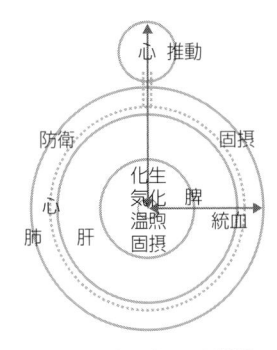

図4-5 気の作用と層構造

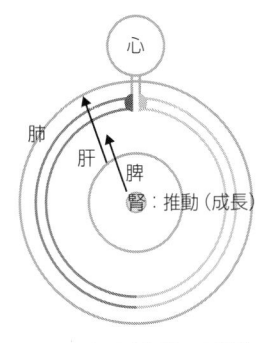

図4-6 推動（成長）と層構造

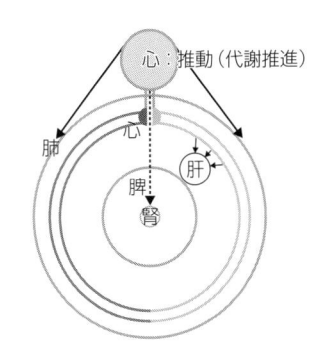

図4-7 推動（代謝の推進）と層構造

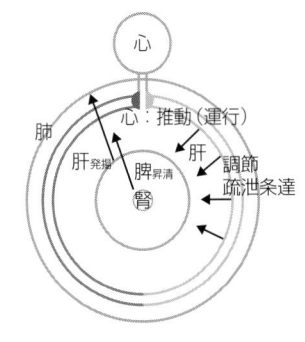

図4-8 推動（運行）と層構造

能として脾がかかわります（図4-8）．

●温煦・気化：腎（心・脾）

温煦や気化は体の裏層で行われる作用で，腎陽が主体となります．温煦や気化のための腎陽は，心陽から供給され，腎に蓄えられます．脾が腎の作用を増幅し，気化したものに上昇の弾みをつけます（図4-9）．

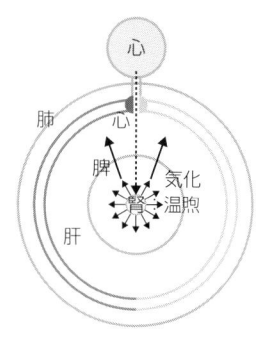

図4-9　温煦・気化と層構造

●化生：脾（腎・肺）

「3-B 気津液血の生成」で記述したように，先天の素材として腎，後天の素材として地の気を取り込む脾，天空の気を取り込む肺が関与しますが，化生作用の中心的存在は脾にあり，「後天の本」と呼ばれます（図4-10）．

●防衛：肺（腎）

外界とのかかわりで防衛機能が必要となるので，気の防衛機能は臓器でいえば主に表層の肺の機能が担うことになります（図4-11）．肺の防衛の様式は追い返して排除することで，咳，くしゃみといった気だけによる手段と，涙，鼻汁，痰，発汗，分泌物といった津液とともに発散する手段とがあります．そのための津液分泌や表層への正気の誘導には肝が関与しています．

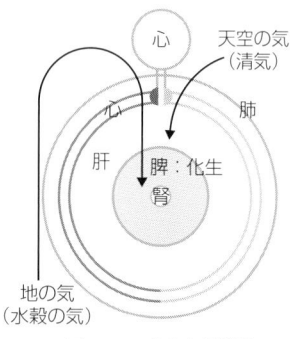

図4-10　化生と層構造

追い返すことでは排除できない紫外線などの特殊な外邪や体内に存在する邪に対する防衛は，より生命の根幹にかかわる問題に関与する際に発動される腎の防衛機能で対処します．腎の特性から，その防衛様式は，邪を包囲し封じ込めて，吸収してしまう，細胞免疫や瘢痕(はんこん)化，繊維化といった防衛法になります．こうした腎の防衛は，外邪の攻撃と同時に生体機能や構造物の一部に犠牲や代償を求めることにもなり，内部に侵入された場合の非常手段と考えることができます．通常の防衛機能は，肺の機能によって，表層で邪を捕らえ，内部に影響しないように体外に排除する方法を理想としていることがわかります．

●固摂—表位：肺

皮膚や気道粘膜，眼球，結膜などの体表における津液の過剰漏出を制御するのは肺の機能です（図4-12）．大腸粘膜など，排泄を主な機能とする部位での固摂も肺が担うと考えてよいでしょう．表層の固摂は，防衛作用と関連して，必要なときには放出する機能の一部として備わっていると考えるべきです．放出の際には肝がかかわりますから，固摂の異常を扱う際には，肺と肝の両面から病態を分析することが必要です．

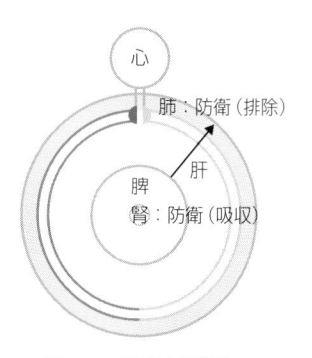

図4-11　防衛と層構造

●固摂—裏（排泄）：腎

同じ固摂でも，裏の固摂は腎が担います（図4-12）．大小便の2便の排泄，精液や陰部の分泌に関する調節を行います．これらは通常は放出しないようにとどめておき，必要に応じて短期間集中的に放出させます．とどめている間は腎の門戸（括約筋）の収縮によって閉鎖を

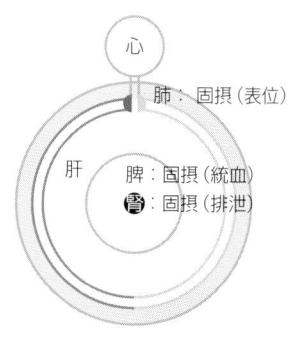

図4-12　固摂と層構造

維持し，放出時には腎は収縮をゆるめ，肝の外向きの力で排泄します．

●固摂─血（統血）：脾

血に関する固摂である統血は脾の役割です．血管の内外の問題ですから，個体とそれを取り巻く環境の問題ではなく明らかに裏の位置づけです（図4-12）．同じ裏の固摂でも腎の役割と違うのは，腎は排泄にかかわり，放出するべき時には放出するものを時期が来るまでとどめているのですが，脾に関しては，放出する役目をもちません．本来とどめておくべきものをしっかりととどめておくのが役割なのです．

したがって，固摂についての役割分担としては，肺や腎は，本来放出すべきものを調節する機能の中で，肝の放散とペアを組んで固摂する機能，脾はあらゆる状況において漏出させずにとどめておくべきものを固摂する機能と位置づけられます．肺と腎の位置づけは肺は表層，腎は深層を担うという違いがあります．

このように考えると，タンパク尿や腎性尿糖（糖尿病はこれとは病態が違います）などの疾患は，腎臓を舞台としていても，漏出させずにとどめるべき機能の異常ですから，腎の固摂の問題ではなく脾の固摂として扱うべきかもしれません．また，月経過多についても，月経自体は本来放出すべき血液ですから，この調節がうまくいかないのは，出血だから脾の統血に問題がある，とするのではなく，深層から排泄すべきものの過剰ですから，腎の固摂の失調として扱うべきだという考えが浮かびます．月経の後期になって，いつまでもだらだらと出血する遷延性の月経過多は，とどめておくべき血を漏らしてしまうのですから，この段階では脾に病因を求めるべきだと考えることができます．

Q&A

Q：生薬でいうと附子は補陽薬（陽気や熱を補う作用を持つ薬），人参，黄耆，白朮などが補気薬（気を補う作用をもつ薬）とされているので，（全く違う生薬なので）気の働きに温煦を含めるのは適切でないと言う人もいるが，温煦は気ではなく陽の働きか．

A：気と陽を同列において使い分けること自体に疑問を感じます．気は気津液血の概念の中の一要素，陽とは「熱」を意味する概念ではなく，陰陽の概念の中の一要素であり，気と陽を同じ概念の所から引用したかのように扱うので問題が生じるのだと思います．上述の生薬の使い分けをいうなら，附子は腎に作用し，人参，黄耆，白朮は脾に作用するという点で大きな違いは見出すことができます．

気虚は体が冷えますし，燃料を補充しても気が不足していると体に熱を発生することができませんので，気に温煦作用を含めることには全く疑問を感じません．気の作用と温煦を別概念にする主張があれば，説の前提や根拠，そしてその説が当てはまる事実や現象の検証を通してその妥当性を確かめてください．

B-1-3 気の分類

$$
\text{元気(真気)}\begin{cases}
\begin{cases}
\text{宗　気}：\text{胸中の気．心，肺と関連．}\\
\qquad\quad（\text{肺機能，心駆血機能}）\\
\text{営　気}：\text{脈中の気．脈管内を流れる．特に脾，肝，心と関連．腎陰もかかわる．}\\
\qquad\quad（\text{血を生成，全身を濡養}）\\
\text{衛　気}：\text{脈外の気．血管外にくまなく流れる．主に肺と肝に関連．腎陽もかかわる．}\\
\qquad\quad（\text{免疫能，汗腺調節，臓腑を温め，皮膚を潤滑に保つ}）
\end{cases}\\
\text{臓腑の気：腎・脾・肝・心・肺おのおのに属する気．}\\
\text{経絡の気：各経絡に属する気}
\end{cases}
$$

気を上記のように分類する考え方がありますので紹介します．教科書によっては，元気，宗気，営気，衛気の4つに分類したかのように配列しているものもありますが，これは誤解を招く表記で，これだけの異なる種類の気があると考えるのではなく，気のもつ作用や機能を，こうした観点から分類した結果と考えるほうがよいでしょう．**これらはすべて元気であり，単一のもので，存在部位や役割の違いとして区別したもの**と考えるほうが理解しやすいと思います．

分類としては，まず，宗気・衛気・営気の一群の概念と，臓腑経絡の気の概念とに大別できます．

さらに前者は，宗気と営気・衛気とで分けることができます．「**3-C-2『巡るもの』の運行経路**」で示した図3-23, 24, 25で，心を境に逆転した部分が宗気に当たり，心以下の躯体の部分に，営気と衛気が機能しています（図4-13）．

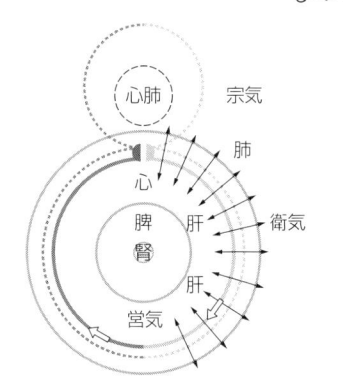

図4-13 気の分類と層構造

気の機能を支える機序としての各臓腑や経絡の機能に着目したものが，各臓腑，経絡の気です．

●宗気：先天の気と水穀の気を含む中間産物が清気と結合する場所で，呼吸や心拍動など，動きをもつものをつかさどる気で，「巡るもの」すべての**運行の原動力を提供する気**であると考えてよいでしょう．上昇路と下降路の意味合いが躯体と逆転している場所をつかさどる気であるともいえます．気の作用の中では，主に「**推動**」に該当する機能を担います．

●営気：脈管を流れる気で，気津液血を**脈管に沿って誘導する力**となり，躯体における「巡るもの」の流れの根幹をなします．機能的には**生体に必要なものの供給をつかさどる陰の機能**を担います．営気は血の生成にかかわり全身を滋養すると表現されますが，血だけでなく「巡るもの」すべての生成にかかわり，完成した「巡るもの」を運搬する機能と解釈すればよいでしょう．下降路では「**3-C-4津液の運行輸布**」で述べた粛降と関連します．温煦や化生など気の作用の中で裏の機能を主に担います．生成の意味合いで脾や腎

陰と，脈管内の運行という意味合いで肝と関連の深い機能です．
●衛気：脈管内を営気に誘導された気や津液は，目的地において，随時脈管外に放散し，全身に外的環境を提供します．この際，**脈管外に「巡るもの」を誘導するのが衛気で，機能的に陽の機能を担います**．表層においては宣散を担い，防衛や固摂と関連し，皮毛を潤し，肺の機能とかかわります．深層における脈管躯幹からの放散は，肝の疏泄条達と関連して臓腑を温め，肝と肺の協調によって排泄や分泌を調節する機能を担います．防衛や固摂など，気の作用の中で，表の機能を担い，腎陽による気化作用や温煦作用によってその機能が支えられています．

●臓腑経絡の気：臓腑経絡の気は，宗気や営気といった気全体としての機能の分担とは違った視点からの分類です．営衛の機能を，さらに詳細に役割分担した機能としてとらえられます．詳細は臓腑の概念として記述します．

Q&A

Q：外気功や内気功といわれるような気の概念と，ここで述べられている気の概念とは同じものか？

A：同じといえば同じ，違うといえば違います．ここでは，生体内で機能している気の話が中心です．第3章までに登場した気を創り出す話では，外部から持ち込まれる地の気や天の気がかかわって生体内の気になることをお話ししました．外から持ちこまれる気は，生体と結びついている必要はないので，気単独で存在できます．生体内では気体，固体，液体が結びついて一体になる必要がありますが，気体だけを取り出すことはもちろんできます．こうして取り出した気が，外気功で受け渡すことのできる気です．ですが，気だけでは生命体にはなりません．気が生命体になるには，気を受け容れる肉体である固体と，それをつなぐ液体との3者があり，しかもそれらが一体であることが必要です．例えば，生体内で機能している心臓でも，取り出してしまえばただの物体ですが，ほかに移植して，生命体とつながれば機能し始めます．同様に，外気功で受け渡しできる気は，取り出してしまうと生命体ではないのですが，また生体内に組み込まれることで，生命体として機能し始めます．輸血で見るように血液も同じです．これらの気を，物体としてみた場合は単一のものかもしれませんが，どのような機能をしているかでそれぞれ意味が違ってくるわけで，生体内においても，その役割によっていろいろな気の分類があるわけです．同じものかもしれませんが，機能的に違うものとして認識するのが東洋医学で，ですから，内気功や外気功，生理的な気が単一のものかどうかは，どういう視点で見るかによって意味合いも変わってくると思います．

　天空の気と地の気が同じかどうかという疑問に対しても，ある意味同じ気ですが，その位置する場所や性質が違うので，明らかに違ったものとして位置づけることも可能です．さらに，生体内で機能している元気や真気も，これらの気を含んでできあがっているので，これらが異質といえば異質，同じといえば同じ．さらに言うと，一個の生体にも，物質として往き来する気，生体内で機能をしている気と，体の中で機能している気，生きているという

こと自体の気，の3種があります．生きているということを意味する気は「気」，気配の気であり，様子や雰囲気を意味します．雰囲気は血を動かしたり温めたりするわけではないです．物体には気配はありませんが，物体に何かが宿ると気配が生じる．こうした存在感も気であると思います．

例えば，電子は目に見えませんが，明らかに存在していて物体間を往き来し，電子の概念によって多くのものが説明されているように，気も同様の存在かもしれません．気も見える人には視覚的に見えるらしいですし，電気のような存在に近いものかもしれません．

B-2 血の生理機能

血の機能は，体の機能を物質面から支え，諸臓器に栄養を与える「養営」にあります．この「養営」を，現代医学的な，栄養物を提供するという概念だけでとらえてしまうことは，正しくないと考えます．血が諸臓器を養営するとは，諸臓器の営みを養うのですから，血の存在によって諸臓器が「正常に機能する」ことを意味し，「巡るもの」によって外的環境が提供されることと同意義の機能です．

養営は，物質の供給という意味からいえば，地の気を供給することを意味しますが，「3-B-4 血の生成」で述べたように，地の気を含むのは液であり，もし材料の供給だけを意味するのであれば，津液の機能として位置づけてもよいはずです．しかし，諸臓器は，地の気だけでなく，天空の気も取り入れて正常に機能するのですから，**血の養営という機能は，天空の気と地の気の提供によって成り立っている**はずです．

血が赤くなるしくみを考えれば，天空の気は赤血球に内封され，地の気は液に存在しています．液は血の一部ですから，血には天空の気も地の気も存在しており，血液はすべての気を運んでいると考えることができます．言い換えれば，**血の機能は，営気の機能と同一である**ともいえます（図4-14）．

血の供給によって，気が提供され諸臓器が機能すると考えられるので，これを「血は気の母」と表現しますが，母子の関係というよりも，両者一体としてとらえることができます．気と血の関係では，気は血を生成し（気能生血），血を誘導し（気能行血），血を固摂する（気能摂血）とされ，「気は血の帥」と表現することもあります．同じ気でも，それぞれ気の化生，推動，統血の作用を指していることがわかります．

このように，血は，物質的側面から体の機能を支え，燃料や材料としての陰的要素をもちますが，陽の供給源として活動を維持するように機能しています．行動を支える筋肉の動きや原動力としての位置づけのほか，知覚，視覚などの感覚器の正常な機能も，血によってまかなわれます．

一方で，血は心のかかわる精神的な活動と関係が深く，興奮を静めたり，冷静な判断をしたり，機能面ではゆったりとした状態を提供します．

構造物として特に血とのかかわりが深いと考えられているのは，髪，

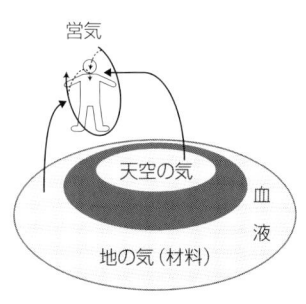

図4-14 血の概念図
実際に消費されるのは内封した天空の気と液に存在する地の気

爪，筋肉，皮膚であり，機能では，視力や大脳機能，月経とのかかわりが特に取りあげられます．

Q&A

Q：白い血といわれている乳汁と血との関係は？
A：古典的な記述の中に乳汁は心を介さないので赤くならない血であるというような表現があるわけですが，乳汁を血の1型とするのであれば「血は脈管内にとどまり赤いものである」という定義を変えなければなりません．しかし，血はあくまで赤いものですから，乳汁を血というのは乱暴で，言うならば，乳汁はその機能的な意味から見ても「液」に相当するものであるというのが妥当だと思います．ならば，乳汁は赤くなくてよいし，血のなかに液を含める概念として考えれば，乳汁が赤くない血（の一部のもの）という表現も妥当なものとして受け入れることができます．

B-2-1 血の陽的機能

一般の器官に対しては，血は機能の根源であり，血の供給によって諸器官は活性化されます．『素問』の「五蔵生成篇」に「肝は血を受けてよく視，足は血を受けてよく歩き，掌は血を受けてよく握り，指は血を受けてよく摂す」と表現されているように，血を根源として動を生んでいます．このように，**最終的に気に転換される血の役割は，陽を生み活動を維持するための材料としての意義をもち，血の機能の陽的要素を示しています．**

血を全身に配分する機能は肝の「蔵血」と関連します．一方，肝は疏泄機能によって気を全身に配分します．肝によって全身に届けられた血は，そこで気を放出して対象を養営するので，肝の蔵血と疏泄は機能的にほぼ同じことを意味していることがわかります．このように，燃料として陽を生み出す血の機能は，五臓では肝の機能と関係が深く，肝に属する血ですから，肝血に相当すると考えることができます．

B-2-2 血の陰的機能

一方，大脳機能に相当する心においては，血は鎮静や安寧にかかわります．心は君主の官であり，生体のすべての臓腑は心の統括のもとに機能します．したがって，心自体は，活動することを主とするように設定されていて，心における血の役割は，活動を支えるための養分としての機能よりも，陽の盛んな状態を鎮静する作用が機能の主体を成すと考えることができます．心はその高い活動性を維持するために，睡眠という形で活動を低下させ機能の回復を図ります．この際に，心の活動の実体を意味する「神」は「心血」に納まるとされています（8-A-1-2参照）．したがって，睡眠，記憶，意識などの心の機能は心血が十分満たされることではじめて安寧に機能し，心血が不足する心血虚の病態では，過亢進や不寧（穏やかでない不安定な状態）などの動的な病症が生じます．

こうした，**鎮静を主とする血の機能は，血の機能の陰的要素を示しているといえます．**

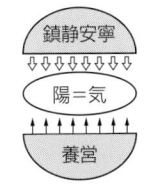

図4-15 血の機能の陰陽的意義

鎮静安寧　心血：陰的機能
陽＝気
養営　肝血：陽的機能

このように，血の機能は，主に肝血は陽的要素として気の供給に，心血は陰的要素として気の鎮静にかかわり，両者が合わさって最終的に気の状態を調整することになります（図4-15）．

B-2-3 気や熱の担体としての血

気の機能的本質は，各生理機能の推進にあり，熱ともいえます．しかし，実際に気自体に熱があるのではなく，**生体活動によって熱が生じている**のであり，その熱は主に化学反応によって生じた代謝熱です．生体内では筋収縮による熱と，食事によって生じる肝臓での代謝熱が主なものと考えられます．筋収縮による熱は，運動時には骨格筋でも生じますが，安静時には心筋の収縮が主な熱源となります．局所で生じた代謝熱は，熱伝導で体内を伝わるのではなく，血を介して全身に配られます．

また，血による滋養作用は，アミノ酸などの必要な成分を供給していることを指すのではなく（これは液の役割とするべきでしょう），それらの材料を末端部において再合成することを支えるものを指しているはずです．それに必要なものは結局は酸素であり，生体は，一部の機能を除き，酸素を供給されることで機能を維持しているのですから，酸素を気と置き換えてもいいほど酸素の役割は重要です．

生体において酸素は，ヘモグロビンと結合して赤血球によって体内を運ばれ，末端において放出消費されて肺胞内でまた補充されるのですから，まさに清気といってもよいのではないでしょうか．一番短時間で死に至るのは餓死ではなく窒息死ですから，後天の本と呼ばれる脾が取り入れる水穀の気よりも，生体にとっては清気のほうが重要ではないかと考えられることは，3-B-1-4で述べたとおりです．したがって，清気の存在によって完成され生体内で機能する気とは，すなわち赤血球に蔵されたものであって，その運行を考えるときには，気の動きは血の動きと同じことを意味します．つまり，**血の機能的役割は，気を全身に損失なく運搬することにあり，血は気の担体である**ということができます．

熱は生体内では赤を呈します．気の勢いは熱に反映され，熱のレベルは赤味の強弱で判断します．生体における赤はすなわち赤血球であり，組織における赤味の強弱は，赤血球の単位時間あたりの流量によって定まりますから，このことからも血は気や熱の担体と考えることができます．したがって気自体は充実していても，物理的に血の量が不足する血虚が存在すれば，気虚の症候を呈します（図4-16）．

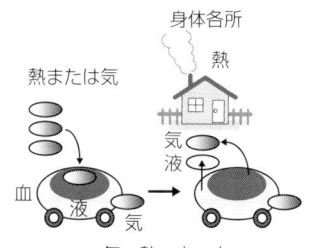

図4-16 気や熱の担体としての血
材料や燃料の供給とともに気や熱を効率よく運搬・供給する
それらを受けて局所の生命活動が熱を生じる

気＝熱＝赤＝血

Q&A

Q：「血虚が存在すれば，気虚の症候を呈します」について，気は充実しているにもかかわらず，気虚というのは，気を運搬してくれる血が不足しているので，巡りの悪さで気虚が起こっているという解釈でよいのか？「気自体は充実しているのに気虚の症候を呈する」ということは，同一の体で起こり得るのか？ 部分的に充実，気虚ということか？

Ⓐ：血の巡りの悪さのために部位に気虚の症候を招くということもありますが，ここでの論旨は，巡りの悪さというよりも，巡りを維持するための器の少なさで気の供給量が低下する（器に載せるべきものが少ないのではなく）ことを強調しています．

急性の出血性の貧血，そしてそれが輸血によって急速に回復する状態を考えてもらえば理解できるのではないでしょうか．出血とともに気も失われるといった解釈ではなく，気は充実していてもそれを運ぶ器がない状態を想定してください．再生不良性貧血など，骨髄系の機能障害のために赤血球の生成ができない病態では，出血ではないので気も一緒に失われるということはないはずですが，気虚になります．CO中毒の例でも挙げているように，血が気を運搬できない状態は，著しい気虚を意味する「死」を瞬時に招きます（気の量が不足したのではないです）．したがって気の量ではなく，血の量が不足することで全体として有効に利用される気は低下し「気虚の症候」を呈します．

Ⓠ：図4-3，図4-16について．「天空の気が血に内封されている」ということは，図4-3では中央の「陽＝気」が上下から「血」によってはさまれていることで表現されている，と考えてよいのか．図4-16（あるいは4-14）によると，天空の気は血にあり，地の気は液にある（血と一体としても），が，図4-3では，天空の気が血と離れて存在するようなイメージをもってしまう．同様に地の気は，「血に重なった液の部分にある」と考えてよいのか．

Ⓐ：図4-2, 3と図4-14, 16とは，表現している概念が少し異なっています．図4-2は気と血の機能的相互関係の概念を図によって表現しているものであり，血が気の燃料となり，また鎮静役にもなるということを示していて，血の間に気が存在するという物理的な位置関係を意味する図ではありません．図4-3の津液の存在も，物理的な位置関係よりも，気や血との機能的なかかわりを示しています．

天空の気が血に内封されている概念は，血が天空の気を目的地まで消費せずに効率よく運搬していることを示していて，こちらはある程度物理的な関係も表現した図になっています．

Ⓠ：図4-16で，車の先頭についている「気」は，「営気」を表しているのか．

Ⓐ：車の先頭にある気は血を誘導する気の存在を示しています．営気とは脈中にあり諸臓器を濡養する気ですから，図4-16でいえばむしろ血に内蔵されている気に相当するでしょうか．血を誘導する気は，気の推動作用（運行）にかかわるものですから，宗気に属するもので，宗気に源を発し脈中，血を誘導して走る気とでも表現すべき存在です．営気の広い見方をすれば，図4-16のなかにある車のようなもの全体が，先頭にある気を含み，営気と表現することもできるでしょう．

B-3 津液の生理機能

津液の生理的な意義は，気血の機能を支えるための存在にあるといっても過言ではありません．津液の機能は滋潤，濡養にあると表現されますが，滋

潤の作用は津が気とともに行動して実現し，濡養の作用は液が血の機能の一部として担うものと考えることができます．つまり，**津液とは，気や血の機能の媒介として，その形体的基礎を提供するものであり**，その機能はおおむね気や血の機能として理解することができます．

津液の機能として一般に記述される機能のうち，「滑利関節（かつりかんせつ）」という関節の動きを滑らかに保つ機能は，気にも血にも相当しない，津液に特有の機能といえますが，それは主に液によって成り立つ機能です．

何度か既述したように，陽的要素をもつものを津，陰的要素をもつものを液と総括することができます（表4-1）．

津は，体内においては，気と行動を共にして機能するものと定義づけることができます．液体としての形状は持っていても，生体内で機能する機能体としては，水蒸気のような状態で，その分布範囲には制限がなく動きも自在で，無形に近い存在です．

液は，液体としての形体以上に，それぞれの部位での機能特有のはっきりとした形体をもち，深部や限局する部分にとどまって機能するもので，何らかの形で栄養物質の供給に関与するものと定義づけすることができます．

表4-1 津液の特性と分類

	津	液
性質	清薄（漿液）	粘濃（粘液）
可動性	大	小
分布	広範　皮膚体表　粘膜　間質液　呼気　不感蒸泄	限局　内裏深部　組織体　骨髄　脳脊髄液　関節
機能	滋潤 「血」の組成（生理食塩水）	濡養　潤滑 「血」の組成（血漿）

汗や呼気など衛気と共に体外に放散するものは津で，液は生理的状態では体外には出ません．真皮内のムコ多糖類やコンドロイチンなどは液であり，皮膚の形状を形づくる構造的役割を担います．表皮に存在するものは津と位置づけることができます．

関節包内にあってはじめて機能的意義をもつ滑液は液に相当します．液は軟骨の細胞間を埋める基質などにも相当し，真皮などと同様，固形物に近い形体をもち，組織の構造体として機能します．血液の存在しない関節包内では，滑膜から分泌される栄養物質を滑液が関節内の骨や軟骨に供給します．

津液は血の組成に含まれます．津液のうち，脈管内にとどまって機能するものを液，外にも出て機能するものを津と定義づければ，血漿や血清に含まれる血漿蛋白は血管壁を透過できないので，血漿は液に，生理食塩水の成分は津に相当することになります．血は血管内にとどまって機能すると定義されます．血液を血管外に出すと血液を固めてしまう凝固成分は血漿中に含まれています．血管外に持ち出すと機能させなくする成分が液に含まれるので，血管内に存在して機能する「血」とは，液を含む概念であることがわかります．血液という名称が，単なる血の液体という意味以上の，血（けつ）と液を合わせ

た深い用語の意味をもつことが，陰陽の特性からだけでなく（**2-B-2**参照），ここでも確かめられたことになります．

以上のように津と液はかなり明確な境界線を引くことができる存在ですが，物質として明確に二分できるものではなく，互いにつながりをもち，機能的にも連携しています．液の中には津を含むと理解してよいでしょう．

液は血と行動を共にすると同時に血管内だけでなく他の部位にも存在しますが，その存在範囲は限られます．津の行動はほとんど気と同一で，気と津液の要素は生体内の気津液血すべてに存在します．これらの相関は以下の表4-2のようにまとめることができます（図4-17）．

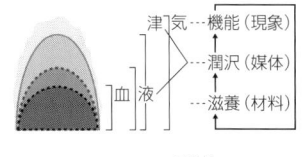

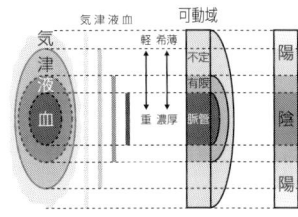

図4-17 津液の機能と気・津・液・血の関係

表4-2 気・津・液・血の相関

体内＼組成要素	気	津	液	血
気	○	○		
津	○	○		
液	○	○	○	
血	○	○	○	○

Q&A

Q：津液・液・水の言葉の表現の意味合いの違いがわからない．気・血の存在や役割は表現しやすいが，津液の表現方法が貧しく，役割や存在を説明する際に悩む．

A：東洋医学理論において生理的な状態で「水」という用語を用いるときは，主に五行説での木火土金水の概念として用いられていて，気血と対比させるような生体機能の用語としては「水」という表現はあまり用いません．東洋医学理論では，生体に役立つ水は「津液」，生体の邪魔をするようになった邪の水は「湿」と表現することが多いです．日本漢方では，生理的なものも，病理的なものも，水と表現する傾向があり，病的な意味を明確にするときには「水毒（すいどく）」などと表現し，毒＝邪というような意味合いで用いられています．現代中医学では，「毒」と表現するときは，病邪の意味が重大であるときに限定されています．

津液と液の違いは，第2章から繰り返し随所に出てきていますので，復習してみてください．津液は気血の媒体として機能しているので生理的には目立たないことが多いのでしょう．病的な状態ではいろいろと目立ちますが，用語としては湿，濁，痰，飲といった病邪の表現になりますから，津液としての言葉には馴染みが少ないのかもしれません．

患者さんに説明するときには「体の役に立つ水」とか「体の中を巡っているもの」といった表現をとることが多いです．

Q：唾液は津液に相当するのか？　また唾液と層構造の関係は？

A：唾液は脾の機能に属する脾陰であり，水穀を分解する入り口となる，化生機能の一部に属します．口腔粘膜をただ潤すだけのものは，鼻の粘膜などと同

様，外部からの侵入を防ぎ追い払うものであり，肺の機能に属する衛気とかかわる津液と考えてよいと思います．唾液の分解にかかわる機能は明らかに脾に属します．消化液なども物理的な状態を考えれば津液に属するものというべきですが，津液の機能として飲食物の分解にかかわるものは通常登場しません．今後位置づけをはっきりさせていかなければならない課題の1つだと思います．

『素問』の「宣明五気篇」では，唾は腎の液とされていて口腔内を潤している津液を指しているようで，腎の気化作用と関連づけて，歯の根本から唾が出ると考えたようです．脾の液は涎とされていて，こちらの方がいわゆる唾液に近いと思います．

層構造との関係では，唾液は外部から胃に入る入り口の一番表層にありますから，物理的な位置は外界につながる位置にありますが，機能的には陰の臓とかかわりの深いものになります．

C 気・血・津・液の相互作用とその制御

気は「生命の根源」と称されます．確かに生命現象に気は不可欠ですが，気単独では生命現象を起こすことはできません．気が生命現象にかかわるためには津液や血など有形の存在が不可欠です．津液や血は気がなければただのsubstanceにすぎないのと同様に，気も津液や血がなければただのpotentialにすぎません．この関係を「気能生津血（気は津液や血を生成する）」「気能摂津血（気は津液や血を制御して内にとどめる）」「気能行津血（気は津液や血を動かして巡らせる）」（3-B-2参照）という表現で気の優位性を示す一方で，「血為気之母（血から気が生じる）」「血能蔵気（血は気を蔵に入れるように収める）」「津能載気（津液は気を載せる）」などの表現で，決して気単独で機能できるものではないことも示しています．

種火が燃料によって着火されて燃え上がり，適度な調節能をもつ蓋付きの容器を得ても，鍋の中に水がなくて空焚きでは，圧も生じないし機能しません．ここでも，陽気だけでは機能しないことがわかります．気のポテンシャルは，津液と結合することではじめて具体化するのであり，津液なくしては気の存在そのものも無意味といわざるを得ません．事実，陽気の状態は同じでも，津液のレベルが気の状態を左右します．津液不足の状態では，熱証を呈しますが，それは決して役に立つ陽気が余っているわけではなく邪陽であって，正気は虚していて気虚の症候を呈します．もし，気が単独で機能し得るのであれば，こうした津液の不足で，気虚症候を呈することは説明できません．気が津液を得てはじめて機能すると解釈すれば，容易に理解できることです．

生体における気とは，炭火に適度な水をかけて蒸気を発生させるスチームのようなもので，熱だけではたいした力になりませんが，そこに水が介在することで大きな力を生みます．気の働きを，気という得

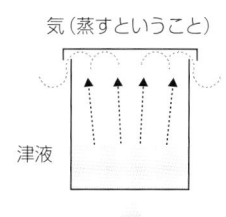

図4-18 気の本体としての津液
気血自体は充実していても津液の存在なしには機能しない

体のしれないものとしてみるよりも，津液と気の合体した水蒸気のようなものとしてとらえてみる方が理解がしやすいと思います（図4-18）．

気は電磁波や電流と同種のものとしてとらえることができます．電力は，その存在だけでは役に立たず，電球やモーターなど物理現象を生じる機器を得てはじめて電力を現象に変えることができます．そして電力や電流の異常は，そうした機器の機能の異常に反映されてはじめて問題になるのです（図4-19）．

これと同じように**気の異常は，気の問題として表面化するのではなく，血や津液の異常として具体性を示します．**気の解決に用いられる疏肝薬（肝気を伸びやかに解放する作用を持つ薬）や理気薬（気の巡りを正常な状態に整える作用を持つ薬）は，気だけを巡らせるのではなく，その結果として，利水燥湿や活血の作用を必ずもつものです．また，理気薬は陰虚や血虚など実質的なものが量的に不足しているときには慎重に使用しなければならないとされていますが，これも理気によって実質的に動くものが血や津液だからと考えることができます．気の生体における機能は，どれも血や津液を介した機能であり，気の病態を考えるときにも，最終表現としての血や津液の機能に眼を向けなければ，概念だけのものになってしまいます．

さらに電力や電流の特性は，電気の性質そのものが決定するものではなく，回路構成によって規定されます．電気は全体に散じる性質やpotentialの高いほうから低いほうに向かう性質をもつだけで，これを回路が制御して，目的に応じた物理現象を生むようにしむけなければなりません．生体における気の動向もほぼ同様で，気を取り巻く様々な要因が気の状態を左右すると同時に，気を生体の目的に沿うように制御する機構が必要です．気のポテンシャルは，あくまで原始的な気機（気の動き）であって，どこに何が必要であるかを気が管理しながら動いているわけではありません．このシステムが目的に応じて作動するのは，電気回路のように，**体の個々の機能の活動状態がその配分を決定するからであり，**いわば自律的に決定されることです．こうしたことは自律神経系の役割に相当する機能であり，肝の役割が重大です（図4-20）．

気の誘導によって津血が体内を運行するとされていますが，気自体にその配分の判断能力があるのではありません．実際に津血が必要なところに必要なだけ誘導されるしくみは，血管の拡張収縮や末梢血管抵抗などが規定する，枝分かれした閉鎖回路を流れる流体の相対的な抵抗差にすぎません．電圧と抵抗の組み合わせで電流の配分が規定されるのと全く同じに考えることができます．神秘的な気の人格化を考える必要はありません．「生命の根源」という言葉からは「気がすべてを制御している」かのような先入観を受けがちですが，それでは本質を見誤ることになります．各部における抵抗値が可変的であって，肝がそれを調節することで津血の流れを誘導しているのです．

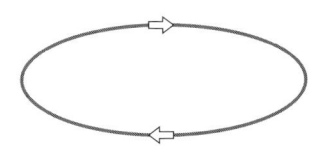

Potentialにすぎない無の存在

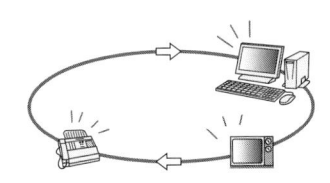

実効器を持ってはじめて気として存在する

図4-19　Potentialとしての気の存在

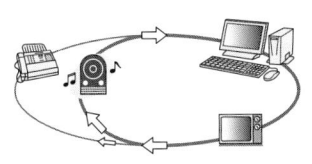

実効器の活動レベルが気の流れを決定

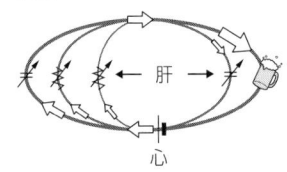

心の原動力を肝が調節して気を配分
例：楽しい物には多く配分する

図4-20　気の配分と実効器

体内において流体の原動力となっているのは，心臓の拍出力です．いくら気が充実していても，心停止すれば津血は動きません．気が津血を導くとは，心臓が拍出した圧を配分することで「導く」のであって，気が直接的に津血を動かしていると錯覚してはいけません．局所における流体の原動力としては，筋肉の収縮弛緩がポンプのような役割を果たして，筋肉内の流体を動かすことができます．これも肝の役割といえます．すなわち流体の原動力は心が提供し，その配分および末端や局所での推進力として肝が関与するということができます．

　気の流れを制御しているものを肝と考え，気の失調は肝鬱や肝火（肝の機能が亢進した病的状態）といった肝の異常としてとらえることがほとんどですが，上記のような考え方に立てば，気機失調の形成には，気にかかわる「生体回路」の各要因がかかわることはいうまでもありません．したがって，**肝鬱気滞という1つの病態にも，その他の生体回路の要因によって表現形の異なる病像**（病気の有様）**が生じ得ること**を理解しなければなりませんし，それを単に類型化するだけではなく，背景となる成因を理解することで，病像に至る必然性を把握することが大切です．

　気のポテンシャルを，実際に生体の状態や需要に応じて細かく配分調節するのは，心の役割です．心は全体的な機能を次元の高いところから統括します．そうした統括機能としての心の機能は大脳の機能に相当し，情報の管理センターのような司令塔の役割をします．しかし，心は気の運行そのものに対しては影の存在のようなもので，通常はあまり表にでることはありません．しかし心の統括によって肝や腎の機能を左右しますので，**心の精神活動によって気の動きを意図的に誘導することは可能**です．この機序が，精神統一による身体機能の変化や鍛錬による気の随意化を可能にすると考えることができます．

　心の指令を直接体のすみずみに伝達するのは，心自身ではなくて，肝がそれを引き受けます．したがって，気の流れや気の配分，つまりは津液や血の配分を直接的に管理するのは，肝の役割ということになります．しかし，肝自身が管理しているというよりも，君主の官である心の指令を肝が実行していると考えるべきです．

Q&A

Q：血は肺において天空の気を取り込み，気を内封する，とのことだが，液については，地の気とどの過程で結合して気を載せることになるのか．

A：液と地の気との接触は，脾による津液の生成の段階で，天空の気とは肺を通過する際に接触します．「気を載せる」のは津で，液の場合は「気を載せる」というよりは，地の気が液の中に混在しているような関係です．

D　精について

　気血津液と関連して同類のものとして「精」が取り上げられることがあります．精については「3-B-3津液の生成」で一度取り上げていますがここでもう一度まとめておきます．

　まず，「精」を気血津液とほぼ同列にとらえて，陰の中でも「濃厚な陰」としてとらえる考え方があります．骨髄液や精液や生殖にかかわる液体に対してイメージされたものであろうと思います．しかしながら，筆者は，**精は陰と陽が分化する前の陰陽両方を一体として含むものとしてとらえるのが適切だと考えています**．すなわち，精から，気も血も津液も発生すると考えるのが妥当だと思います．ただし，これは生体に限っての，しかも総体的な機能を対象とするときの精の概念に過ぎません．

　「精」が本来意味するものは「エッセンス」です．何のエッセンスであるかということによって，その意味するものは変わってくるのです．どのようなものを対象としてその中の「精」を語っているかで，具体的に指し示すものが変化します．生命にかかわる用語であれば，生命力に必要なものの，無駄を削ぎ落としたエッセンスということになります．「腎精」は，腎における生命を支えるエッセンスを意味します．「先天の精」や「後天の精」は，生命を支えるエッセンスの先天的に備わっているものと後天的に獲得するものを意味しています．「水穀の精（微）」は，水穀を対象としてそのエッセンスということになります．水穀を利用する生命体の立場から議論するのであれば，生命体が利用する水穀の精とは，水穀の中に存在していて生命体が利用しうる生命を支えるためのエッセンスということになります．

　以上のように，精が意味するものはその言葉どおりだと思います．その言葉が，具体的にどのようなものを指し示しているかを考えれば，その用語が示すものは自ずと明らかになります．

　以下，いくつかの疑問を考察する形で，生体における「精」の実像に迫ってみます．

●先天の精＝腎精？

　生体における「先天の精」とは，生命を支えるエッセンスのうち，先天的に備わっているものを意味します．先天的に備わった生命力のエッセンスがどこに委ねられているか臓腑概念からいえば，腎に託されていますから，先天の精は腎精を意味することになります．

●腎精の中に腎陰が含まれる？　腎精から腎気がつくられる？

　腎陰や腎陽は，陰陽の概念を腎の中で語っている用語です．「腎精の中に腎陰が含まれる」というのは一見正しいようで，これだけ切り離して表現すると，誤解を招きやすい表現となります．腎精は，腎陰ではなく，腎陽でもありません．腎陰や腎陽は，腎精が分化して，腎陰と腎陽とに分けてとらえ

ることができる状態においてはじめて発生する概念です．したがって，腎陽も腎陰も腎精に含まれ，腎精から気が発し，腎の気を話題にするのであれば腎気は腎精から発生することになります．

● 後天の精によって腎精が補充される？

腎精を先天の精と同義と考えると，「先天」の精が「後天」の精によって補充されることになり矛盾を感じます．腎精は後天的に補充されるものではないと考えています．

● 清気は後天の精には含まれない？

精を生命体に必要なものとして広義に解釈すれば，清気も後天の精に含ませることができますが，狭義に精をとらえると，そこから物質的なものが発生する要素も含むものとして考えたいところです．したがって純粋に「気体」を指す清気に対して「精」という言葉を当てはめるのには抵抗を感じます．清気が生命を維持するための後天の「素材」であることは間違いありませんが，「後天の精」という用語以外に，「後天の気」という用語もあるのですから，清気に対しては後天の気をあて，後天の精とは使い分けることが適切ではないかと思います．

Q&A

Q：「腎精は後天的に補充されない」ということだが腎陰や腎陽を補うとはどういうことか．

A：先天の精だけで生命力になるのではなく，後天の素材と合わさって「正気」が生命力のもととなります．したがって，生命力とかかわる素材を後天的に補充することはもちろん可能なはずです．さて，それを腎陰や腎陽という言葉に置き換えると，これらは，先天や後天といった概念とは異なり，生理機能を支えるうえで必要な生体の要因を意味していますから，これらを後天に補うということは十分受け入れられる考えです．生活や薬剤，食材などによってこれらを補充できると考えます．腎陰を補うとは，潤いや鎮静の機能を高める要素を援助することで，生活でいえば睡眠によって得られると考えられます．腎陽を補うとは，活動を起こす機能や燃焼によって熱やエネルギーを作り出す働きを高める要素を援助することで，生活でいえば，体を使った運動そのものの蓄積が腎陽を増やすと考えられます．

4章のチェックポイント　　　　　　　　　　　　　→ 参照項目

□ 巡るものとしての気血津液がもつ，共通の機能的意義は何か？　　→ 4-A

□ 生命を維持するために不可欠な，気血津液が持ち込む外的要因を，2つ挙げなさい．　　→ 4-A

□ 気血津液のうち，巡るものとしての機能の中心となるものと，媒体となる　　→ 4-A

- [ ] ものとをそれぞれ挙げなさい．
- [ ] 気の作用を，大きく5つに分類して挙げ，層構造の中に表現するとどのような配置になるか図示しなさい． → 4-B-1-1, 図4-5
- [ ] 推動作用における，3種類の異なる意義を挙げて，それぞれに関係する主たる臓腑を挙げなさい． → 4-B-1-2
- [ ] 温煦気化，化生，防衛，それぞれの作用に，主にかかわる臓腑を挙げなさい． → 4-B-1-2
- [ ] 固摂作用の，3種類の異なる意義を挙げて，それぞれに関係する主たる臓腑を挙げなさい． → 4-B-1-2
- [ ] 元気，宗気，衛気，営気，臓腑の気，経絡の気の関係を，図示しなさい． → 4-B-1-3
- [ ] 胸中の気，脈外の気，脈中の気をそれぞれ何というか？ → 4-B-1-3
- [ ] 巡るものの動きの原動力となる気は何か？ → 4-B-1-3
- [ ] 気の陰的な機能，陽的な機能を担う気は，それぞれ何か？ → 4-B-1-3
- [ ] 血の概念を，地の気，天の気を使って，図示しなさい． → 図4-14
- [ ] 血の機能である「養営」を簡単に説明しなさい． → 4-B-2
- [ ] 血の陽的機能，陰的機能とは何か？ → 4-B-2-1, 2
- [ ] 血は，気や熱に対して，どのような役目をもつか？ → 4-B-2-3
- [ ] 津液の，生体に対する機能を，簡単に表現すると何か？ → 4-B-3
- [ ] 津液は，気や血に対して，どのような役目をもつか？ → 4-B-3
- [ ] 津と液のうち，陽的要素をもち，不定形で，気と共に行動して機能するものは何か？ → 4-B-3
- [ ] 津と液のうち，陰的要素をもち，限局する形態をもって機能し，栄養供給に関与するものは何か？ → 4-B-3
- [ ] 気，血，津液の相互関係を表現する用語を6つ挙げなさい． → 4-C
- [ ] 気の作用を具体化するのに必要なものは何か？ → 4-C
- [ ] 気が津血の運行や配分を支配するとされる現象の実態について，概説しなさい． → 4-C
- [ ] 生体における精とは何か？ → 4-D
- [ ] 精が本来意味するものは何か？ → 4-D
- [ ] 腎精，先天の精，後天の精，水穀の精について，それぞれ簡単に説明しなさい． → 4-D

第5章 八綱弁証の意義と役立て方

はじめに

八綱弁証は，陰陽論を応用した診断法です．一般的には診断結果を治療に直結させる方法として位置づけられていますが，第2章で陰陽論について述べたのと同じように，状態を分析するための情報収集の手段として利用することを推奨します．八綱弁証の結果を安直に治療に結びつけるのではなく，その結果を病態判断の1つの材料として利用し，気血や臓腑の概念など，他の種々の東洋医学的概念と関連づけて診断を下すことが，最も有益な方法だと考えられます．

後述のように，八綱弁証自体は，小学生でも理解，運用できる程度の簡素な概念です．その基礎は陰陽論にあり，八綱として新たに学ぶ姿勢よりも，陰陽論をもとに事象を分析する姿勢をもつことで，八綱の深い意味を手にすることができると考えています．

A 八綱弁証の考え方

A-1 弁証論治について

東洋医学的な診断治療の手段を弁証論治と表現します．

「証」とは「あかし」ということですから，判断を下す根拠となるものを意味しますが，診断基準のようなものを指すのではなく，実際の診断においては「体が表現しているもの」すべてを指します．患者さんが訴える症状はもとより，顔色や脈の様子など観察によって得られる情報，問診によって得られる情報など，場合によっては現代医学的な検査所見も含めて，体に関するあらゆることが「証」となりうるものです．

「弁」は2つに分ける意味から，区別する，見分ける，はっきりさせるというような意味に用いられます．対立する2つの立場を，刀や力で分ける「辨」や，言語ではっきりさせて治める「辯」の旧字体によって示される内容を意味しています．目の前の様々な現象を「辨」じて区別し，論理にしたがってその意義を「辯」じることで，判断の証とする作業が，本来の「辯証」であろうと考えられます．症状や身体所見の中から「あかし」を見つけ出す姿勢ではなく，弁証によってあらゆるものを「あかし」にしながら，体の状態を明らかにしてゆく視点が求められているのです．

「論治」とは，弁証に用いられた論理に従って治療を行うことを意味しています．**診断と治療を別物とするのではなく，一貫した視点で取り組むこと**が東洋医学の特徴といえます．

弁証論治を「診断がすなわち治療である」と表現する解釈に出会うことがあります．が，これは，診断が短絡的に治療を意味することになり，本来の弁証論治の一部を示しているに過ぎません．これは「方証相対（ほうしょうそうたい）」の考え方の中で生じる表現だと思います．方証相対とは，弁証がそのまま方剤と対応していることを意味します．したがってその弁証結果は「小柴胡湯証（しょうさいことうしょう）」や「葛根湯証（かっこんとうしょう）」というような表現がとられ，対象を治療するのに適切な方剤を選択する視点，言い換えれば，方剤のもつ特性に適合する対象を見つけ出すための症候を集める方法を意味する弁証です．この発想は，対象となる患者さんの病態を把握するための弁証ではなく，治療法（方剤）選択のための適応対象のふるい分けの姿勢を意味しています．それはそれで臨床的には便利で有益ですが，それが東洋医学のすべてとは考えて欲しくありません．

弁証には，八綱弁証のほか，気血弁証，臓腑弁証，経絡弁証（けいらく），六経弁証（ろっけい），衛気営血弁証など，どのような視点で対象をとらえ，どう理論展開するかによって，いくつかの弁証法がありますが，それぞれが異なったものではなく，同じ基礎理論のうえに展開される，分析の視点です．

A-2 八綱弁証の一般的な解釈

弁証の基本ともいえる八綱弁証は，体の特徴や症状を表・裏・寒・熱・虚・実・陰・陽（ひょう・り・かん・ねつ・きょ・じつ・いん・よう）の指標を用いて把握する方法です．まず，一般的な教科書（『東洋医学概論』医道の日本社；1993年，『中医学基礎』燎原書店；1979年）に記載されている記述を表にまとめてみます．

表	悪寒（おかん）・悪風（おふう）・発熱・頭痛・項強（こうきょう）・腰背痛・四肢や関節のだるさや痛み・浮脈（ふみゃく）
裏	悪熱（おねつ）・口渇（こうかつ）・便秘・腹部膨満・腹痛・下痢・舌苔厚（ぜったいこう）・沈脈（ちんみゃく）
半表半裏	往来寒熱（おうらいかんねつ）・胸脇苦満（きょうきょうくまん）・心煩（しんはん）・悪心（おしん）・食欲不振・口苦（こうく）・咽乾（いんかん）・眩暈（げんみゃく）・弦脈
熱	発熱・煩躁・紅潮・ほてり・目の充血・大便秘結（だいべんひけつ）・小便の色が濃く少量・口渇・喜冷飲（きれいいん）・舌紅や絳（ぜっこう）・舌苔黄（ぜったいおう）・数脈（さくみゃく）
寒	悪寒・手足の冷え・顔面蒼白・腹痛・水様の下痢・小便の色が薄く多量・喜温飲（きおんいん）・口唇淡白（こうしんたんぱく）・舌苔白潤（ぜったいはくじゅん）・遅脈（ちみゃく）・温めると症状軽快
寒熱錯雑	寒熱両者を併せ持つ
実	体格充実・胃腸丈夫・呼吸や語気が荒い・体動が多い・顔色紅潮・無汗・便秘・小便回数が少ない・筋肉に弾力性がある・拒按（きょあん）・煩躁・膩苔（じたい）・厚苔（こうたい）・弦滑洪（げんかつこう）
虚	体格虚弱・胃腸弱い・無気力・呼吸や語気が弱い・安静に横たわる・顔色蒼白萎黄（がんしょくそうはくいおう）・自汗・下痢・小便頻数・筋肉に弾力がない・喜按（きあん）・萎縮・濡（じゅ），弱（じゃく）などの脈
虚実挟雑	虚と実が共存する

＊虚実については必ず5-B-3参照のこと

陽	表証・熱証・実証・顔面紅潮，活気がある，多言，手足を伸ばす，炎症，充血，発熱，舌質紅，脈（浮，数，滑，洪，実）
陰	裏証・寒証・虚証・顔面蒼白，沈鬱，活気がない，寡黙，手足を縮める，悪寒や冷え，舌質淡胖（ぜったんたんはん），脈（遅，弱，細，微）

このように，症状や体の状態からそれぞれの項目を判断するような記述がなされています．八綱で分類される症候として，一度は目を通しておくことが必要と考えます．

しかし，これらの症候を記憶し，それぞれに該当する種々の症候の有無や数によってそれぞれの項目の証を決定すると考えるのは誤りです（図5-1）．

記述されている症候が見られればそれぞれの証になると理解するのではなく，**それぞれの証の状態であるときに現れ得る代表的な症候が記述されている**と考えるべきです（図5-2）．「八綱として挙げられた指標の視点をもつことが分析のうえで有益である」ということの認識が重要で，各証と個々の症候を覚えることは意味がないだけではなく，かえって誤解や混乱を生じる原因にもなり得ることを理解しておく必要があります．それぞれの証がもつ意味合いを理解することができれば，記憶する必要はありません．

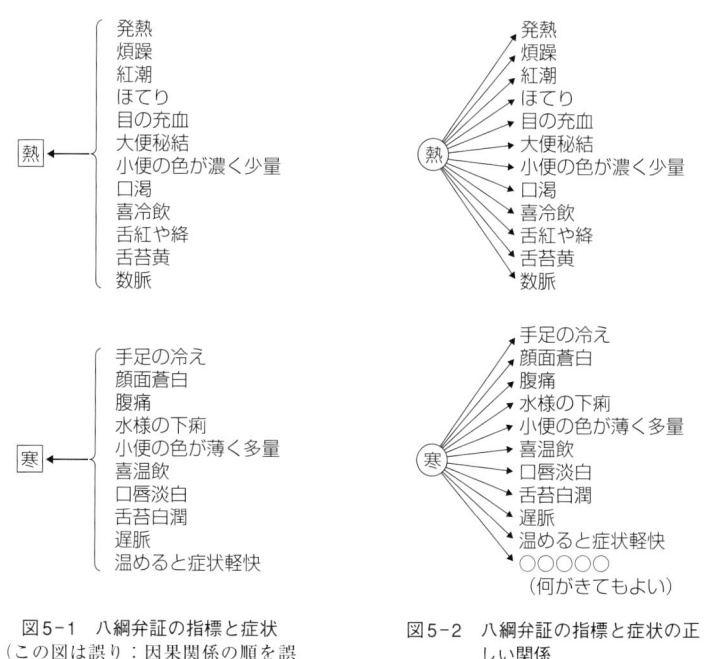

熱 ← {発熱／煩躁／紅潮／ほてり／目の充血／大便秘結／小便の色が濃く少量／口渇／喜冷飲／舌紅や絳／舌苔黄／数脈}

寒 ← {手足の冷え／顔面蒼白／腹痛／水様の下痢／小便の色が薄く多量／喜温飲／口唇淡白／舌苔白潤／遅脈／温めると症状軽快}

熱 → {発熱／煩躁／紅潮／ほてり／目の充血／大便秘結／小便の色が濃く少量／口渇／喜冷飲／舌紅や絳／舌苔黄／数脈}

寒 → {手足の冷え／顔面蒼白／腹痛／水様の下痢／小便の色が薄く多量／喜温飲／口唇淡白／舌苔白潤／遅脈／温めると症状軽快／○○○○○（何がきてもよい）}

図5-1　八綱弁証の指標と症状
（この図は誤り：因果関係の順を誤解しないように注意）

図5-2　八綱弁証の指標と症状の正しい関係

A-3　3視点からの多元的陰陽論

5-A-2の表の内容は，それぞれの症候を対比しながら見れば，体の特徴や症候をある視点でその両極に二分したもので，陰陽輪が基礎となっていることが容易にわかります．それぞれの症候の八綱としての鑑別や理解は，いくつかの特殊なものさえ記憶すれば，あとはその視点に沿って陰陽の考えに従って考えればさほど難しいものではないはずです．

それぞれ視点が意味するものについて，教科書的には，表・裏は病位，寒・熱は病状，虚・実は病勢，陰・陽は総合的視点を意味すると解説されています．

このように独立したいくつかの視点があり，**それぞれの視点の中の対極を見分ける手段が八綱弁証の本質である**といえます．第2章で考察したように，状態の分析のための陰陽論の実践が八綱弁証の基礎にあり，**独立した視点からの陰陽を組み合わせた，多元的陰陽論**ということができます（図5-3）．

　しかし，表・裏・寒・熱・虚・実・陰・陽の8項目を単純に8つの視点として解釈するのは誤りです．多元的陰陽論として考えれば，病位，病状，病勢という独立した3視点の2極を組み合わせると，**表熱実や裏寒虚といった，2の3乗で得られる8種類の状態がそこから導かれます**．陰・陽は，これら8種の状態を陰陽という形で統合する，もしくは，この3視点では把握しきれないものや視点を限定せずに漠然と把握するときの指標として設けられていると理解すると，八綱弁証の意義が明快になります（図5-4）．

　したがって，八綱弁証自体は，陰陽論が理解できていればそれ以上の特別な理解は必要ありません．**八綱弁証で取りあげられる指標は生体の全体像を把握するために最も効率のいい代表的な指標**であり，陰陽論を適応することで，これ以上に，さらに多くの視点を用いることが可能であり，八綱以上に細分して状態を分析することも可能なのです（図5-5）．

Q&A

Q：八綱分類の八が意味するものがこれまで教科書をみても明確に記述してあるものには出会わなかったが，**本書の考えには賛同する**．ただ，古典的に八は8視点の八，2の3乗の八のどちらなのか？

A：筆者の基本姿勢は，昔の人がどう考えたかにはあまり興味がなく，過去からの遺産を現代の視点から見てどう納得して利用できるかにあります．したがって，八綱の語源や，歴史的にどう扱われてきたかは深く調べていませんし，あまり気にしていません．興味をもたれたら，是非古典を遡ってお調べになることをお奨めします．興味をもったものの眼には，多くの見えないものが見えてくるはずだからです．

　古典のオリジナルにまで遡ることはできませんが，現代的なスタンダードとしては表・裏・寒・熱・虚・実・陰・陽の八類証として扱っていることが多いように思います．教科書や辞典類の簡単な表記では，まずそのように書かれています．しかし，その詳細な解説の中で，表裏寒熱虚実の六証を総括する形での陰陽があると書かれたり，陰陽を含めた八類証をさらに陰陽で総括するなどと書かれたり，いろいろと複雑な解説を附記しています．八綱という名称をわざと避けているような印象を受ける書物もあり，表裏寒熱虚実を「六変」として陰陽と位置づけを明確に分けて扱っているものもあります．したがって，どうやら，表面的には単純な足し算を8の根拠としながらも，実感としては2の3乗の8を採用しているといった感じでしょうか．日本においては3軸の対による8事象という考え方を採っている人が多いように

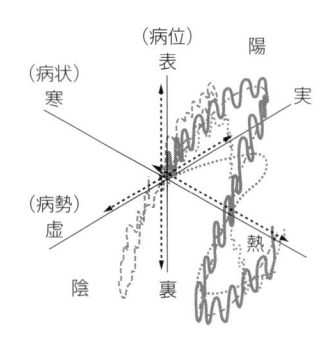

図5-3　事象分析の視点としての八綱
多元的陰陽の視点で実存の事象を分析把握する
表裏/寒熱/虚実は指標の代表

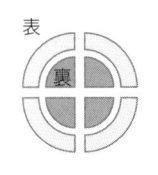

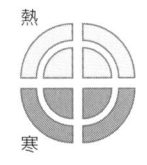

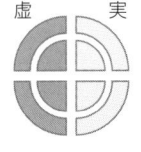

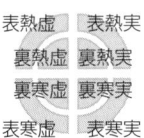

陰 ▨　統合や視点を限定せずに
陽 □　漠然と把握するとき

図5-4　3軸の陰陽が八綱の8を作る

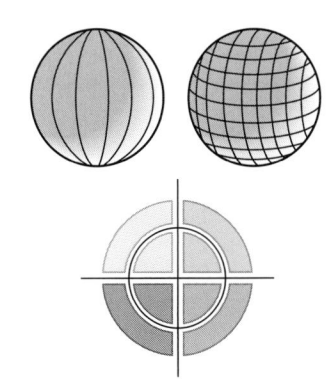

表熱虚	表熱実
裏熱虚	裏熱実
裏寒虚	裏寒実
表寒虚	表寒実

図5-5　現象把握の3軸としての八綱
対極の軸の取り方は無数にある
表裏/寒熱/虚実は3次元把握の指標の基本

感じています．

いずれにしても，当初どのように命名されたにしろ，現代の眼から，現代の臨床的な活用法を考えるとすると，本文で記述したような活用の仕方をすればよいと考えています．

古典的にどのような表現が用いられてきたかはわかりませんが，人が現象を分析する眼は時代によってもその本質には大きな違いはないと思います．空間をとらえるのに直交する3軸が最も効率のいい要素であるように，ある事象に対してもつ分析の眼は，そう変わらないものだと思います．したがって，用語や表現は時代の流行や影響を受けて変化するかもしれませんが，その意味するところの本質は，表面的な言葉面に引きずられることなく見極めれば，時代を超えて理解できるものを伝えているはずです．単に用語としての理解だけで把握するのではなく，その伝達手段を介して何を訴えようとしていたかの本質を読み取ることが大切であり，そのための書物の記された当時の常識や時代背景，社会背景などを把握することが考証学としての意義だろうと思います．

よしんば，八綱を命名した人の頭には八類証としての八であったとしても，それは明らかに矛盾をはらんだ見方であり，それはそれで否定するのではなく，修正して応用すればよいと考えています．

A-4 体全体ではなく，限定事象の分析手段

八綱弁証は，限定された具体的な現象に対して，その成因や病態生理はどうあれ，八綱の指標に分類して事象の状態を把握する手段です．そして分析の結果に従って，表は発散（生体に邪魔なものを体表から外に追い払って治療すること），裏は攻下（生体に邪魔なものを追い払う手段として下剤的な作用で治療すること），虚は補，実は瀉，寒は温補散寒，熱は清熱，もし実なら瀉火（機能亢進を鎮めること），虚なら滋陰（陰を供給して潤すこと）といった具合に，治療法に直結させるための手段です（図5-6）．

一方，八綱弁証の分析結果を体全体に置き換えて，体全体の状態や体質，病態といったものを把握しようとする考え方があり，その考え方にそってバランスをとるという発想から，虚証なら補剤（生体に必要なものを補充する作用をもつ薬）を，実証なら瀉剤（生体から邪魔なものを追い出す作用をもつ薬）をというやり方で，内服治療を決定するのが今日の日本における漢方治療の1つの姿です．特に最近の臨床では，陰陽の大きな見方で方剤そのものまでも色分けしてしまい，大雑把な見方で方剤を運用する傾向にあります（図5-6下）．

しかし，本来の八綱弁証による分析結果は，治療の対象とする具体的な事象にのみ当てはまるもので，その分析がそのまま体全体に当てはまる性質のものではありません．例えば，全身を巡るべき気が滞った状態を考えてみましょう．体の内側では気が充満して熱を帯びて裏熱実となりますが，表層には気が不足し，寒さの症候が存在して表寒虚となります．この状態を八綱の視点で体全体として把握してどの状態に属するか半表半裏寒熱錯雑虚実狭

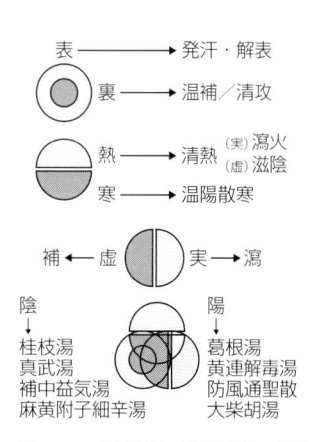

図5-6 八綱分析の治療直結の意義
昨今の臨床における漢方薬の使われ方の一例
必ずしも好ましくはない

雑などと一言で表現できないことは容易に理解できると思います（図5-7）．

八綱弁証は，病態を描くための理論ではなく，結果として生じている現象の偏りを表現する理論であり，それに基づいてバランスをとることで治療に導くための理論であると考えられます．八綱弁証の1つの要素だけを取りあげた場合，例えば熱証とだけいった場合には，結果の現象を示す「熱象」と，原因となる病態を示す「熱証」との両方を意味することになり，その区別を認識して使わなければなりません．しかし，生体は層構造を特徴とし，複雑な生理機能の絡み合いで機能していますから，結果としての現象を描写する八綱は，生体全体の病態を理解する手段としては，十分な指標とはいえません．したがって，八綱の発想を体全体に当てはめ，そのバランスを取りさえすればどんな病気でもその方法で治せるという解釈を導き出すのは，解釈が過大に過ぎるといえます．結果としてのバランスの崩れを強制的に矯正するのでは，現代医学でいう対症療法と同じになってしまいます．

局在する病状の表面的な治療ならば，八綱による現象の把握だけでよいかもしれませんが，本質の理解に則った治療を求めるならば，症状は，治療の対象とするだけのものではなく，病態把握のための材料と考えるべきです．症状の成因を，生理概念と絡めて考えることで，はじめて病態の理解につながり，そこから解決策が生まれます（図5-8）．八綱の分析をそのまま体全体の特性として理解するのではなく，生理状態からの崩れの結果として，常に全体的な視点と局所的な視点との統合のうえに現象をとらえることが必要です．

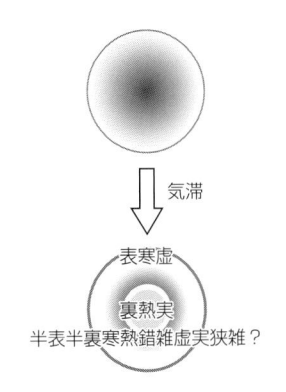

図5-7　一面的八綱弁証の限界
八綱の視点で体全体がどの状態に属するか一言では表現できない

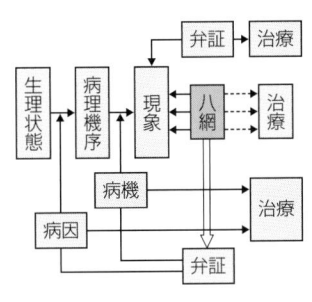

図5-8　弁証論治における八綱弁証の意義

B　八綱弁証の役立て方

では，八綱弁証は利用価値がないのかというと，そうではありません．八綱弁証によって一気に問題を把握しよう（解決しよう）とするから問題が起きるのです（図5-9上）．まず八綱弁証の結果を単純に体全体に当てはめることをやめ，さらに治療に直結させようとせず，現状の把握のために生かすという姿勢が有益です．八綱の視点で症候を分析することによって，状態を分析するための情報を系統的に収集するというのが，筆者が推奨する八綱弁証の利用の仕方です（図5-9下）．

B-1　各指標の意義

B-1-1　表裏→病位→部位：部位の観点

表裏は病位を示す指標ですが，単に表裏に限らず，どこにその問題が起きているかを考える部位の視点を意味します．症候の生じている

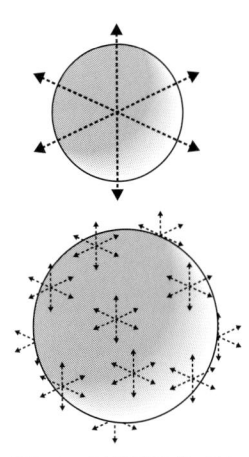

図5-9　八綱弁証の使い方
体全体に当てはめる（上図）のではなく，個々の事象を分析（下図）し全体把握のための判断材料を集める

部位について，表裏や上下，内外といった陰陽の対極として理解する視点です．陰陽の視点に限らず，経絡の概念や臓腑に対応する部位なども含めて分析することが応用として必要になります．**1-B**の層構造で示したように上下は心肺（心）肝脾腎の臓腑の配列に，同様に内外は腎→肺に対応しています．ある視点でとらえた部位は，その中でまた視点を変えた部位のとらえ方が可能です（図5-10）．表ととらえれば表の中で上下を把握する．上方ととらえたら，その部位でさらに内外の視点で分析する，といった具合です．

この視点を持つことによって，分析の対象に広がりができ，**他の部位とのかかわりを意識することで他の機能とのかかわりを含めた分析が可能になります．**

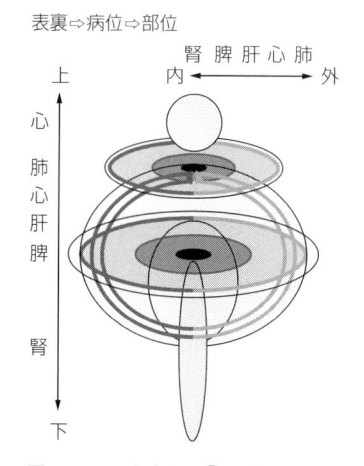

図5-10 八綱弁証・「表裏」の意義
各部位にまた別の視点の部位がある

B-1-2 寒熱⇒病状⇒寒熱燥湿：結果としての状態．主に気血弁証

寒熱の分析は，病状を示す指標ですから，**生体が結果としてどういう状態に陥っているかを理解する視点**です．寒熱は熱の過不足によって生じる状態ですから，陽の有様に相当します．この視点だけでは直線的な分析に終わってしまいますが，第1章で述べた東洋医学の特性である「二つの視点」から，熱や気の対極となる陰の有様をさらに加味することによって，分析の視点が平面に拡大されます．陰の過不足は燥湿を意味します．これに表裏の視点が加わると立体に相当する把握ができることになります（図5-11）．

つまり，「寒熱」という言葉で代表されてはいますが，**「寒熱・燥湿」で陽と陰の有様それぞれを見ることを意味している**と考えれば，生理現象や病態の「結果としての状態」を把握することができ，応用が広がります．陰陽は生理機能でいえば，陽は主に気の状態が反映され，陰は血や津液の状態が反映されます．このように，「寒熱・燥湿」の状態を見極めることは，気・血・津液の状態から病態を把握する気血弁証に基づく分析に通じます．

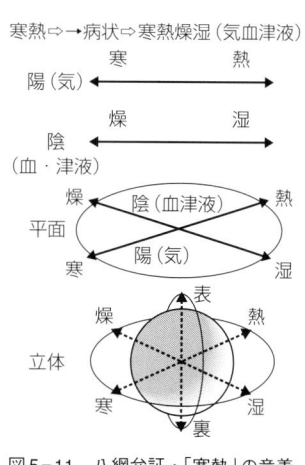

図5-11 八綱弁証・「寒熱」の意義
気血津液の視点で，結果としての状態を把握

B-1-3 虚実→病機→臓腑：寒熱燥湿が生じた原因を探る視点．主に臓腑弁証

　虚実は教科書的には病勢と表現されています．これは正気が虚して病気になっているのか，病邪が実して病気になっているのかを見極める視点を意味しています．正虚か邪実かを見極めることはもちろん重要ですが，虚すのはいつも正気で，実するのはいつも病邪とは限りません．この解釈では，狭い見方に終わってしまうと筆者は考えます．

　八綱弁証における虚・実とは，過剰になるのが実であり，少なくなるのが虚を意味しているのであって，それ以上でも，それ以下でもありません（図5-12）．何が過剰か不足かは，次の問題であり，主語まで規定される概念ではないはずです．

　八綱弁証における虚実の指標は，表裏や寒熱燥湿で把握した状態が，なぜ生じたのかその原因を探る視点を意味します．図5-13の上図のように熱象を呈している状態でも，陽が絶対量として過剰な実熱証（左）と，陰が虚して相対的に熱が過剰になった虚熱証（右）とを見極めるべし，というのが虚実の視点の意味合いだと理解すべきです（図5-13）．

　つまりここでの虚実とは，広い意味では，病態生理の把握を意味しているのであり，突きつめれば臓腑の概念に基づいた病因病機の把握をさしているといえます．

　虚実の問題については**5-B-3**でさらに詳述します．

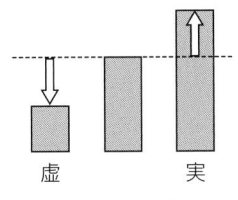

図5-12　虚実の定義は明瞭

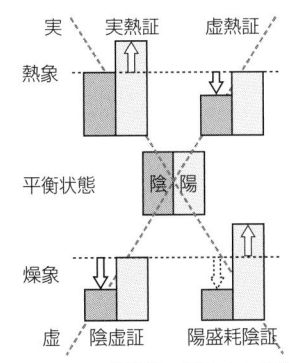

図5-13　八綱弁証・「虚実」の意義
寒熱燥湿を生じた病機を把握
さらに臓腑機能を含めて病機を把握

Q&A

Q：図5-13は熱象と燥象で虚実を見た図だが，これを寒象と湿象で書き直したらどうなるか？

A：図の陰陽の関係を逆転させればそのまま当てはめることができます．実証とは何かが実するものですから，寒が過剰になれば実寒証です．また，何かが少なくなる虚証で，陽が少なくなって寒になれば虚寒証です．陽が虚して湿証になる陽虚証，湿が過剰になる湿盛や湿蘊という関係になります．

B-1-4 陰陽→包括的，超越的視点：特定できない視点を含む

　陰陽の指標は，一般的には「総称」として扱われますが，これは，単に，表裏・寒熱・虚実の3視点の分析結果をまとめて言い直す用語ではないはずです．上記の3軸ではとらえきれないものを把握するとき，さらに詳細な視点を拾い上げたり，いくつもの指標にまたがる特性を包括して全体像をつかんだりするときに，陰陽という表現をとると理解すべきでしょう．総称というよりも，具体的な視点として特定できない分析の視点と位置づけることが適切であると考えられます．

B-2　八綱弁証の利用の仕方

　生命体の機能は一枚板ではありませんから，よほど微細な病状や終末像で

ない限り，八綱弁証の単純な分析だけで体全体の陰陽虚実を見分けることに，有益な意義はほとんどありません．あえてそれを行えば，おおむね表裏錯雑(ひょうりさくざつ)・寒熱挟雑(かんねつきょうざつ)・虚実挟雑(きょじつきょうざつ)といった結果になってしまうはずです．

結論として八綱弁証に持ち込むのではなく，八綱弁証の視点を，分析の入り口として持ち込むことが有益です．5-B-1のように各指標の意義をとらえると，どこで（表裏），何がどうして（虚実），どうなっているのか（寒熱燥湿）を，分析の種々の過程で順次明らかにしていくことで，複雑な病態を具体的に把握することが可能になります．

顔面がかさついている皮膚疾患の治療を例に，八綱弁証の意義を考えます．かさつきは乾燥ですから，一般的には当帰飲子(とうきいんし)（主に，腎や肺に潤いを与えるために用いられる方剤）などの滋陰剤(じいん)を用いて治療すると考えます．単純な八綱の見方なら，これは燥に対して潤の治療ですから，標治(ひょうち)（結果としての病状を治療する方法）としては正しいのでしょうが，八綱の他の指標も活かして，なぜこの乾きが生じたかを分析する必要があります．というのは，顔の皮膚がかさついているからといって，体全体が燥の状態かというとそうとは限らないからです．服薬は体全体に作用するのですから，体全体が陰虚の状況でなければ，当帰飲子の内服によって滋陰の作用を体全体に与えることで，場合によっては弊害も生じることになります．

皮膚の乾燥は，皮膚を潤す材料である津液の不足によって起きます．この症候を八綱に沿って分析します．表裏を見るということは部位を見るということです．皮膚ですから「表」であることがわかりますが，それで終わりではありません．「部位を意識する」とは，病象が「どこにあるか」を把握することだけを意味するものではなく，「他の部位はどうであるか」にも意識を向けることを意味しています．乾燥が表にあれば，では裏も乾燥かといったことを見ることが必要です．口渇や大便小便といった内側の津液の状態を，質問によって把握する必要があります．また，同じ皮膚でも，体の上中下の部位の検討も必要です．顔は上部ですから，他の躯幹部や下肢の津液の状態はどうかを把握することが必要です．こうして表裏や上中下の部位の状態を把握することで，層構造として把握している生理観と照らし合わせた分析が可能になります（図5-14）．

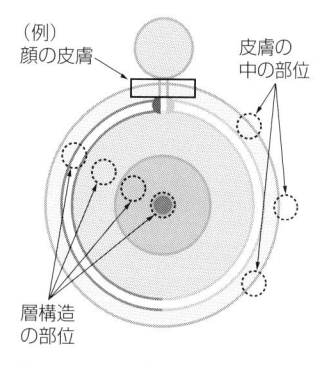

図5-14 八綱弁証・表裏（部位）の分析例
他の指標一つひとつについて同様の分析を

同時に，乾燥が熱象を伴うか寒象を伴うかを見極めます．これは乾燥という陰の状態に対して，陽気のレベルを知ることになり，虚実の分析のための重要な情報となります．皮膚の発赤(ほっせき)，熱感などから皮膚の寒熱の病象を把握します．これは，乾燥を考えた時と同様に，「表」の情報に過ぎませんから，体全体の症候から，表裏上下の寒熱の情報を集めます．つまり，一度表裏を分析したらそれでその指標は終わり，というのではなく，各々の症候について八綱のそれぞれの指標を検討することが必要なのです．

熱象を呈して乾燥していたとしても，熱の過剰ばかりとは限りません．しかも顔の症状としてみる限り，それは上方の表層においての情報ですから，

例えば手足は冷えて下痢気味で，頻尿であれば，下方では熱が少なく津液が過剰ということになります．その状態に気滞がからんで，滞った気が熱を帯びて上昇すると，こもった熱が上に過剰になるといったことになります．すると，下方や深部では熱の不足でも，こもった熱の上方への偏りで，燥と熱が上方表層に見られることになります．

次に虚実を見ることで，この乾燥や寒熱の症候が，なぜ生じているかを探ります．もちろんここでの虚実とは，体力的な全体の虚実ではありません．「上方の表層で津液が不足している」という症候の原因が，虚＝不足のためか，実＝過剰のためかを検討することです．結果は乾燥になるのですから，不足するのは津液の供給です．過剰で乾燥になるのは，熱の過剰で津液が消耗されるときです．対象とする症候が違えば，その症候を生む虚や実の主語は，その都度変わります（図5-13参照）．

こうした分析が大切なのは，その結果同じように見える症候でも，治療法が全く変わってくるからです．水が不足する陰虚証であれば陰を補う治療をしますが，熱が過剰で乾燥している実熱証では，水を補うだけでは解決にならず，過剰な熱を取り去る清熱法を主体に治療しなければなりません（図5-15）．

このように，寒熱燥湿の結果を生む原因として，何が不足したり過剰だったりするのかを分析するためには，八綱弁証のそれぞれの指標について，全身から情報を集めることが必要です．そうして得られた情報を材料に，どういう経過をたどって，正常な状態から病的な状態に至ったのかを検討することになります（図5-8参照）．

表層で津液が不足する状態は，様々な病態で生じ得ます．六味丸（主に腎の潤いを補充する目的で用いられる方剤）と八味丸（六味丸に，身体を温める成分を加えた方剤）の使い分けを例に挙げれば，全体に津液の少ない皮膚の乾燥なら六味丸で津液を増やして解消しますが，陽気が不足して，津液を動かす力が足りなくなると表層まで津液が届かなくなり，同じ皮膚でも特に上方の乾燥が強くなります．下方には停滞した水の症候が目立ち，冷えの症候や陽気によって支えられている他の機能の低下も目立つはずです．この場合は，八味丸で温めて津液を動かすことで，皮膚の乾燥を解消します（図5-16）．

体中に過剰な津液が停留して，津液代謝に負担をかけ，表層に津液を届けることができなくなって皮膚の乾燥をきたしていることもあります．この場合は表層以外にはあちらこちらで湿の症候が見られるはずです．湿を取り除くことで皮膚の乾燥を解消します（図5-17上）．

気が滞り熱を帯びてしまうと，気の滞りのために津液がうまく皮膚に運ばれず，こもった熱は表層に漂って，津液を消耗し，熱と乾燥を生じます．この場合は気を巡らせて熱を冷ましながら津液を補うことで乾燥を解消します（図5-17下）．

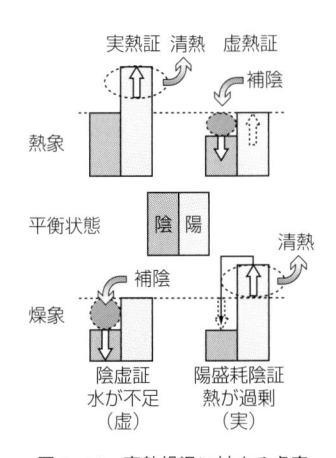

図5-15 寒熱燥湿に対する虚実判別の重要性
同じような病状でも病因によって対処法が違う

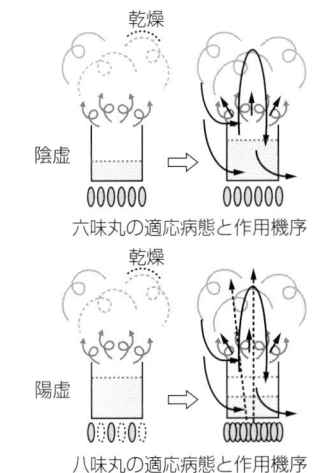

図5-16 顔の乾燥の病態と解決策

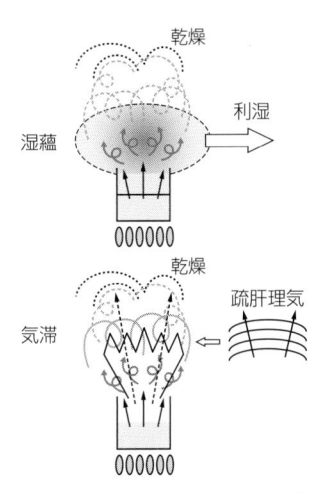

図5-17 顔の乾燥の病態と解決策

B 八綱弁証の役立て方

しかし，これらを，皮膚の状態の八綱弁証の結果だけで治療方針を立てると，どれも表熱虚の燥証として津液を補うということになり，全体の津液不足の場合以外は，かえって症状を悪化させかねません．このように，局所の八綱弁証の結果だけでは，治療方針に確信をもつことは難しいのです．

全体的な病態生理を描きながら最終的な診断の段階にたどりついて，治療に結びつけるには，八綱弁証によって得られる現象としての情報だけでは不十分で，気血がどのようなしくみで全身を巡ったり，生成されているのか，「巡るもの」の概念や，それぞれの機能に臓腑がどうかかわっているのかといった生理観が必要ですし，皮膚という場所が，通常どういう生理的機能によって維持されているかを，東洋医学的な目で理解しておくことが必要になります．

Q&A

Q：診断は患者さんの状態像をつかむことを意味するのだと理解した．状態像を把握する意味での診断と病因とが異なるということを指摘されて，現代医学的な見方に慣れているものにとっては驚きだった．東洋医学で見る病因と診断との関係をどのように見るのか．現代医学では病因を1つに求める傾向が強いが，東洋医学では病因を複数認めることもあるのか．

A：そのとおりです．現象を把握する手段と，そこに至る過程（病機）を判断するための情報を把握する手段と，それを生んでいる原因（病因）を探るための手段との3つの段階を意識するということが必要です．それぞれに診断であり，診断と病因とが違うというものではないのですが，それぞれの意義づけをひとまとめにして扱うと，理解を複雑にしてしまったり，反対に隠してしまったりすることがあります．狭い見方をすれば現象に対する病因は1つかもしれませんが，その病因を生むまたもう1つ奥の病因があることが多いです．しかもそれらは直線的につながるだけではなく，いくつもの病因がいくつもの段階を経て複雑に最終的な現象を生むことを意識しながら情報を集めるのが東洋医学の特徴であり，それらすべてを含めて考えることで，生活の中の問題点にまでたどりつくことができるのだと思います．

　　2段階3段階の診断の眼をもっていれば，どこまでそれを把握できるかどうかはわかりませんが，より微細な，正確な判断を下すことができるというように考えています．

Q：証の立て方の1つとして八綱を学んだが，**5-C**の症例（後述）ではたまたま八綱弁証を利用したのであり，今後臓腑弁証や六経弁証に触れてゆくのか，それとも著者の場合，弁証はおおむね八綱弁証が主体になると考えているのか．

A：どれが主体ということではなく，八綱弁証の中でも，寒熱の中には気血弁証の概念が入り，虚実の中には臓腑弁証の概念が入っていて，すべての弁証は融合されて統合されたものであると思います．本症例では，特に八綱を主体としたフィルターを通して説明したものであり，八綱の中でも，特にこれまで学んできた陰陽の考え方を基本にして解説しました．八綱弁証は，様々な段階での現象把握の材料を提供し，気血弁証は，結果としての病態を描写す

る手段，臓腑弁証は，その病態が発生する機序を説明する手段として有益であることが多いものです．が，これらはそれぞれ単独で用いられたり，症例や病態に特異的に決まるものではなく，統合して，正常から異常への崩れの過程を把握する考え方を提供する手段となるものです．

Ⓠ：八綱弁証の段階として，①病位の把握（表裏を代表として）②病状の把握（寒熱燥湿）③病因の把握（気血津液，臓腑によって病態生理を考える）という3段階を考える，ということか．
そしてこのなかで，八綱弁証・気血弁証・臓腑弁証も含まれていると考えてよいのか．

Ⓐ：段階というと順番にという印象になってしまいますので，あえて訂正すると，「3要素」または「3視点」を意識する，ということでいかがでしょう．この3つを分析の視点としての軸にするということです．順番はそのときのやりやすい方法でいいと思います．
八綱の中に気血の概念，臓腑の概念を持ち込むことができるということです．状態把握（寒熱燥湿）は気血津液の状態を意味し，それがどうしてそうなるかは臓腑の概念で把握することができます．

B-3 虚実の考え方について

冒頭5-A-2に挙げた虚実の代表症候は，現代の日本における東洋医学の臨床の場で主流を占める虚実の扱われ方ですが，これには異論を唱えたいと思います．

虚実は「不足や低下を示す虚」と「過剰や亢進を意味する実」の動詞や形容動詞として理解すると使いやすくなります．東洋医学用語は基本的に中国語ですから，主語＋述語（動詞＋目的語）の配列になります．陰が虚すから陰虚，脾が虚しているから脾虚，陽が過剰になっている陽実証といった具合です．虚実が頭にある用語は，虚や実によって生じた結果を示す用語になります．虚熱は，虚した状態で結果として熱証になっているという用語になり，何かが虚して熱になった状態を示します．主語が省略されているわけです．減って熱になっているのですから，減ったものは陰だということがわかります．陰虚によって虚熱になったというわけです．

こうして考えると，5-A-2に挙げた虚実の症候は，「正気」つまり体全体の生命力の虚実を示しているにすぎません．主語を変えて津液の虚実，血の虚実，腎陰の虚実，肝陽の虚実などとすれば，全く違った症状が虚実として分類されます．例えば，津液の虚実なら，実は皮膚湿潤白色となり，虚なら皮膚紅潮となります．ましてや体格や体力の虚実を八綱の虚実と同意語のように解釈しては，大きな誤解を生じます（図5-18）．

一方，現在の標準的な東洋医学の考え方では，正気が不足したものを虚といい，邪が過剰な状態を実と説明されます．虚では正気のうち

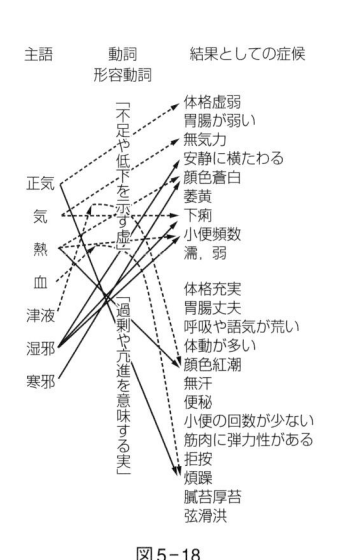

図5-18
主語が虚する（--▶）ことや実する（─▶）ことで症候が形成される

の何が虚しているか，実では何の邪が過剰かによって症候を分けて把握することが多いようです．

しかし，これにも諸手をあげて賛成するわけにはいきません．虚実はあくまで「不足や低下を示す虚」と，「過剰や亢進を意味する実」を意味しているに過ぎず，正気と邪に対象を分けて考えるべきものとは違うように思います．しかし現実に，過剰になれば正気でも邪になるわけで，結果としては実したものは邪になっているのですが，もとからの邪が増えたのと，正気が限度を超えて邪になったのとでは，その発生機序には随分違いがありますから，同じ病態として扱うことには抵抗があります．既述のように，病因病機（病気の原因と病気に至るまでの過程のしくみ）としての虚実を考えると，虚実によって主語を限定するのではなく，主語の分析も含めて，その虚実の状態を分析するのが本来の考え方だということになります．

したがって，虚実の概念を使って論述する時には，虚したり，実したりするものの主語を明確にするよう，解釈や表現を意識することが大変重要です．主語が変わることによって，生体における虚実の意義は全く異なってくることを理解しておかなければなりません．

Q&A

Q：図5-18では「主語」のところで，気を正気と気にわざわざ分けているが，ここでいう正気とは何か？

A：ここでいう正気は，気血津液を含むすべての生命力のことです．日本漢方的な表現で体力充実とか体力虚弱といった表現に相当するものの主語として挙げたものです．正気と気に分類したものではありません．図5-18の主語として挙げているものは，系統的に分類しているものではなく，雑多に挙げたものとしてとらえてください．ここの主語をいろいろに変えてもらうと，同じ症状でも虚実の線が変わるということを理解してもらえれば結構です．

C 症例の中の八綱弁証

C-1 症例：女性　54歳

主訴：頭痛

職業：パートタイマー（学校給食の調理員）

既往歴：10年前　子宮筋腫手術

現病歴：5年前から，特に夏にホットフラッシュが強くなり，職場で大量の汗をかく．

夜も，時々カッと暑くなり，汗をかくことが多い．

現症：時々我慢できない頭痛があり，頭痛薬を服用する．

頭全体に重く痛む．夏のほうが痛む日が多い気がする．

雨の日に痛むとか暑い日に痛むといった特徴はない．

全般所見：夏は暑がり，冬は足が冷える．足が重く歩くのが苦手．車酔いすることがある．食欲ある．胃部膨満感や腹痛や吐き気はない．大便，小便，普通．便秘することはない．

身体所見：身長150cm　体重52kg　BMI：23.1
　　　　　顔色：やや紅潮
　　　　　舌質：胖大（腫大した舌体．水の多さや熱の少なさを示す）
　　　　　　　　淡白（標準よりも赤が少ない色なので熱が少ない）〜少し淡紅
　　　　　舌苔：白厚（水の多さを示す苔の状態）
　　　　　脈：右　寸浮滑　関滑　尺沈弱
　　　　　　　左　寸滑　関平　尺沈細弱
　　　　　（心肺の領域には陰が満ちているが，腎の領域では勢いが弱いことを示す脈の所見）

治療経過：知柏地黄丸（知母，黄柏，地黄，山薬，山茱萸，牡丹皮，茯苓，沢瀉からなり，腎陰を補い虚熱を取る．作用の詳細は後述）と半夏白朮天麻湯（半夏，白朮，天麻，黄耆，人参，生姜，乾姜，麦芽，陳皮，茯苓，沢瀉，黄柏からなり，胃腸機能の低下を背景とする頭痛やめまいに用いられる．作用の詳細は後述）で効果が認められない．

C-2　症例解説

　弁証の入り口となる特徴として「ホットフラッシュ，夜間熱感，暑がり，夏に痛み強い」などの熱象を取り上げることができます．まずこの熱について分析します．

　この熱がどこに存在するかを考えると，部位は上方であることがわかります．熱象と関連する痛みの付随症候は「夏に症状（熱感，痛み）が強い」という特徴があげられます．

　次にこの発症機序を考えるにあたって，熱象の虚実の鑑別が必要です．病態としての虚実であって，体全体の虚実はここでは無意味です．陰が虚した相対的な熱象としての虚熱証なら，乾燥の症候が強く見られるはずですから，「口渇，多夢，入眠，大便の硬さ」などの陰虚や血虚の症候を確かめる質問を準備することが必要です．熱の勢いの強い実熱証の状態なら「イライラ感，易怒」などを確かめ，その原因としてのストレス環境の有無を確認することが大切になります．

　この症例では，「冬に足が冷える，舌淡白」などの寒象も存在し，単純に見れば熱と相反する症候が見られることになります．しかし，その部位を検討すると，寒象は下方に多いことがわかります．

　寒熱の他に燥湿の状態を分析します．「BMI：23.1でやや肥満，発汗多い，舌胖大，頭の重い痛み」など陰の多い「湿」の症候が見られ，「車酔い，下肢の重さ」なども湿蘊（津液が局所に停留している状態）を示唆する症候と

して解釈することができます．湿の部位は，表層や上方に多く見られることが所見からわかります．その他の部位の湿の有無を調べるためには，例えば，中焦（ちゅうしょう）は大便の硬さ，下焦（げしょう）では下肢のむくみや尿の量や色を聞くことが参考になります．

まず熱象からスタートしましたが，この熱象を単純に体全体の熱として理解してしまっては，それが虚熱にしろ実熱にしろ，相反する寒象や湿蘊の症候が説明しにくくなります．反対に，もし湿蘊から分析を進めたとしても，体全体に湿の解釈を押しつけてしまっては，熱象を説明することが難しくなります．

では，これはどれか所見の取り方が間違っているのかというと，そうではありません．これらはすべて，この症例の中に間違いなく存在している症候なのですから，それらすべてが共存できる体の状態を説明しなければ，部分的な症候を集めて，自分勝手な都合のいい解釈をしているということになってしまいます．

症候には，いろいろな解釈ができるものがあります．それを一面的な解釈だけで診断を定義づけしてしまうと，矛盾から抜けられなくなることがあります．例えば，

● 「車酔い」：中焦に湿蘊があれば嘔吐感として車酔いになりやすいのですが，湿蘊でなくても，陽気の亢進で胃気の上昇の勢いが強ければ，容易に嘔吐感につながります．本来下降をつかさどる胃気が，何らかの理由で下降しづらい状況であれば，湿の存在はなくても車酔いになるわけです．

● 「足が重い」：通常は，腎虚として扱ったり，「重い」という性質を湿と絡めて下肢に湿蘊があると解釈したりしますが，その本質は，足に陽気が不足していることです．例えば，陽気が上昇に偏り，下降しづらい状態なら，下肢が存在する下焦の領域には，気虚の症候が生じます．

● 「夏のほうが痛む」という特徴は，夏だからといっていつも熱証とは限りません．夏という季候の特性は，熱のほかに「湿」も含みます．さらに，陽気や水の量的な問題だけではなく，この時期は陽気が外向き上向きに盛んに動くという，正気の動きや配分の特性も重要です．

このように，ある症候は種々の経過から生じ，時には正反対の病態から同じ症状に至ることもあるので，**症状と診断を一対一に固定化せず，どうしてそのような状態になるのか，広い目から総合的に判断する姿勢が大切です．**

「重く痛む」頭痛の性質は湿の特性です．しかし，雨天や湿度に必ずしも増悪（ぞうあく）しないので，全身に及ぶ湿の病態ではなさそうです．一方，熱象も上焦（じょうしょう）に多く見られます．かといって体全体の陽盛でないのは，舌所見（胖大（はんだい），淡白）や他の寒象などから明らかで，陽気は上焦にのみ過剰です．

つまり陽気が上昇過剰となり，津液もそれにつられて上昇しますが，気が下降しないために上部で停留し，気血の阻滞（そたい）を起こしています．頭痛としては実証の痛みで，原因は気の失降（しっこう）（粛降が失調して下降しない状態）にあります．

車酔いは気の上昇，足の重さは陽気不降，夏の痛み増強は，夏期の陽気発越(はつえつ)の性質が上昇不降を強めるからと解釈できます．足が冷えるのは陽気不降で説明がつきますので，熱象と矛盾する寒の症候ではありません．舌質の淡白や胖大は，陽盛でないことの証拠として扱ってよいと思います．飲食不節による湿蘊がありそうですから，全体の陰陽のバランスは，むしろ陰盛に偏っても不思議ではありません．

　上昇過剰になっている理由は，肝鬱傾向や肝火を起こす生活背景はありませんし，そうした実熱証でないのは身体所見から明らかですから，虚熱か昇降失調です．排便の性状や口渇など情報が不十分なこともありますが，中焦にしろ下焦にしろ，陰虚の気配は少なく，紅みの少ない舌所見からも，内熱や虚熱も考えにくい状況です．そうすると気の昇降の失調が主因として考えられます．

　49歳（『素問』「上古天真論篇(じょうこてんしんろんへん)」で述べられている女性の生殖能力が低下する7×7の年齢）から特に契機なく増強していますから，気血の昇降をつかさどる衝任脈(しょうにんみゃく)（体の正中部(せいちゅうぶ)を占める経路で，全身の陰陽の経脈を束ねて気血の昇降をつかさどり子宮に連なり月経機能を支える）の失調を示唆しています．更年期障害と関連する状態です．衝任脈の機能が失調し，気血の昇降が乱れ，主に下降不足となって，気陰ともに上焦に停留している状態から，頭痛を生じていると解釈することができます（図5-19）．

　ただし，それだけでは，湿蘊を十分説明できません．日常的に習慣性の飲水喫茶がないかどうか，摂取過剰の有無を確かめる必要があります．脾虚がありませんから，食事も含め飲食過剰になれば，すべて体内に吸収される形で湿蘊を生みます．

　知柏地黄丸は，陰虚火旺(かおう)（陰が不足して熱の病態が強まった状態）に適応します．腎陰虚（腎の陰分が不足した病態）が本質で，そのために浮上した陽気が，上焦に虚熱の症候をつくる病態です．本症例では，確かに上焦に熱象はあっても，腎陰虚の症候は少なく，あるとすれば下焦の寒象から腎陽虚（腎の陽気が不足した病態）です．知柏地黄丸は奏功しません．

　半夏白朮天麻湯は，脾虚をベースとして生じた痰濁が，肝鬱気滞による上昇する邪気によって上擾(じょうじょう)（上方の生理機能を乱すこと）したものを，健脾(けんぴ)（脾の働きを高める作用）降気(こうき)（上昇に偏った気を引き降ろす作用）で化痰(けたん)（痰を解消すること）します．本症例では湿蘊は見られますが，その原因は脾虚ではなく，気の不降にあります．半夏白朮天麻湯で改善しないのは，脾虚がないのに補気するからで，健脾理気するにしても，下降性の作用をもつ生薬を主にすべきです．天麻で降気は目的にかなうかもしれませんが，それ以上に健脾薬，補気薬，中焦理気化湿薬(しょうりきかしつ)が陽気を鼓舞して，気の上昇を強める作用として弊害を生みそうです．

　治療では，陽気・津液を下降に導き，気陰の巡りを順調に戻すのに，

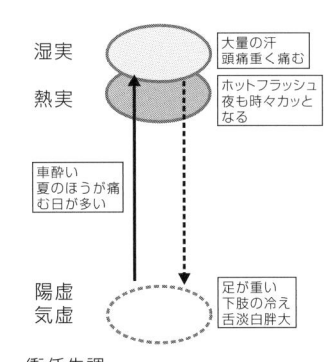

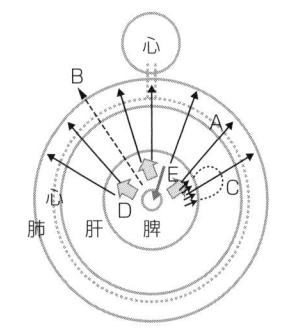

図5-19

A：黄耆：脾気肝気を表層に発揚し肺の湿を処理する
B：生姜：脾胃を温め脾気を表層まで導き，湿を処理する
C：白朮：脾気を増強して津液を巡らせる
D：甘草・大棗：脾気を強め，正気を量的に補強．滋陰も
E：防已：下焦の湿熱を去り，利湿する．止痛も

図5-20　防已黄耆湯

防已黄耆湯と加味逍遙散を用います．防已黄耆湯（図5-20）は肺（黄耆），脾（白朮），腎（防已）に働きかけて水道通調に作用しますが，主に肺気の粛降を調整します．加味逍遙散（図5-21）は疏肝理気ですが，上焦の鬱熱を下降させるのに長けています．柴胡，白朮，茯苓など燥性の強いものが含まれるので，陰虚傾向の強いものに用いるのは注意しなければなりませんが，本症例では上焦には湿蘊もありますのでOKです．

生活改善で外来性の湿が少なくなったときには，この組み合わせでは燥性が強く作用しすぎる可能性がありますので，香蘇散（主に気を巡らせるために用いられる方剤）などに変える必要があると思いますが，湿が取れれば頭痛はずっと軽くなるはずで，服用は不要になるかもしれません．

基礎理論を学ぶ段階では，以上のような詳細な分析はできなくてもかまいません．八綱弁証の考え方が，実際の症例分析の中でどのように生かされているかを感じ取ってもらえれば十分です．症例分析は，弁証や病態観の理解をさらに深めてからの課題となります．

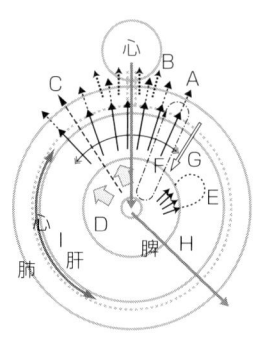

A：柴胡：肝気を巡らせ諸気を発揚し上昇させる．辛涼解表
B：薄荷：気を巡らせて発散する
C：生姜：脾胃を温め脾気を表層まで導く
D：甘草：脾気を強め，正気を補強．滋陰も
E：白朮：脾気を増強して津液を巡らせる
F：茯苓：脾・肺を通じて津液を巡らせ，利尿に導く
G：芍薬：粛降を調整．表の津液を裏に回収．津液を増す
H：山梔子：心や上焦の鬱熱や湿熱を引き下ろし尿から排泄
I：当帰・牡丹皮：肝血を巡らせる．牡丹皮は涼血

図5-21　加味逍遥散

Q&A

Q：頭痛を水分の多さとは思っていなかった．今までは血液の流れの過剰と考えて，緊張など一種のぼせのようなものと考えていたが違うか？

A：この症例では，水だけではなく，水も熱も上方に過剰ですから，のぼせの要素を含んだものと考えても悪くはありません．ただ，頭痛をいつもそのように考えていると失敗します．血以外のもっと多くの要素を含んだ流れの問題であり，過剰ばかりでなく少なくなって頭痛になるものもあります．

症候をとらえる時には，すべての現象に対してその原因の虚実の両極を考えることが必要で，そしてそれぞれその主語を考えることが必要です．したがって，頭痛という1つの症候も，たくさんの病態が考えられます．

Q："痛み"が津液の過剰（相対的）で生じるということだが，湿が関与しない神経痛はあり得るか？　雨の日や寒い日に悪化する神経痛が多いが，「台風が来る3日前に（天気がまだその時点では良いのに）痛みが知らせてくれる」という帯状疱疹後の神経痛（三叉神経領域）の患者さんがいた．「痛い所を手でおさえると気持ちいい」という．

A：痛みは津液の過剰で起きると考えるよりも，原則は「滞り」で起きるとしておくのが有益です．何が滞るかで，津液が主体，気が主体，血が主体と分かれます．しかし，これらはそもそも一体となって巡りますから，あくまでどれが主体かで，結局はすべて影響します．その病因として何が関与するかは，流れを邪魔する要因，流れを作る運行力の要因，流体そのものの要因の3視点から分析することが必要です．湿が関与する痛みは，流れを邪魔するものの存在という位置づけになるでしょうか．したがってそれ以外の要因で生じる神経痛はたくさん存在します．気圧が下がり，気温が下がり，湿度が上がることで，一般にどの流体も動きは鈍ります．したがって，動きの順調なときには軽いものでも，その弊害のある部分は症状を呈することになります．運行を低下させる要因として一番影響力が大きいのは寒さでしょう．特に表層の痛みは，寒さによって陽気が奪われると同時に，体自体も表層から流体を撤退させますので，虚証の痛みの要因が増えることになります．

　一般的に，押さえて気持ちのいい痛みは「喜按」といって，虚証の痛みとされます．何かが足りなくて痛んでいるわけです．陽気であったり，血分であったり，津液であったりします．反対に実証の痛み，つまり過剰や邪魔物で生じる痛みは，押さえると痛がるので「拒按」と表現されます．

Q：車酔いを中焦の水で説明したが，三半規管の水の停滞と考えると，上焦に水が停滞していると考えてはいけないか．

A：車に揺られて吐き気になるのですから，必ずしも中焦に水がなくても，現代医学的な知識を持ち込めば，三半規管の存在する上焦の水の問題で吐き気になるとしてもよいと思います．食べ過ぎた後で起きる吐き気も考えると，中焦，特に胃に水が存在することで揺られて吐き気になることもあるということを示したもので，すべての車酔いが中焦の水というのではないのです．この症例でも，中焦の水というより，その原因は上方に向かう気の勢いが強いことにあります．耳の中の水が揺られて吐き気になるということは，東洋医学的にはあまり出てこない発想だと思いますが，病因病機の中に西洋医学の情報を入れてはいけないということではないので，どしどしそのような発想を持ち込んでもらっていいと思います．

　一般的に，めまいにしても耳鳴りにしても，実際には耳の中で起きている病態ですが，東洋医学的には耳の中の小さな動きというようなとらえ方よりも，全体的な大きな動きとしてこれらの症候をとらえているので，耳の中の水の動きの異常と体全体の水の異常とを結びつけるのは，今後の課題になる

かと思います.

Q：「上熱下冷」の状態を東洋医学の病態理論で分析するとき，本症例の「気滞による陽気不降」以外，ほかに大きく分けられるものはいくつあるか？

A：陽気が不足して津液が上方に供給されないと，下方では寒象となり，上方では相対的に熱が過剰になって上熱下寒(じょうねつげかん)になることがあります．瀉下剤の誤った使い方で下痢を起こしすぎると，下焦の津液を消耗してしまい，虚熱が上昇して，上方で熱象を，下焦では気虚で寒象となることがあります．

　どういう病態なら下が冷えて上が熱い状態になり得るかを考えることができれば，病型分類を覚える必要はないと思います．

Q："怒りやすいタイプは熱が上方に昇りやすい"というのはわかるが，ではくよくよしやすいとか否定的な考えにとらわれやすく頭をぐるぐる巡るタイプというのはどのような体質なのか．

A：第2章の陰陽の性質を見ていただくとよくわかると思います．怒りやすいタイプは外向きや上向きの陽の勢いが盛んなのです．外に向けるのは肝の役割で，肝気旺盛というわけです．

　ご質問の後半のタイプの人は，絵に描くと陰の模式図そのものであることが理解できますか？　思考の向きが内向き，下降で沈み込み，重くなります．外に引き出すべき肝気が虚しているもので，勢いの弱い肝鬱の場合，こうした傾向になります．肝気が外に向かわない理由は，肝気を束ねる胆気が弱い場合や，肝気の勢いを底支えする腎気や脾気が弱い場合に，肝が十分養われないから萎えてしまうのです．肝鬱になった場合に，外に向かう勢いが強いと抑圧した分勢いが強まりますが，陰の臓の陽気が弱いと，抑圧によって肝の弱い勢いは外に向かえず陰を巡り，くよくよタイプになることが多いのです．

Q：更年期は誰にもあるが，みんながこのようになるわけではないと思うので，この人がこのような症状になるのには，例えば，大量に汗をかくという記載があるが，もとから気虚があったとか，そのように考えていいのか？

A：確かにスタートの時点では皆同じ所に立っていても，その先症状として表れる過程で様々に分かれてきますが，偶然そうなるのではなく，症状となるには，そこにそれぞれの必然性があります．その必然性を探るのは大変大事です．

　更年期の際に多汗になるのは，おおむねすべての人に見られることで，この人に特殊なことでもないようには思います．しかし，多種ある症候の中で多汗が顕著であることについては，この方の場合は（推測ですが）職場環境にその要因があるようにも思われます．職場に適合するために，蒸し暑い状況におかれることの積み重ねが，体の働きを相対的に外に過剰に引き出すことになり，そうした状況が症状の修飾因子としてかかわっていることは十分考えられます．

　更年期そのものに，狭い八綱の見方からすると矛盾するような症候が同居しているのは，陰と陽が失調しているからだと思います．互いのバランスが

取れずに，それぞれに独立して存在するので，両者が混在しそれぞれに活動している様がうかがえます．

Ⓠ：巡る物が正常，良好な状態としての「似顔絵」を書いたとしたらどのようになるか？
Ⓐ：

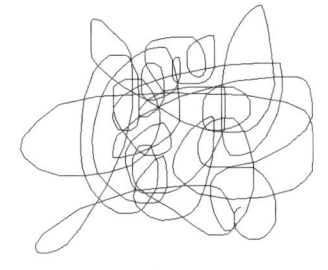

絵にすると上のような絵になります．そしてこのどこかに必要が生じると

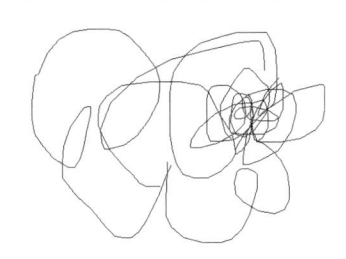

このように，その場所に巡る物は集中します．そしてまたほかに必要な場所が生じれば，そこに集中します．自由に往き来して，必要に応じて必要な場所に集まるのが良好な巡りの状態ですから，一枚の絵に描くというのは基本的には無理なものです．いつも全体に均等に巡っている，というのではなく，必要なところに集中できるというのが良好な状態なのです．午前中の状態，夜の状態，食事をしている時の状態，考えごとをしている時の状態，それぞれに変わるはずです．病的な状態では常に（と言いつつ多少の変動はあるにしても），例えば上に過剰で下方が不足しているといった偏った状態に陥っているわけです．

5章のチェックポイント　　　　　　　　　　⊙ 参照項目

☐ 東洋医学的な診断治療の手段を何というか？　　　　　　　　　　⊙ 5-A-1
☐ 判断を下すための根拠のとなるものを何というか？　　　　　　　⊙ 5-A-1
☐ 弁証の弁に込められた2つの意味について説明しなさい．　　　　⊙ 5-A-1
☐ 弁証論治において求められる姿勢は，「証」となる症候を見つけ出す姿勢　⊙ 5-A-1
　ではなく，どうあるべきか？
☐ 八綱弁証で用いる指標を8つ挙げなさい．　　　　　　　　　　　⊙ 5-A-2
☐ 八綱弁証の各指標の証の場合，それぞれ，どのような症候が起き得るか，　⊙ 5-A-2
　いくつか例を挙げなさい．
☐ 八綱弁証の8の意義について，対極，多元的といった用語を用いて，説明　⊙ 5-A-3

しなさい．
- □ 八綱弁証を，病態を描く手段ではないと理解すると，何を表現するための理論と考えればよいか？ ➡ 5-A-4
- □ 八綱弁証を治療手段に直結させるなら，表，裏，寒，熱，虚，実それぞれにどのような治療法を原則とするか？ ➡ 5-A-4
- □ 分析の視点として八綱を活かす際，表裏はどのような視点を意味するか？ ➡ 5-B-1-1
- □ 分析の視点としての表裏の概念では，表裏のほかに，どういう用語に相当する視点があるか？ ➡ 5-B-1-1
- □ 上下，内外と臓腑の関係について，図示しなさい． ➡ 図5-10
- □ 分析の視点として八綱を活かす際，寒熱はどのような視点を意味するか？ ➡ 5-B-1-2
- □ 分析の視点としての寒熱の概念には，寒熱のほかに，どういう用語に相当する視点があるか？ ➡ 5-B-1-2
- □ 気血津液の状態は，八綱の指標の，何にどのように反映されるか？ ➡ 5-B-1-2
- □ 分析の視点として八綱を活かす際，虚実はどのような視点を意味するか？ ➡ 5-B-1-3
- □ 八綱弁証における虚とは何を意味するか，また，実は何を意味するか？ ➡ 5-B-1-3
- □ 分析の視点として八綱を活かす際，陰陽はどのような視点を意味するか？ ➡ 5-B-1-4
- □ 分析の視点としての八綱弁証は，「どこで」「何がどうして」「どうなっているのか」の視点とどう対応するか？ ➡ 5-B-2
- □ 分析の指標としての表裏の概念において，病象が「どこにあるか」を把握した次に意識すべきことは何か？ ➡ 5-B-2
- □ 虚実を，動詞や形容動詞として理解すると，陰虚は何を意味するか，また，どのような症候が起き得るか？ ➡ 5-B-3
- □ 虚実を，動詞や形容動詞として理解すると，虚熱は何を意味するか，また，どのような症候が起き得るか？ ➡ 5-B-3
- □ 虚実を，動詞や形容動詞として理解すると，陽実証は何を意味するか，また，どのような症候が起き得るか？ ➡ 5-B-3
- □ 虚実に関する記述を表現したり読解したりする際に，特に意識すべきことは何か？ ➡ 5-B-3

コラム：現行法規と東洋医学

Q：先生の著書（『東洋医学』（新星出版社），『読体術』（農文協））の，東洋医学の養生法（特に水分のとり方や栄養について）に深く共感して，それを実践し広めるべく薬局の相談員として日々頑張っているが，一見漢方や東洋医学に長けているといわれている薬剤師や，両親などもいろいろいううわりには西洋横文字式科学に毒されている方々が多く，やれ「食欲がなくても腹いっぱい食べなきゃダメ！　若いんだから！」とか「若いのに，水のとりすぎだ．牛乳はダメとかいうのはおかしい」だとか，東洋医学を実践している私にとってはなかなか理解が得られないので大変だ．

さて，これから東洋医学（中医学，漢方含む）で将来頑張りたいという場合，例えば高校生がそう言っていた場合，どういう進路をすすめるか？　現在東洋医学臨床家としては医師（漢方専門医），薬剤師（漢方相談薬局），鍼灸師がいるが，いずれも現行法規下では東洋医学を実践するのにはまま問題がある．もちろん最終的には本人のvisionだが，本当に弁証論治をして正しい処方をしようとすると，漢方薬局薬剤師は医師法・薬事法・薬剤師法違反を暗黙の了解でおかしている方が多く，鍼灸師に至っては，漢方薬の説明ができない．本来，中国の中医は湯液・鍼灸・気功・推拿，すべて合わせて東洋医学だったのだろうが，やはり現行法では医療界の頂点たる医師ならすべてできるし，例えば薬剤師が薬局漢方製剤を加減すればすぐたたかれるが，医師が混合診療したり医院で一般用医薬品を販売しても何も言われない現状があると思う．今後の医療情勢もふまえてどう考えられているか？

A：医師なら何をしても何も言われないという時代はとうに過ぎ去り，こと保険診療に関しては法律の定めの下で，ルールをはずれた使い方は，ルールを根拠に徹底的に潰されることもあるのが現状です．ただし，道路交通法の速度規制のようなもので，明らかに違反していても取り締まらなければ，また逮捕しなければ何もなしですし，取り締まる気になりさえすれば，たとえ時速1メートルのオーバーでも違反は違反として厳しく追及することは可能で，審査の基準が公平かつ平等ではないのが現状です．

ご質問の本質に戻りまして，しかしご指摘のように，制度上，医師には医師個人の責任のもとに行える医療行為の範囲が他の医療関係者よりも広いのは事実です．これは，制度が，薬剤師や鍼灸師と，医師の間に大きな立場の違いをおいているからで，医師には判断を下す責任と権限を与えています．薬剤師，看護師には，療養上の指導をする権限はあっても，病状を判断する資格は与えられていないのです．したがって，病状の判断に基づいてなされる医療行為や投薬に対して，医師の判断を抜きに他の資格者が手を出すということが許されないのは，制度としては当然のことです．ことの是非を論じる前に，それが制度であれば，これに反する行為は，罰せられるか，黙認されるかどちらかでしかないのはやむを得ないことだと思います．

現況，「東洋医学」は制度では公認されていない側面もあり，医師であっても標榜はできません．正式な医学教育のカリキュラムにも2004年まで組み込まれてはいませんでしたし，近年やっとコアカリキュラムの中にとり入れられたとはいってもその実状は十分なものとは言えません．そのような中で，各個人の努力と興味に支えられて独自に勉学しているのが「制度」としての現状です．したがってどの道に進むにしろ，自分で勉強しなければなりません．最近は中国への留学や，中国の中医薬大学の日本分校などがあり，そうしたところで勉強することは可能ですが，それによって，日本における某（なにがし）かの資格が取れるわけではないので，実際に漢方医療に携わるなら，何らかの医療者としての資格が必要です．したがって，東洋医学を志す「高校生」なら，やはり一番の理想は，まずは現代医学を学ぶ覚悟で，医学部に進むことであるといわざるを得ません．しかしそれだけが唯一の道ではなく，いろいろな形で東洋医学を実践することは可能なのですから，それぞれに与えられた状況の中で，興味と情熱をもって東洋医学にかかわっていく姿勢が道を拓くと思います．

医師だからということだけで，勉強もしていないのに漢方薬を扱える現行の制度は大きな問題をはらんでいて，今後改革を必要とすることはいうまでもありませんが，現在きちんとした教育制度が整備されていないので，そのことの整備が急務だろうと考えています．

第6章 臓腑概念と生理機能1（腎・脾）

はじめに

腎と脾は地の気にかかわる臓器であると総括することができます．この2つの臓器によって生命の基礎的な部分が供給され，構造的な構築や，物質的な要素が形作られます．造形の臓と表現できます．五臓すべてが生命にとって不可欠なものですが，腎は「**先天の本**」，脾は「**後天の本**」と称され，特にこの臓器2つに「本」の名称を充てているのは偶然ではありません．ともに地の気を担う点で，生命の基礎にかかわっているからです（**1-B-3参照**）（図6-1）．

腎と脾は，物質的な供給においては，先天の素材や地の気の**素材の供給源**として，その**生成の初期段階**に関与します．したがって，腎や脾の失調は，原料の供給不足や生産量の低下など，生命活動に必要なものの**量的な不足**の病態を呈しやすい特徴があります．

生体の機能的な側面や動的な側面においては，腎と脾は，その原動力を提供することに関与し，機能調節よりもその**熱源**にかかわることが多く，腎や脾の失調によって，**機能の低下を伴う巡りの鈍化や下降**といった現象になることが多くなります（図6-2）．

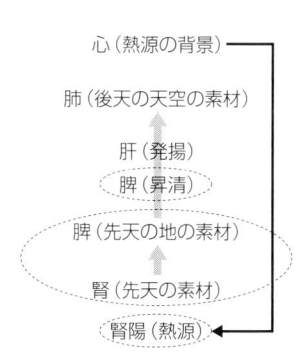

図6-2 「巡るもの」の生成機序と腎・脾
「腎と脾」の機能失調は量的不足・下降・停滞を生じる

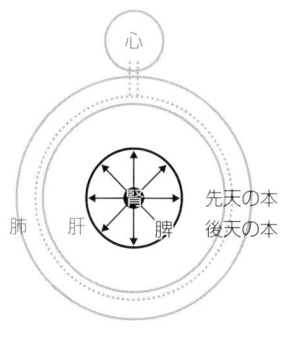

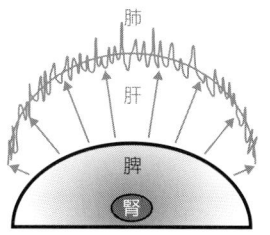

図6-1 地の気をつかさどる「腎と脾」は生体の「本」

A 腎

A-1 腎についての記述

東洋医学の腎は，排尿など現代医学的な腎臓の働きを含んではいますが，それはごく一部の働きで，もっと重要な多くの働きを担っています．まず，腎について標準的な知識として整理しておくべき内容をA-1-1～8に列挙します．

A-1-1 腎は成長・発育・生殖をつかさどる「先天の本」

東洋医学の腎は，成長，発育，生殖に関する働きを生涯にわたって左右する非常に重要な生命力のもとと考えられていて，「先天の本」と呼ばれています．この先天の本の働きを，この世に生まれてから，後天の本である「脾」の働きによって補充，増幅しています．

腎の調節によって，幼児期から思春期，壮年期への成長や機能の発達が進み，腎の勢いの衰えとともに，老年期の状態がつくられ，やがて死に至ります（図6-3）．この様子を生・長・壮・老・已（已は終わりを意味する）の5段階で表現します．したがって，腎は性機能や排卵・月経などの生殖機能の周期的変化と関係が深いほか，骨の発育や維持，歯，髪などとも深くかかわっています．幼児の頃には髪も少なく歯も生えていないのが，腎の充実とともに生えそろい，加齢による腎の衰えとともにまた抜け始める現象と一致しています．

図6-3 腎の勢いと生体変化
腎は「変化するもの」とかかわる

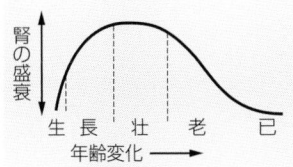

成長（発育・老化）
増殖するもの
　骨格・骨・歯・髪
　生殖機能・月経

A-1-2 腎は精を蔵し，骨をつかさどり，髄を生ず

腎と骨の関係は「腎は精を蔵し，精は髄を生じ，髄は骨を養う」と表現され，腎が精や髄を介して骨を作ると考えています．

腎と骨の関係は，先天的な腎の機能不足がある奇形児などの場合に，頭蓋骨が癒合しなかったり骨がもろかったりする現象に見出すことができます．近年は，骨粗鬆症とカルシウムの関係からカルシウムの不足だけが強調される傾向にありますが，カルシウムは骨の材料に過ぎません．骨の病的な変化を起こさないためには，腎の勢いを温存することを日頃から考え，実行することも大切です．

腎が蔵する「精」は，「陰と陽が分化する前の陰陽両方を一体として含む」生命力のエッセンスで，これから腎の陰陽が分化し，諸臓の陰陽が形成されて，全身の機能が維持されます（3-B-1-1参照）．

髄は，骨髄だけでなく，脊髄やその延長である大脳にも関係すると考えられていて，腎は，こうした組織の構造にかかわっていますので，脊髄から出る末梢神経や，脊髄の終点である大脳の機能にも，主にその構造の面でかかわっています（図6-4）．

「歯は骨の余り」と考えられていて，歯の成長や脱落は腎の働きと関係していると考えています．骨髄と歯髄は同様のものと考えられていて，つながっているとされています．

高齢になって腰が曲がったり，足腰が弱ったりすることと腎の変化

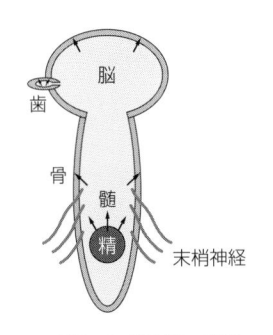

図6-4 腎と脳・脊髄
腎は精を蔵し，精は髄を生じ，髄は骨を養う（髄は脳・歯髄につながる）

と深く関係していると考えられていて，こうした関係から，**腎は背筋や腰の筋力，下半身の力を左右する**ことがわかります．腎は脳の構造形成にかかわるので，知能や記憶力が年齢と共に変化するのは，「心」の働き（**8-A**参照）のほかに，腎の変化が大きな影響を与えていると考えられます（図6-5）．

A-1-3 腎は水液をつかさどる

腎が津液の代謝調節で重要な役割をしていることはすでに述べました．津液を温めて全身に配る腎陽の働きがあって，はじめて津液の全体の動きが順調に保たれます．また余分な津液や，蓄えとして持っておきたい津液は，腎陰の形で蓄えられます．こうしたことから，津液代謝の中心的存在を腎と考えて「腎は水液をつかさどる」と表現します．排尿の異常や夜間尿などは，いうまでもなく腎と関連する症状で，西洋医学的な腎臓の働きと共通していますが，ただ尿を濾し出すというだけでなく，東洋医学的には**体内の水の動き全体に影響力をもっています**（図6-6）．

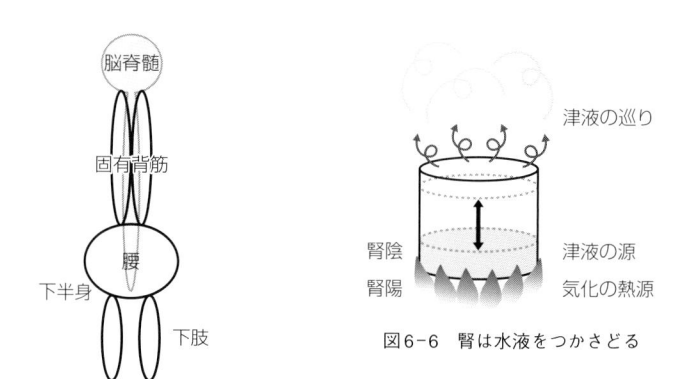

図6-5　「腎」といえば腰・下半身・背筋

図6-6　腎は水液をつかさどる

Q&A

Q：「腎は水液をつかさどる」という文中「水液」は「津液」としてもよいのか，それともあえて「水液」としている理由があるのか．

A：調べてみると，日本における主な訳本でも「水液」と記されていました．中国の教科書では直接的な用語としては「水」をつかさどるとしか書かれていませんが，その解説の中で「水液」という用語が頻繁に登場します．「腎は水液をつかさどる」という記述の根拠となっている『素問』「逆調論篇」では「腎者水蔵，主津液（泄液と書かれているものもありました）」となっています．

　実際，この文が意味するものは，水液を津液と置き換えても大きな間違いはありませんが，一身の陰をつかさどるというような意味合いがあって，真陰とでもしたいところです．気，血，津液と分化してとらえる狭い意味での津液にしてしまうと，意味するものが少し違うかもしれません．水とするか水液とするかは別として，「主津液」という記述が『素問』にありながらも，そうとはせずに中国においても「主水」としたのはこうした意味合いがあるのかもしれません．

A-1-4　腎と肺

　肺が水の上源（**7-B-1-4**参照）であるのと対照的に，腎は，体の一番深く低いところで水とかかわっています．腎陽が水を温めるのには，一番深いところが有効だからです．肺を雲とすると，腎は海や湖で，肺から降り注ぐ雨を受け止め，蓄え，温めて，また水蒸気として循環系に返します．こうした関係で肺と腎は一番高いところ（表面）と一番低いところ（深部）でペアを組んで体の働きを維持しています．水だけでなく，肺が外から取り込む「気」も，体中を巡りながら腎に納められるという考え方をしていて，これを「腎納気」と表現します（図6-7）．実際に腎に気が入っていくと考えるよりも，腎の働きで気がたくさん取り込まれると考えたほうが合理的です．腎がかかわる姿勢や筋肉の関係から，腎の働きが悪くなる時に，呼吸，特に息を吸うのがつらくなる現象が説明できて，「腎不納気」という病態の呼称となっています．喘息の一部もこれに該当します．

　水の中から，特に海からいろいろな生物が発生したと考えられているように，水の特性は，生命に重要な様々なものが凝縮されて蓄えられていて発生の根源となるという，腎の特性に符合します．

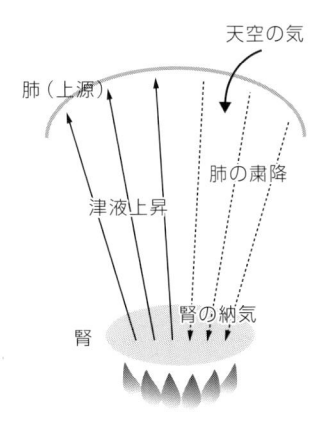

図6-7　腎と肺の呼応
生体の両極で津液とかかわる

A-1-5　腎と心

　海や湖の水が太陽の熱を蓄えるように，腎は心の熱によって温められ，その熱を腎陽として蓄えているという考え方をします．そして，その熱によって腎陰が温められて上方に昇ります（図6-8）．体の上部にある心には，腎が水を供給して，心の水である心陰となり，心の働きに穏やかなゆったりとした状態を作り出します．腎は，心から熱を受け，心には水を提供しています．これを「心腎相交」といって，**水の代表である腎と火の代表である心が低いところと高いところで呼応しています**（図6-9）．この関係に支障が生じると，腎陰が心陰を補えず，心陰が不足するために眠れない，不安感といった心陽亢進の症状につながります．これを「心腎不交」といいます．

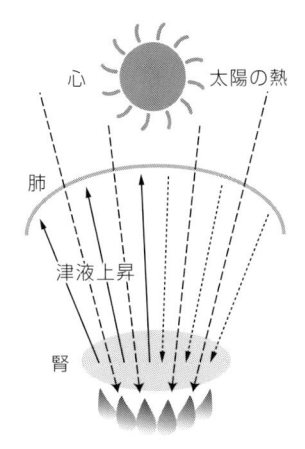

図6-8　腎と心の呼応
太陽の熱を湖や海が受けて蓄える

Q&A

Q：「心」も体を温めるということだったが…
A：心も体を温めますが，蓋の側から鍋の中身を温めるのは効率が悪いのと同じように，心から腎に受け渡して温めます．心から渡された熱を蓄えているのが腎陽です．体の中に入ってしまうと体のすべての陽気は腎陽がつかさどると考えられるわけですが，腎自体は，もともとは安定なものですから，熱をもっているような存在ではありません．心からスイッチを入れられるまではじっとしているものです．生命体として活動を始めると，心から受け渡された熱や体が活動して発生した熱を腎に蓄えて，体全体の熱源として利用します．

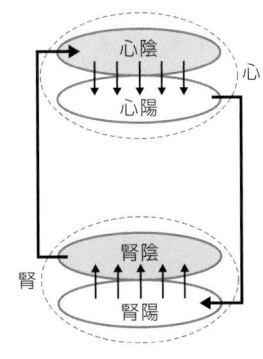

図6-9　腎と心の呼応（心腎相交）
生体の両極で陰陽が交わる

A-1-6 腎の陽と陰

　腎には，熱のもとも，水のもとも蓄えられていることがわかったと思います．生命にとって必要なエッセンスは全部備わっているのです．が，それだけでは生命力は作れないので，いろいろな体の働きの助けを借りて，秘めている力を発揮するのです．

　腎陽は，生命のパワーを外に開放する根源です．腎陰は，体の予備を蓄え，潤いを通して体の働きを鎮めますから，収束の機能の根源です．腎陰を燃料のようにして腎陽が花開き，腎陽の力で腎陰が動きます．**腎では陰と陽が密接に結びついて，ほとんど一緒に存在してはじめて機能できるような関係に**あります．

　腎の陽気で脾や肺や肝が機能し，腎陰ですべての臓腑が潤い，神が安らかでいられることからわかるように，**腎の陽や陰は，体全体の根源**でもあり，そのため真陽や真陰とも呼ばれます（図6-10）．

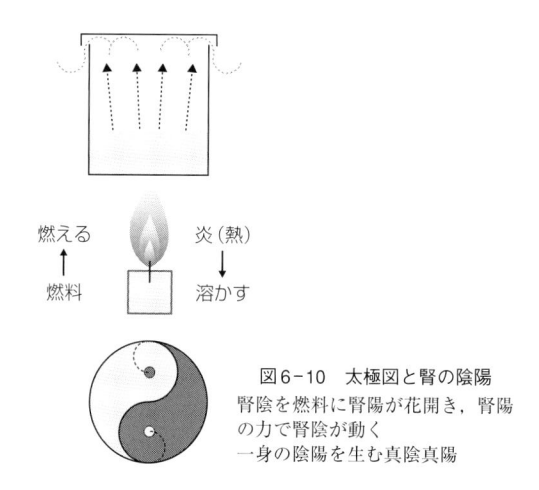

図6-10　太極図と腎の陰陽
腎陰を燃料に腎陽が花開き，腎陽の力で腎陰が動く
一身の陰陽を生む真陰真陽

Q&A

Q：腎陰，腎陽の概念がわかりにくい．

A：腎の中における形を構成するもの，重さをもつ物質に関与するもの，もっと簡単にいうと水に関係するものが腎陰で，その水に動きを与えるような熱に相当するものが腎陽です．簡単に表現するとこうなりますが，陰・陽は第2章で述べたようにいろいろなものを指し示します．腎という概念の中の陰陽を示すものですから，もっと多くのもっと深いものを意味しているともいえます．第2章とあわせて考えてみてください．

Q：腎陽というのは腎の働きのことか．

A：腎の水を動かすための熱という考え方のほかに，ご質問のように，「働き」と考えることもできますが，通常，機能を意識するときには「腎気」という表現をとることが多く，陽と表現するときには熱を意識しているときが多いようです．理解の仕方としては，「働き」としても悪くありませんが，陰と陽の両方が存在してはじめて腎の働きが成り立つので，働き＝陽というわけでも

ありません．働きの原動力というような意味合いです．発汗の機能の中で津液合成のための腎の役割という視点において，腎陰は水のもと，腎陽は熱のようなものというふうに，対象を限定して，はじめて具体的に何を指すかがはっきりしてくるのです．

Q：補腎薬，補陽薬，温裏薬などといった方剤の分類があるが，内容的に補陽薬が本当に腎陽を補うのか疑問に感じることがあるが，温裏薬と補陽薬はどの様な区別があるのか？

A：温裏薬は裏を温めるわけですから，表裏の概念の中で裏を温める効能をもっているものを意味します．腎だけでなく脾を温める作用も含まれます．温陽薬というのは陽気を温めるわけですから，裏以外にも表の陽，例えば肺の陽，肺気などを温めるものも含むことになります．実際にそれが何を指すかは言葉だけではわからないこともあります．温裏薬の中に温腎陽という概念が含まれるといったような感じになります．「温陽薬はA，温裏薬はB，温腎薬はCで，A≠B≠C」というものではなく，温陽薬にA，B，C，温裏薬にA，B，D，温腎薬にA，B，Eがあって，具体的にその方剤にどのような効能が含まれているか，見る視点によって表現が変わるというふうに理解してはいかがでしょう．

A-1-7 腎の華は髪

各臓器の様子が最もよく反映される部分を「華」という表現で示します．「腎の華は髪」といわれ，髪の艶や発育，脱落は腎の勢いと関係します．髪は腎だけでなく，「髪は血の余り」ともいわれ「血」との関係も深く，「肝」ともかかわります．

Q&A

Q：「腎の華」「脾の華（後述）」で「髪」「耳」「口」と出てきましたが，目や皮膚は腎の華にはならないのでしょうか？

A：腎における耳，脾における口は開竅（外界への開口部）です．脾の華は口唇，腎の華は髪です．「華」は，その状態が最もよく反映される場所ということで機能上影響力が大きいことを意味していますが，各所には五臓すべてがかかわります．華の臓器単独で機能を支えているのではありません．例えば腎の華の髪は，血の余りで，肝の影響も多分に受けます．同じように目は肝の開竅部とされていますが，瞳は腎と関係が深いとされています．皮膚は血や脾の影響を深く受けるほか，腎が基底層にかかわっていますが，特定の臓器との対応する「華」の表現はされていません．

A-1-8 腎は耳と二陰に開竅

各臓には特有の外界との連絡口があり，これを開竅部といいます．腎は耳と「二陰」に開竅します（図6-11）．

耳，つまり聴覚には腎が影響しています．老人性の難聴や耳鳴りでは，腎との関係を一番に考慮しなければなりません．

「二陰」とは，尿道を含む外性器（「前陰」）と肛門（「後陰」）の2つの口をさ

します．つまり，腎は**生殖機能**のほか，**排尿排便の調節**とも関係します．「腎は開閉をつかさどる」ともいわれ，二陰に開竅するということは，二陰の出口の開閉を腎が調節していることも意味しています．肛門や膀胱などの括約筋を，収縮させて閉じたり，弛緩させて開いたりする調節を腎がしているので，幼児の排便排尿の状態や，高齢者の大小便の失禁は，腎の未熟さや衰えと関係しています．

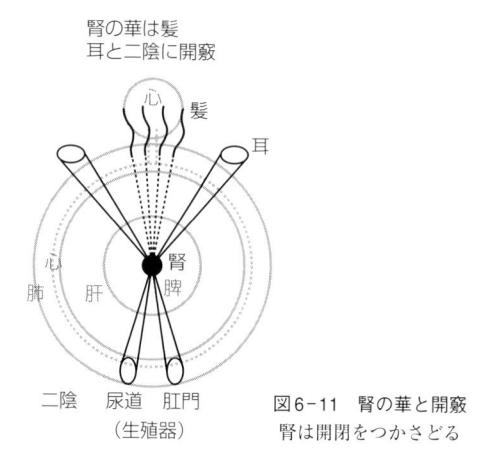

図6-11　腎の華と開竅
腎は開閉をつかさどる

Q&A

Q："排尿の勢いがない"，また"尿閉"という症状はなぜ起こるのか．
「二陰に開竅する」ということ
「水液をつかさどる」ということ
　　　　　　　　　　　　　　　で考えるのか？

A：前立腺肥大などの物理的な障害が背景の場合は，機序の議論は無意味だと思いますので，機能的なものに限定して解答いたします．勢いがないのは，放出しようとする外向きの力の不足ですから，肝の機能低下が主体だと思います．ただし，肝の陽気は，腎に養われているところもあり，腎陽虚が肝に及ぶとやはり勢いが弱くなります．八味丸などで温腎すると尿の勢いがよくなるのは，こうした機序もかかわっていると考えられます．

　排尿に腎が直接かかわるのは，開閉をつかさどる機能に対してです．尿閉の場合，閉じる力と放出する力の相関関係で病態が決まりますから，開閉できないのは腎の失調，それに加え，押し出す力の弱さは肝，そしてその背景としての腎の問題ということになります．

　力無く漏れてしまう状態は，開閉をつかさどる腎の問題だけで生じることがありますが，排尿そのものは，押し出す力と，それを制御する2つの力から成り立つものであることを理解しておく必要があります．肝の作用で膀胱を収縮させるにあたっては，腎の作用もかかわると考えるべきかもしれません．通常の膀胱の収縮は肝の作用が引き金と考えられますが，末梢神経障害などで排泄が障害される神経因性膀胱などは，肝の作用を伝える末梢神経や脊髄の障害ですから，腎の損傷が原因と考えることが必要です．

　詳細な機序に対する考察は，生理や病態の理解が必要で，基礎理論修得の次の学習ステップとなるでしょう．

A-1-9 腎と診断

腎の状態は，舌では，舌の根もと（舌根）に現れます（舌診については **9-B-7** 参照）．腎の働きが乱れて津液が過剰になると，舌根部の苔が厚くなり，腎陰が少ないと，苔が薄くなったり無くなったりします（図6-12）．

脈では，左右の尺脈（3本指をあてる手首側から一番遠いところの位置）に腎の状態が現れます．細脈や弱脈など虚の脈になる異常が多く，一番深いところにある臓腑ですから，脈は沈になることが多いです．原則的に右は腎陽，左は腎陰の状態を示すと考えることが多く，右の尺脈を特別に「命門」と呼ぶこともあります．これは，生命の根源は「火」であるという考え方に基づいています．このことから，腎陽を「命門の火」と呼ぶこともあります．鍼灸の領域では，浮取（軽く圧してとる脈）を腑，沈取（強く圧してとる脈）を臓としてとらえ，左の沈取を腎とし，左の浮取は膀胱，右の浮取は三焦，右の沈取は心包とする考え方があるようです．尺脈の解釈や命門としてのとらえ方には，歴史的に変遷があり，詳しくは「**9-D 脈診**」の項目で提示します．

図6-12 腎：「先天の本」種火
生命の根源（生命情報，物質的根源）を凝縮して内蔵
成長，年齢変化，生殖，細胞分裂，細胞性免疫などの機能と関連
骨，歯，耳，脳脊髄などの器官と関連
腰部，下腹部（生殖器），下半身に対応

A-2 腎の本質と解釈

腎は，生命の根源（生命情報，物質的根源）を凝縮して内蔵し，生命活動の原動力を提供しますが，単独では生命活動を担うことはできません．成長，年齢変化，生殖，細胞分裂，細胞性免疫などの機能と関連し，骨，歯，耳，脳脊髄などの器官と深く関連し，部位的に腰部，下腹部（生殖器），下半身に対応しています．腎の本質的特性について，種々の観点から再点検します．

A-2-1 腎の本質的特性

腎の特性を単語で表現すれば，base (fundamental ≒ beginning), core (center), collect (condensation), final といった用語に該当します．基底（基礎≒開始），芯（中心），集約（凝縮），最終といった意味合いで，構造的にも，機能的にも当てはまる腎の特性です（図6-13）．生命は腎から始まり，腎に終わると表現することができます．

腎は，機能的には，陰の代表として，封蔵（封じ込めて，しまってあること），凝集，収縮，括約などと関連し，病的には，瘢痕化，繊維化，硬化などの症候と関連します．

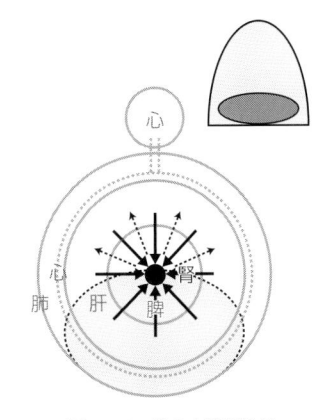

図6-13 腎の本質的特性

A-2-2 腎とgene

有機体である肉体のbaseは細胞ですから，肉体の「腎」は，細胞に相当します．細胞活動のbaseは細胞核ですから，細胞の「腎」は細胞核に該当し，細胞核の「腎」はgeneで遺伝子に相当します（図6-14）．

生命体の受け渡しである生殖は，個体や細胞全体の受け渡しではな

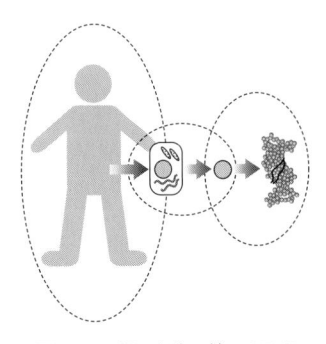

図6-14 腎：細胞→核→GENE

く，遺伝子の受け渡しによって行われますから，geneすなわち腎には，余剰を削り落として生命を最もコンパクトにした，生命体を復元するために必要なものがすべて含まれていることを意味します．

このように，エッセンスを凝縮した腎の存在は，植物の種が何万年も経っていても発芽することが可能なように，生命力を安定化した形で保つことができます．腎と関係の深い髪や骨などの構造物が，朽ちることなくいつまでも存在することと関連する特性です．

しかし，余剰をそぎ落とした腎単独の状態で生命体を構築できるのではなく，腎に内蔵される情報や素材を核に，新たな機能や物質を付加して，はじめて生命体としての機能や形態が完備されます．その際に必要なものが，脾肝肺心などの機能です．ですが，それらの機能もまたすべて腎から生じ，腎の影響を受ける要素をもっています．この要因を，東洋医学では「すべての陰は腎陰を基とし，すべての陽は腎陽を基とする」と表現しています（図6-15）．

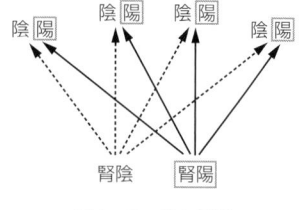

図6-15 腎と陰陽
すべての陰は腎陰を基とし，すべての陽は腎陽を基とする

Q&A

Q：腎は朽ちることがないという説明だが，腎の働きが弱くなって八味地黄丸等を使うのはどう説明されるのか．

A：腎はその安定形においては，朽ちることがないと言っていいほど変化の少ないものですが，永劫に不変というものはこの世にありません．一旦，活動を開始した腎については，腎のもつ特有の変化様式に基づいてその勢いは変化し，やがては消滅します．それは，他の臓器の機能をも併せて，腎に内蔵しているポテンシャルを外に引き出して具現化する活動形として存在しているからです．その消費が病的に強い場合に，補腎薬で介助するのです．

A-2-3 腎と細胞増殖

腎が細胞と関連し，またbeginningとして増殖にも関与することから，**細胞の増殖を必要とする生体機能に腎の関与が深い**ことがわかります．実際，腎との関係が深いとされる成長，骨，髪などは，細胞の盛んな増殖によってその機能が支えられています．同様に，血球成分の増殖を行う骨髄，盛んに分裂増殖を繰り返す生殖細胞なども，腎の範疇であることがうなずけます．リンパ球や白血球の増殖なども腎の機能と関連しています（図6-16）．

腎が細胞の増殖と関連することは，**表皮の基底層の機能に腎がかかわる**ことを意味しています．皮膚の構造をみると，真皮と表皮の間に基底層と呼ばれる胚芽細胞がつくる層があります．この一層の細胞が分裂を繰り返して表皮の層構造を形成します．腎と関連の深い黒を皮膚に提供しているのはメラニン細胞ですが，メラニン細胞もこの基底層にあり，胚芽細胞の間に細胞体を持ち，その細胞体の枝を表皮内に伸ばしています（図6-17）．このことからも，基底層と腎の関係の深さがわかります．表皮は，その機能的特性から，東洋医学的には明らかに「肺」に属するものですが，その機能を土台で支えているのは腎

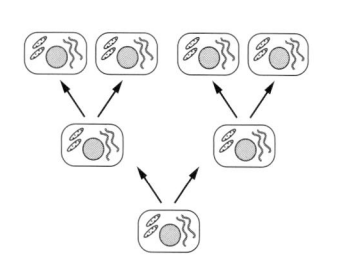

図6-16 腎と増殖
骨，髪などの盛んな細胞分裂，盛んに分裂増殖を繰り返す生殖細胞，骨髄での赤血球，リンパ球，白血球の増殖

で，つまり「肺」のbaseには「腎」があるということになります．「6-A-1-4腎と肺」で触れたように，腎と肺はいろいろな面でペアを組んで機能しています．

A-2-4 腎と筋肉

下肢脱力感や腰酸（腰のだるさ）は，腎虚の代表的な症候とされています．一方，四肢脱力は，四肢をつかさどる脾の機能とのかかわりでとらえることもあります．このように，四肢や筋力に対して，腎も脾もかかわりをもちますが，そのかかわり方には違いがあります．

腎は，固有背筋や下部腹直筋など，体の中心部に位置する筋肉群と関係が深いと考えられます．したがって腎の状態は，姿勢筋の状態に反映され，脊柱の姿勢を決定します．老年者の姿勢は，腎の骨とのかかわりで骨変形をきたすことよりも，姿勢筋と腎とのかかわりによるところが大きいと考えられます．腎の筋肉とのかかわり方は，筋力に直接かかわるというよりも，筋紡錘と関係して，筋の緊張度や伸展反射に関連して，筋力を調節していると考えられます．この観点から，脊髄や中枢性の神経回路障害時の腱反射異常の現象などと腎の機能とが関連していることが推測されます．

こうしたことから，腎虚の際には，筋力そのものの異常よりも，だるさといった深部知覚にかかわる症状や緊張力の低下が目立ちます．いわゆる中年腹は，皮下脂肪の蓄積による腹囲の増大よりも，腹筋の緊張が低下して腹壁が伸展することで膨満する要因のほうが大きいと考えています．腎虚の腹証とされる「臍下不仁（腹診で，臍より下の腹直筋に緊張度がない状態）」も同様の機序で現象を解釈できます．腎が，四肢の中では下肢の症候とかかわりが深いのは，下肢の特に大腿部の筋肉が，脊柱周囲の筋肉とともに，姿勢を維持する役割が大きく，機能的に筋紡錘の意味合いが，四肢の他の部位の筋肉よりも大きいことから，腎の状態が反映されやすいためと考えられます（図6-18）．

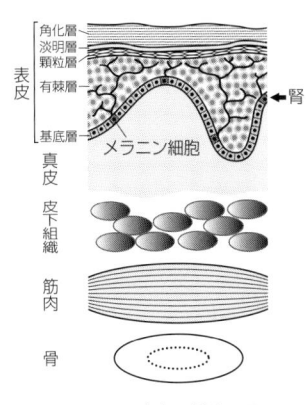

図6-17 皮膚の構造と腎
基底層の胚芽細胞やメラニン細胞に腎がかかわる

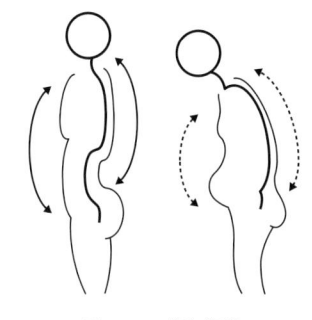

図6-18 腎と姿勢

A-2-5 腎と黒

五行の考え方では，腎は黒と関連します．腎の「封蔵」という特性は，黒の持つ性質と合致します．私たちが日常の経験を通して黒色から受ける様々な印象は，ほぼ腎の性質と一致します．

● 「全有にして無」の色

絵の具で黒をつくるには，すべての色を混ぜ合わせますから，黒はすべての色をその内に含みます．光が黒を呈するのは，光のすべての波長を吸収して反射させないからです．光が存在しない状態が黒であるように，すべてをその内に封じ込めてしまうことでも黒を呈します．黒は「無」の代表色ではなく，すべてを含む「全有」の色なのです．全有でありながらすべてを封じ込め，その活動の向きはすべて内向きであり，外に向けての動きは「無」です．ブラックホールと呼ばれる存在は，無の存在を示しているのではなく，すべてがそこに引き寄せられ，吸収され，すべてがその内に包含され，外に

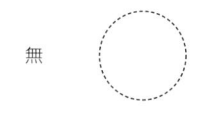

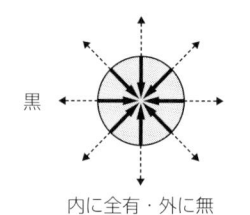

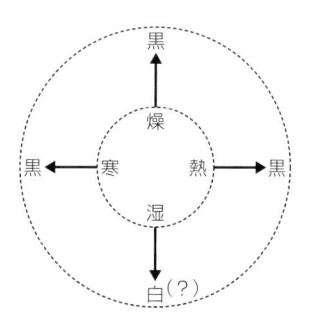

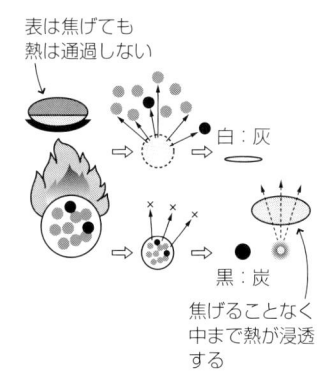

向かう動きが無になる空間を意味しています（図6-19）．

● 「極み」の色

熱は，明るさや炎を生み，黄色や赤を呈しますが，炎が激しく燃えたあとに，焦げた状態で黒が残されることがあります．東洋医学的症候でも，熱象の著しく激しい状態は，黒を呈します．熱を意味する黄色い舌苔は，熱象が極まると，褐苔や黒苔となります．

熱象の極みだけでなく，寒象においても，その極みには黒を呈します．凍傷や血流阻害で陽気を損ない生体が腐蝕するとき，黒を呈します．燥象においても，その極みは黒です．植物などが乾燥によって枯渇するときには，褐色から黒を呈します（図6-20）．

どんな方向であれ，平衡状態を超えて極みとなった状態，生体でいえば，あらゆる病的な状態が重篤になると，黒を呈します．黒は，それだけ究極の緊迫状態であることを意味します．これは，生体においては，病状が，生命の中心的存在である腎にまで及んでいることを意味し，重篤または生命の存続に直結する事態であることを意味しています．

● 「凝集」としての黒

自然界において黒から思い浮かべるものは，カーボン，炭，種々の黒焼き生薬などがあり，いずれも緻密な構造を持ち，高い密度や燃料性をもちます．炭や黒焼きは，ただ燃やせば作れるというものではありません．原材料のもつ有益な要素を内に封じ込めながら，不安定因子だけを燃焼によって消滅させてゆく技術に違いありません．例えば，ただ木々を焼けば白い灰が残るだけですし，そうしてできあがった灰は二度とは燃えません．が，同じ焼いても，炭として黒く仕上げたものは，一度熱を与えられると，それ自身は炎を出しませんが高熱を発し，しかも炭から発生する熱は，炎のように表面だけを焦がす熱ではなくて，その深部までよく浸透する熱です（図6-21）．

すなわち炭は，「精」を内蔵しつつ，かつ安定です．炎が明るく燃えるのは，炎の中に含まれる炭素が燃えて光を発するのであり，黒い炭素粉のなかに，明るく光を発する精気を含んでいるからです．通常の精を有する物体は，その外向きの活動ゆえに常に精を動かし，入れ替える必要がありますが，黒に包含される精は，外向きの動きは無であるために，安寧でいられます．しかし，それ自体では有益な精の存在とはいえません．炭でいえば，着火剤や高温による誘導がなければ，自力では高温を発生することはできません．炭自身では炎の形にはなり得ず，油や燃える媒体があってはじめて炎となります（図6-22）．生体でいえば，黒に相当する存在は，精を凝縮し安定な形で貯蔵する，例えば種子であり，例えば腎精です．これらは，内に生命力として必要な情報をすべて持ちながらも，それ自身では生命体となることはできず，他の条件が整うことによって目覚め，他の機能の手助けによって，そのうちに秘めたポテンシャルを拡大

し，生命体のための実効力に変換することができます．すなわち，エッセンスやポテンシャルを高密度に凝集したものが黒を呈します．「黒焼き」の意義は，種々の生薬を黒焼きにすることで，有効成分を包括的に凝集し，安定して長期にわたって利用できるようにすることにあるといえるでしょう．そうすることで効力を強めることも可能です．

● 「黒」の意義

黒には吸収凝縮，エッセンスの内蔵，高密度，重鎮，安寧といった性質があることが理解できます．厳粛な状況に黒を用いたり，黒により沈鬱になったり，充足感や落ち着きを得たり，恐怖を覚えたりといった，日常的に経験される黒とかかわる心理とも重ねて，その特性はよく理解できます（図6-23）．

黒は，陰の代表とされる色ですが，陰中の陰である黒は，この世の物質的な側面を示しながら，その物質的存在からすべての陽を生じる根源でもあるので，陽の対極にありながら，陽に最も近いところに存在するのです．あらゆる方面の極みは黒に通じ，黒を抜けると，今度はあらゆる方角に放散する白に通じます．あらゆるものを内に含むのは黒であり，あらゆるものを外に放散するのは白です．このように，黒をつかさどる腎と，白をつかさどる肺は，この世の陰陽の対極として存在しつつ，その両極で通じあっていて，芯と外郭としてこの世を限局し，この世を存在せしめています（**6-A-1-4参照**）（図6-24）．

● 生体における黒の発生機序と生体意義

生体において黒を呈するしくみの1つは，メラニン色素の存在で，メラニン色素がメラニン細胞から分泌されることによって，生体に黒が形成されます．一方，黒のもつ「すべての精髄を凝縮しすべての根源」という特性は，生体においては，腎の機能によく当てはまります．したがって，五行の関連における腎と黒の関連は，理にかなっています．すなわち，腎の機能がメラニン細胞の動員を制御して，目的に応じて黒を生体に配分していると考えることができます．実際，副腎の疾患であるアジソン病や腎不全などで，皮膚全体に色素沈着が顕著になるなど，現代医学的な腎臓や副腎に関連する疾患で，色素沈着によって皮膚が黒くなることが観察されます．また，腎気が充実することで，髪の黒さが充実します．加齢によって腎気が衰えると，色素が合目的的な動きを失って局所に不自然に停留し，シミを形成します．多くの疾患が，重症に至って病態的に腎に至る段階になると，黒色を呈します．

A-3 腎と生命

A-3-1 腎の防衛機能

腎が黒を誘導する目的は，生体防御にあります．日焼けは，体内深くに進入しようとする紫外線のエネルギーから身を守るために，メラニン色素が表

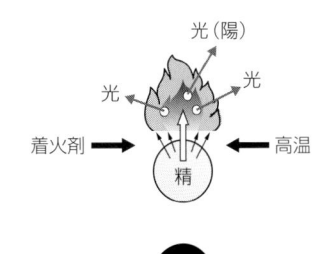

図6-22 精を腎と凝集して安定

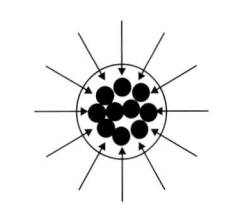

図6-23 黒が与える印象と封蔵

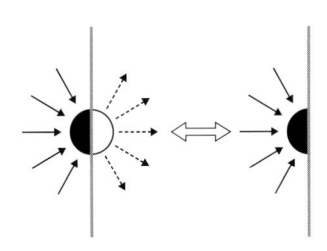

図6-24 白と黒の対極

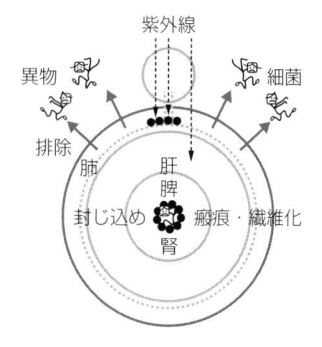

図6-25 肺と腎の防衛

層でエネルギーを吸収する防衛反応です．外部からの侵入に対する免疫系の機能は，通常，衛気と関連して肺の防衛機能として考えますが，**肺の防衛は体表で体外にはね返して追い払う方法で，腎の防衛方法は取り込みと凝集**です．紫外線は，通常の物理因子のように，肺のはね返す方法では追い払えません．そのため，腎が，「黒」によってこれを吸収して封じ込めることで，生体への弊害を防ごうとします．肺によって体外に排除しきれなかった邪は体内深部に侵入しますが，体内の深い部分での外敵との戦いには，排除や追放の方法は使えませんから，これを深部において処理しようとすると，腎による隔離，封じ込めの手段が必要になります．紫外線や放射線のような，肺のバリアを素通りして侵入する性質をもつ邪は，腎とかかわる染色体や遺伝子の異常を引き起こす特性があります．自己免疫は，腎の防御機能に変調をきたし，自らの健常な組織や細胞を邪と認識して，封じ込めようと攻撃をしかける病態と理解することができます（図6-25）．

貪食機能，瘢痕化，繊維化などが，腎の免疫機能と関連する現象です．腎の封蔵によって邪を封じ込める防御様式は，肺による排除よりも，不利な条件を生体に残します．腎の防御機能は，再利用を断念し，その組織の生体機能にピリオドを打って封じ込めることで，他の部位への問題の波及を阻止します．**腎の防衛はそれだけ生命の存続を左右する危機的状況におかれた防御**であることを意味しています．血の滞りによる暗紅色ないしは紫色は，血流の停滞により，局所に長く停留した「血」から，酸素が多く消費されることによって，酸素含有量の低下した鉄の色によってつくられる色です．しかし，停留が著しい，もしくは脈管外に露出して，もはや再利用の見込めない瘀血（おけつ）は，紫から黒色に転じます．これは，酸素消費によって暗紅色になる機序ではなく，フィブリノーゲンによる血塊の色です．すなわち，「血」を凝集させて隔離するのであり，もはや「血」に戻すことを断念したので，黒を呈するのです．

生体における黒の発生は，上述のように，深部における最後の防御手段として発動されることが多いので，生体において黒を見るときは，病状がそれだけ重症であることを意味し，腎にかかわるので，生命の危機に直結していることが多いと解釈するべきです．

A-3-2 腎と生命体の安定

腎は，すべてのものを安定させて保持します．生命体が活動するということは，変化をするということであり，消費するということでもあります．すなわち，**生命活動とは，不安定ということと同意であり，同じ状態を維持するということは，生きている状態では無理**なのです．腎が内蔵するものは，生命そのものではなく，活動を停止した生命で，生命活動に必要な情報と物質のエッセンスに過ぎません．つまり**生命のポテンシャルを内蔵している**のです．そのために，腎では，生命活動を呼び覚ますものを排除して，生命を内封します．その排除されるものとは……「水」です．

食べ物を変性させずに保管しようとすると，密封，真空，冷蔵冷凍，乾燥の手段を用います．密封や真空は，気の出入りを止めてしまいます．生命活動が気を介して行われていることを物語っています．冷蔵は，動き，すなわち，変化を遅くする，冷凍は，止めてしまうというものです．気温が下がることによって，水の動きが鈍くなります．生命活動を行う気の働きには，水の存在が大切であることがわかります．冷凍によって水の動きを完全に固定してしまえば，かなり保管できるということです．生命の変化に水が関与していることは，乾燥の手段で保存が利くことからもわかります．乾燥した状態では，温度も気の出入りも，普通の状態と変わりませんから，乾燥で変性を防げるのは，水が変性にかかわっているからです（図6-26）．

　このように，気によって生命が変化していくことには，水を媒介としていることがわかります．気と津液の項でも触れたように，気は水に宿っているといってもいいのではないでしょうか（幽霊が水の多いところに出やすいというのと関係しているはずです）．

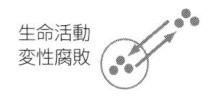

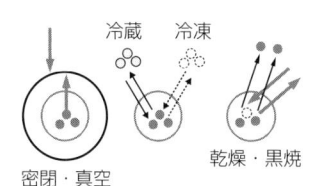

図6-26　生命体の安定

A-3-3　生命の危機と腎とステロイド

　生命の開始と終焉をつかさどる腎は，生命の危機に陥ったときには必ず登場し，生命を救おうとします．先に述べた紫外線への皮膚の反応や，体内での免疫機能もその現れですが，副腎皮質ホルモン（ステロイドホルモン）の分泌などとも関連しています．生体がステロイドホルモンを分泌するときは，生命の危機を回避するときで，かなりダメージの大きいときです．ステロイドホルモンの作用は，総じて体の活動量を低下させ，津液や物質を保持するように作用します．したがって，細胞の増殖や細胞の入れ替わりによって維持されている機能は，一時静止するような状態になります．それ故，炎症反応なども鎮まってきれいになるのですが，これはどう見ても，生体の姿からいえば，ちょうど冷凍されているときのようなもので，いいことではありません．なぜこのようなことが起きるかというと，こうして，活動を一時停止させることで，正気をあることに集中できるからではないかと考えられます．日常的な小さな局部の活動のために使われている生命力を，すべて，危機に面していることの問題解決に使おう，というときの体の非常手段ではないかと考えられます．血圧が低下したときや出血や脱水などで意識不明になったときなど，ステロイド剤をまとまった量，一気に静脈注射するワンショット療法で急を凌ぐことができます．ウイルス性疾患の急性期やなんであれ，急性期にステロイドのワンショット療法は有効です．しかし，これは，ステロイドホルモンそのものが，病態に直接作用して病態解決をしているからでしょうか？　もしそうなら，なぜそれだけ体にとって有益な手段が，長期投与を続けることによって，皮膚は薄くなり，筋肉は萎縮し，骨がもろくなってしまうのでしょうか．あるいは日頃から，ちょっとした病気や，元気になりたいときにもっと頻繁にステロイドホルモンを分泌するような生体のしくみにならないのでしょうか？

ステロイドの作用によって，体のすべての機能が，一時的に停止状態でも維持できるようになり，それによって切り離された正気が，問題解決に使われるから，病態から脱することができるに過ぎない．つまり，問題を解決しているのは，ステロイドホルモンではなく，体自身の力に過ぎないのではないかと推察することができます．したがって，水や糖分などのすぐに使えるものを体に保持し，蛋白など，生きる死ぬにはとりあえず必要のないものは，分解して糖質に変えてしまうのです．この状態が長く続けば，体の機能は停止状態のままですから，やがて機能は低下し，構造物は破壊され，水や糖は不必要に貯留します．

　外来性に投与されるステロイドが，腎の活動にどうかかわるかといえば，例えば皮膚において炎症が鎮まり，長期投与においては表皮が薄くなるということから見れば，腎の活動は低下させられていることを意味します．活動は陽ですから，陽を押さえ込んでいることになります．多くの自己免疫性の疾患がステロイドの投与で緩解するのは，1つには上述のように，非特異的に活動を低下させることで正気のゆとりが疾患を治しているという側面もありそうですが，自己免疫と関係する腎の機能に着目すれば，ステロイドが腎の異常に直接作用して，問題を軽減させていることも考えるべきでしょう．とすれば，自己免疫性疾患は，腎の防衛機能の過亢進であることが示唆されるのです．

　過亢進となった腎陽を制御するために，腎陰を補う方法がよいのか，または腎陽を直接攻撃するような清熱解毒薬を用いるとよいのか，いろいろな解決策が検討されています．癌は，生体の制御をはずれて自律的に増殖する体細胞の変性による疾患ですが，これも考えてみれば，腎の疾患というべきでしょう．したがって，抗癌剤は腎陽をたたく性質をもつもので，骨髄細胞もやられるし，髪も抜けます．やりすぎれば命を落とすのは，すべて腎にかかわる機能に作用させているからです．東洋医学でも，癌の治療は，1つには清熱解毒の生薬の工夫，1つには塊を形成するということから活血薬の工夫など，邪の性質からのアプローチがほとんどで，素体への配慮は，とにかく扶正（ふせい）という大ざっぱな見方で正気を補う（主に後天の本を補う健脾（けんぴ））ことが主体です．癌や生命と腎のかかわりを考えると，癌の病態を腎の異常として認識し，腎の過亢進を抑制し，健全な腎の状態を取り戻す方法で治療を工夫をすると，違った展望が開けるのではないかと考えています．

Q&A

Q：「アトピー性皮膚炎の眼合併症（白内障＆網膜剥離）」はずっと気にかかっているキーワードで，一時，ステロイド外用と大きなかかわりをささやかれて社会的問題になったが，今は関連がないとされている（これについても全く疑問がないわけではないが）．糖尿病で生じる網膜剥離と異なり，若年者で網膜の辺縁部（外周部）に生じるので，眼は発生の過程で外胚葉により生じるので，皮膚と共通する弱さがあるように想像しているが，腎の考え方を持ち込むと

何か納得のいく説明がつくような予感がする。しばらく悩むことになりそうだ。

Ⓐ：ステロイドは明らかに腎とかかわるところで作用しています。眼の機能は腎との関係が深いところです。皮膚も，特にアトピーのような構造的に根底の部分から異常をきたすような病態のものは，腎との関係が深いはずです。腎の視点を持ち続けて，多くの症例，多くの現象を見つめ続けることで，必ず解明への道が開けると思います．

B 脾

B-1 脾についての記述

　東洋医学でいう脾は，現代医学の脾臓とは考え方が全く違い，胃腸や膵臓の働き，肝臓の一部の働きを含んだ考え方といえます．簡単にいえば消化吸収，生合成に関係した機能を指していますが，さらにもっと広い機能を含んだ概念です．現在のところ標準とされている脾に対する考え方を記述します．

B-1-1 脾は後天の本

　脾は，東洋医学的な機能でいえば，気の働きと大変関係が深く，**気の推動，化生，統血といった機能を担っています**（「脾は運化をつかさどる」「脾は気血生化の源」「脾は統血する」）．脾の働きに異常が起きると，気の作用の中でも，脾がかかわるこれらの機能の問題として，倦怠感，成長不良，貧血，皮膚の乾燥，皮下出血，紫斑，血便，不正性器出血などの症状につながります．

　脾は，腎が蓄える先天の気を，体に役立つように充実させるうえで大変重要な役割をしていますので，「後天の本」つまり後天的な機能の上で一番中心となる働きという位置づけがされています．具体的には，飲食物の中から「水穀の気」を取り出す役割をしています（図6-27）．

　脾と胃は表裏の関係にあって，**脾は清を上昇，胃は濁を下降させることで，気の上下の運行の原動力を提供しています**．これを「脾は昇清をつかさどり，胃は降濁をつかさどる」と表現しています．脾胃はこのように陰陽の対照的な性質をもってペアを組んでいて，脾は陽，胃は陰の性質をもっています（図6-28）．「脾は燥を好み湿をにくむ．胃は潤を好み燥をにくむ」と表現され，熱いものや辛いもので胃熱を増やして胃を乾かすと，胸焼けや胃の出血など陽邪の病態を生じ，冷たいものや水気の多いもの（生野菜や魚），こってりしたしつこい飲食物が多いと，脾の陽気を奪って働きを悪くさせ，脾の昇清機能が支障をきたし，下痢や胃もたれ，倦怠感など陰邪の病態につながります．

　脾は，津液の合成や運行においても，大変重要な中心的な働きをし

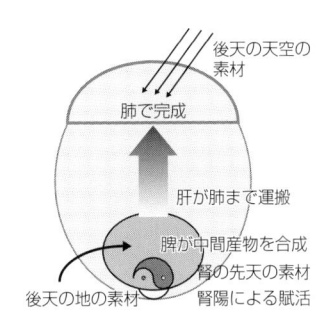

図6-27　「巡るもの」の生成模式図

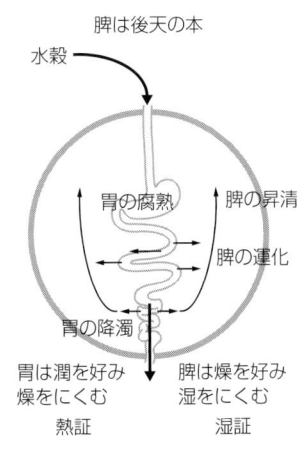

図6-28　脾胃の機能分担と特質
　　　　脾は昇清，胃は降濁

ています．脾の異常は，津液の停滞を招き，胃内停水感やいわゆる水毒といわれるような水分過剰の症状をつくります．津液は脾から肺に運ばれますので，脾の機能低下によって，肺に余分な津液が停留する種々の疾患が生じ「脾は生痰の源，肺は貯痰の器」と表現されます．鼻炎，花粉症，蓄膿症，喘息，気管支拡張症，浮腫，多汗症などがそうですが，肺の領域に限らず，体中の腫脹や余分な水の症状の原因は，すべて脾の異常を原因として疑ってみる必要があります（図6-29）．

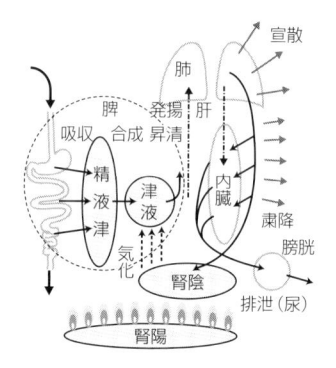

図6-29 津液の生成と運行
脾は生痰の源，肺は貯痰の器

Q&A

Q：「脾は陽，胃は陰の性質をもつ」とあるが，これまで臓は陰，腑は陽という記述をよくみた．この場合は，体表からの深度という面からとらえた陰陽であって，本書での記述は脾胃の機能面からみた陰陽ということか．とらえる視点から陰陽が異なるということでよろしいか？

A：一般には，臓は実質性のもので陰，腑は袋状のもので陽，と説明されます．また，臓は合成や貯蔵にかかわり，腑は排泄や瀉など通過にかかわるので，臓は陰，腑は陽とされます（I-B-8参照）．「体表からの深度」の視点での解釈は対象によっていろいろ異なります．

ここでは，ご指摘のように，脾胃の吸収という機能について，両者の役割を見て，降濁，昇清，湿を好む，燥を好むといった種々の性質から，陰陽に分類しています．また，機能系全体として主たる機能にかかわるものを陽，その機能を支えるものやその土台となるものを陰という位置づけをして考えてみても，脾が陽であり，胃が陰となります．

これも，ご指摘のように「とらえる視点から陰陽が異なる」と同時に，陰陽という言葉にとらわれるのではなく，その用語によって，どういう性質を表現しようとしているかが把握できればよいのだと思います．どういう条件（前提）の中での陰陽なのかを意識することが大切です．

B-1-2 脾は四肢をつかさどる

脾が四肢をつかさどるという表現は，**脾が筋肉の運動に必要なエネルギーを供給するという考えで説明されることが一般的です．**空腹時に，全身の力

が抜けて，特に手足の脱力を感じることから納得できます．一方，脾虚の状態が長くなると，手足が痩せて細くなることを考慮すると，脾と四肢の関係は，エネルギーの供給だけでなく，手足の形（太さ）と力（最大筋力）にも関係していると考えることができます．生理機能を詳細に分析すると，手足の動きには，脾のほかに，肝や腎がかかわることがわかります．

B-1-3 脾は肌肉をつかさどる

真皮（肌）と筋肉（肉）に脾がかかわります．筋肉は，使うことで，その必要性に応じた太さになり，その活動に必要なエネルギー源を真皮に蓄えます．肌に蓄えられた精を燃料として，肉において力を生む関係にあり，この機能を脾が支えていることになります．脾の機能が低下すると，肌の蓄えは減り，肉が作られず，やせた力のない体になります．

このように，脾の四肢や肌肉とのかかわりは，主に皮下脂肪や筋肉の太さと関係します（図6-30）．筋肉の太さは，筋繊維の数に依存し，筋力に反映されるので，四肢の運動に関して，脾は最大筋力を左右するという言い方ができます．

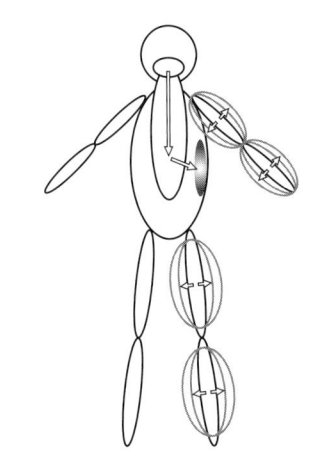

図6-30 脾と四肢や肌肉のかかわり
脾は水穀の精を肌に蓄え肉を太くする

B-1-4 脾の華は唇

「脾の華は唇」にあるとされ，唇の色や艶が，脾の働きを反映すると考えられています．

B-1-5 脾は口に開竅

脾は，外界と口で通じているとされています．さらに，唾液と深い関係を持っています（図6-31）．

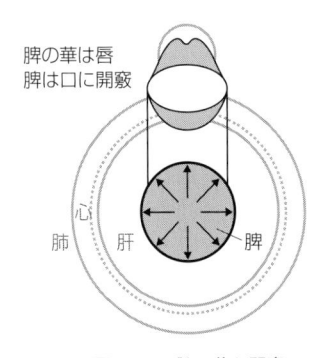

図6-31 脾の華と開竅

B-1-6 脾と診断

脾の状態は，舌では，舌の中央部分に現れます．脾の力が低下したり，胃に熱がこもったり，血や陰が不足して相対的に熱の勢いが強くなるようなときには，中央部分の舌苔がはげ落ちたりします．

脾の働きが落ちて津液が過剰になったり停滞すると，舌全体が胖大になって歯痕ができます．ただし，この症候は，脾に特有のことではなく，気や津液の異常が原因で生じます（図6-32）．

脈では，右の関脈（かんみゃく）（3本指をあてる中央の位置）に脾の状態が反映されます．

B-2 脾の本質と解釈

脾は，飲食物から生命活動に必要な「気（地の気）」を取り込んで気・血・津液を生成し，腎に内蔵されている生命のポテンシャルを増幅し具現化します．消化吸収，生合成，代謝などの機能，口，口唇，消化器，平滑筋などの器官と深く関連し，部位的に腹部に対応します．脾の様々な機能について，脾の実体を探る新たな視点から考えてみます．

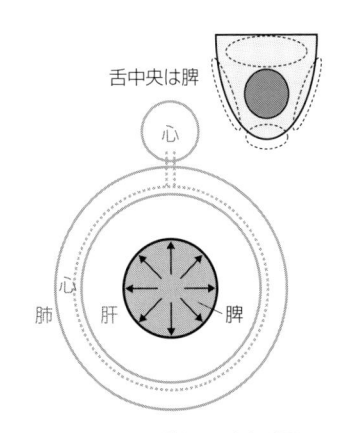

図6-32 脾：「後天の本」増幅器
飲食物から「地の気」を取り込み，腎に内蔵された生命力を増幅
気・血・津液を生成
消化吸収，生合成，代謝などの機能と関連
口，口唇，消化器，平滑筋などの器官と関連
腹部に対応

B 脾

B-2-1 「水穀の精微」を取り出す

　東洋医学的な視点で脾といえば，一般的には胃腸機能が連想されますが，消化吸収の中での脾の役割は，消化管という体の内側にあるバリアを通過させるために，飲食物を分解するところにまずかかわります．これは飲食物から「水穀の精微」を取り出すことを意味し，現代医学的にいえば，種々の消化液の分泌機能に相当します．したがって唾液腺，胃液，膵液，小腸からの分解酵素の分泌にかかわる機能が，脾の本質の一部だということになります．この考えからいえば，胆汁の分泌も脾に含まれることになりますが，「胆」の認識が東洋医学的にも存在しますので，胆汁については肝とのかかわりで検討しなければなりません．

　脾の開竅が口にあり，唾液と関係したり，口での機械的刺激が一連の消化液の分泌の引き金になることは，脾が消化液分泌に関与することの整合性を示しています．以上のことから，消化機能における脾の実体は，膵臓や唾液腺を含む消化管粘膜の腺細胞組織であることがわかります（図6-33）．

B-2-2 脾は気血生化の源

　水穀の精微が生体内に取り込まれて精として生体の役に立つのは，分解吸収されたものが，生体機能物質として再度生合成されてからです．種々の物質が生合成されるのは，現代医学的には，主に肝臓の肝細胞においてであると考えられています．この生合成は，東洋医学的にいえば，脾の化生の作用に相当しますので，「気血生化の源」と表現される脾の機能における脾の実体は，現代医学的にいう「肝臓」であることになります（図6-34）．

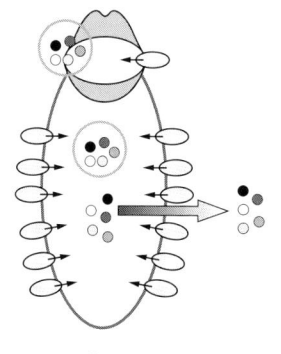

図6-33　「水穀の精微」を取り出す脾
膵臓や唾液腺を含む消化管粘膜の腺細胞組織

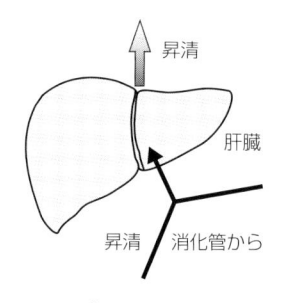

図6-34　「気血生化の源」の脾
生合成の場としての「肝臓」

Q&A

Q：かねがね肝臓が脾胃ではないかと思っていたが，本書ではかなり断定的に表現しているがそれでいいのか？

A：現在の私たちが脾に対して持っている概念の大半は，肝臓や膵臓で説明がつきますので，断定していいと思います．ただし歴史的にずっとその概念であ

ったかどうかは別問題で，医史学的な考察をする必要があると思います．

B-2-3 脾は昇清をつかさどる

脾が昇清をつかさどるという考えは，何に相当するでしょうか？一般には，内臓下垂や子宮脱のような平滑筋の緊張度低下を脾虚としてとらえることが多く，平滑筋に関する自律神経系の機能の一部を，脾の機能としてとらえているとも考えられます．しかし，脾の昇清は，胃の降濁との対比で用いられることからわかるように，本来は，取り込んだ水穀の精微を上方に運ぶ作用を示しているのではないかと考えられます．つまり，胃腸から吸収したあと，生合成するために肝臓まで運ぶ経路，および，肝臓から右心房まで運ぶ経路を昇清の実体としてイメージするのがよいのではないかと思います．すなわち，門脈系や腸管膜静脈系，上行性のリンパ管系など，**消化管とかかわりのある上行性の脈管系に実体がある**のではないかと考えられます．もちろん脈管そのものを指すのではなく，それらの機能を調節するものであり，広い意味では，やはり消化吸収機能に属すものだと考えられます（図6-35）．

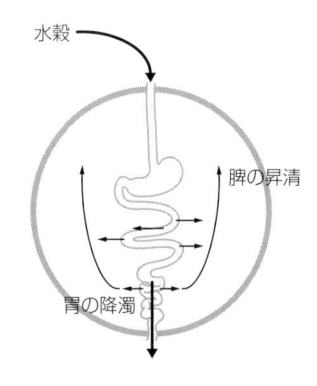

図6-35 「昇清をつかさどる」脾
脾は昇清，胃は降濁
胃腸から吸収したあと，肝臓に運ぶ経路および肝臓から右心房まで運ぶ経路
門脈系や腸管脈静脈系，上行性のリンパ管系など消化管とかかわりのある上行性の脈管系

B-2-4 脾は運化をつかさどる

一方で，脾が運化をつかさどるという表現からわかるように，単なる消化吸収にとどまらず，精気を全身に輸布するしくみも，脾の機能としてとらえられています．これは，脾虚において，末梢における脱力感や機能低下が見られることや，むくみなどの津液の停留が見られることから出た発想だと思います．

運化や輸布の機能は，閉鎖循環系の機能ですから，押し出す一方通行の力だけでなく，押し出す方向と回収する方向の，両方向の動きが順調に保たれてはじめて成り立つ機能です．血液を押し出す遠心性の力は，心の推動機能に委ねられると考えられます．心臓の収縮による陽圧によって，血液は末梢に向けて輸布（ゆふ）されます．これに対して，求心性の力は拡張期に生じますが，この際，心筋は弛緩して元の状態に戻るだけで，積極的な陰圧を生じているわけではありません．元の正圧に戻るだけで，重い血液を，しかも，上方に還流させるための陰圧を脈管内に提供するためには，脈管壁の緊張度が維持されていることが必要です．この**脈管系の緊張（適度な収縮）を提供するのが脾の機能**であり，その作用は，心臓に引き戻す力を提供することになり，脾が「輸布」の一翼を担うことになります（図6-36）．脈管の緊張が保たれていなくても，心の推動力が血液を押し込むことはできますが，回収できなければ，押し込んでも，順調に輸布されませんから，脾をもって「運化をつかさどる」と表現し得るのです．

このように，**運化の中での脾の役割は，昇提にあり**，脾の運化の機能は，上述の，脈管系を実体とする脾の昇清機能と無縁のものではな

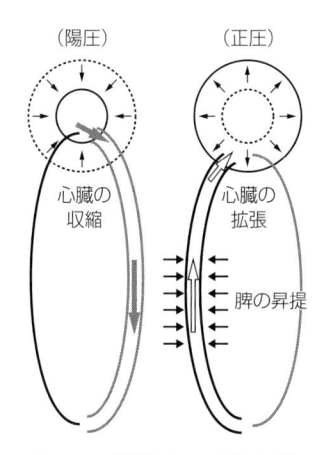

図6-36 「運化をつかさどる」脾
回収のための陰圧を脾が提供
脈管壁の緊張度

く，ともに，平滑筋の緊張を保つ機能として，一括してとらえることができます．

Q&A

Q：脾の運化の記述中「陰圧」が登場するが，静脈にも内圧（陽圧）があるので，表現方法は変えたほうが良いと思うがいかがか？

A：ゼロを基準にすると，マイナスの圧になってはいないという意味では「陰圧」という用語を用いるのに躊躇しますが，心室が圧をかけて，血液を心臓内から押し出したあと，その圧を基準に考えると，陰圧となって，心臓内に血液を引き戻すので，「相対的陰圧」であることは事実です．ただし，注射器のピストンで引き込むように，「能動的な陰圧」をかけて心臓が引き戻すのではなく，初圧に戻るだけのことなので，静脈系の脈管圧が維持されていないと引き戻せないということを論旨としています．引き込むという意味では「陰圧」というイメージをもってもらっても，概念としては間違いではないと思います．

そもそも「陰圧」とは何を意味するのか調べてみましたが，陰と陽の本来の言葉どおりで，「何かに比べて低い圧」を意味し，絶対定義としてゼロ圧を基準とするマイナス数値の圧を意味するものではないようです（＜陰圧＞岩波書店『広辞苑』第四版：内部の圧力が外部より低い状態，三省堂『大辞林』第二版：容器などの内部の圧力が，外部より小さくなっている状態）．数値よりも，相対的な圧差による動きの向きを意味する言葉のように受け取れます．となると，この場合，心臓からの血液の出入りを考える系での用語ですから，心臓に血液を引き戻す際の圧は，押し出されたときの圧を基準にして「陰圧」と表現しても誤りではないように思います．どうしても抵抗があれば「相対的陰圧」というくどい表現をとっておけば誤解は少なくなると思います．

Q：脾の昇提作用は，脾の気血生化の作用，物質合成の機能とつながるのかと思った．というのも，静脈は血管壁が薄いので血漿中の蛋白（アルブミンなど）の膠質浸透圧で血管内に血液がとどまっていると考えると，血漿中の蛋白の合成をすることが血管内に血液をとどめることにつながると思われる．

A：血管壁という構造的な視点からでなく，ご指摘のような機能からも，血管内に津液を引き寄せる力を提供していることになります．面白い指摘です．血液の，主に液の固摂には，中心的な役割を果たしているかもしれません．

血球成分を脈管内にとどめている統血には，血管壁の構造的な機能が重要に思います．

Q：脾胃の昇提作用は四つ足から立ち上がったことで重力に抗する機能として発達してきたものではないか？

A：四つ足でも，求心性と遠心性の流れを考えると，重力に対する上下ではなくても，中心に向かうという流れを作る役割としての脾の存在はあったはずです．立位になることでその役割がもっと重要になったことは否めません．

Q：半夏白朮天麻湯は「脾虚をベースとして頭部において気が不足して脳髄が養えずめまいや頭痛になっている状態を，気を補うことで清らかな気が上昇し

て局所の気虚が改善する」と考えるのではなく,「何らかの原因で頭部に存在し停滞する痰飲を,一方通行ではなく両方向の動きをもって成立するという脾の運化作用に則り,気の動きを上下2方向に賦活することで解決している」と考えたほうがいいか,それともその両方か？ 私が勉強した範囲内では,「半夏白朮天麻湯」は,その構成生薬からも基本的に脾虚に対する処方と理解していたし,書物にもそのような記載が多々見受けられる.また実際脾虚がベースと思われる症例に使ってみて効果的なことが多い.ただ以前からなぜこのように効果があるのか,少し疑問に思っていたところ,「脾の運化機能は,一方通行の動きだけではなく,両方向の動きがあってはじめて成立する」という考えを聞き,今までの疑問が払拭されたような思いがしたので,その確認の意味で質問した.

Ⓐ：半夏白朮天麻湯は,背景に脾虚があることは事実です.しかしその病態の本質は,脾虚湿蘊を肝風が巻き込んで痰濁上擾（たんだくじょうじょう）となったもので,その病態の本質は肝にあります.したがって治則として鎮肝熄風,理気化痰（りきけたん）を主とし,主薬は天麻で,上昇過多の気を引き下ろすことを君とし,半夏で化痰することを臣（しん）とする肝の病証に対応する方剤と考えます.脾に働きかけるのは化痰や下降の作用を裏打ちするためのものであると考えるべきでしょう.したがってその背景の病因に対する治療として,健脾のほか,利湿消導薬を佐薬（さやく）（方剤の目的とする主たる作用を,少し違った方向から補助的に援助する成分）として配していると理解したらよろしいと思います.脾とかかわる作用についてはご質問の両方でいいと思います.

Ⓠ：消化管の蠕動運動にかかわる脾の働きはどう考えたらよいか.昇清作用のところで,「脾の昇清作用は,平滑筋の緊張度ではなく……」とあるが,「脾虚になると平滑筋の緊張度が低下して,蠕動運動が低下し,便秘になりやすい」のように考えていた.「脈管系の緊張度を保つのが脾の運化・昇清」とあるが,消化管のなかの(便の)運搬は脾の働きではなく,胃の降濁作用になるのか.

Ⓐ：昇清という概念は,脈管だけに向けられるものではなく,消化管を含むすべての平滑筋の緊張を維持する機能を意味します.昇清が降濁とペアで用いられる概念であることを考えると,昇清は水穀の精微を求心性に取り込むこと全体を指す概念と考えています.

　蠕動運動はご指摘のとおり,その向きや役目を考えれば,脾の機能よりも,胃に属す機能で,胃気の降濁によってつかさどられると考えるべきです.もっとも,脾胃は表裏の関係で,大きな見方でいえば一体ですから,互いに影響を及ぼすことも考えていなければなりません.脾虚の便秘が蠕動運動の低下であることはそのとおりですが,緊張の低下ではなく動きの低下で,そこに胃気を介在させるとより正確な把握になります.アウエルバッハ神経叢の異常で起きるHirschsprung病などは腎と脾の問題で起きる器質的な蠕動運動の欠損です.さらに消化管の蠕動運動には肺の降濁と,肝の疏泄が関与します.

B-2-5 脾は統血する

　脾の統血は,凝固系の機能としてとらえるよりも,血管壁の健全さを意味

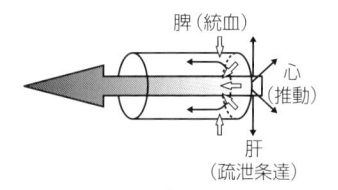

図6-37 「統血」の脾
血管壁の健全さ
求心性の機能は昇清
血を一方向に導く「運化」

しているとするほうが，概念の統一性を保ちやすい考え方です．血小板がかかわる凝固系は，骨髄細胞由来のものであり，腎の固摂機能と考えるべきです．脾虚で見られる「脾不統血」の病態による出血は，脈管由来の出血で，血を外に逃がさないようにする求心性の機能であるととらえることができ，血管壁の緊張でとらえるにしろ，昇清の一部ととらえるにしろ，他の脾の機能と同種の生体意義をそこに見ることができます．また，心や肝の多方向への推動力を，脾の統血によって一定方向への合目的的な力に集約することができるのであり，「統血」とは，単に血の漏出を防ぐ作用を意味するのではなく，血を一方向に導く「運化」の基礎を意味することにもなります（図6-37）．

B-2-6 脾は生痰の源

以上の考察から，脾は「分泌機能」「平滑筋緊張」と深くかかわることがわかり，現代医学的にいうと，副交感神経系の機能と関連します．副交感系の失調では，種々の粘膜系の分泌が過剰になりますので，「痰」という形でとらえられる病像を呈します．これを「生痰の源」の機序と考えることができます．「肺が貯痰の器」となるのは，生体における粘膜構造のほとんどの部分が，機能的には肺と関連すると考えられますから，分泌過剰の状態で影響を受けるのは，肺の領域であることになります．

ここでいう「痰」は，気管支などにある痰だけを意味するのではなく，津液の停留によって生じた病理産物を広く指す概念です．したがって，浮腫などもこれに含めることができ，血管の緊張度の低下による透過性増大の浮腫などは，脾の機能と関連して解釈することができます．『素問』の「至真要大論篇」には「諸湿腫満皆属於脾（身体のあらゆる湿や腫満の病態は，脾に原因がある）」とあり，この解釈と矛盾しない記述です（図6-38）．こうした解釈は，脾を消化機能とだけ関連させていては，なかなか導き出せないものではないかと思われます．

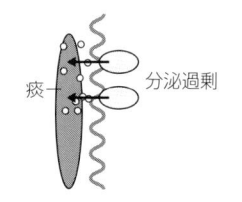

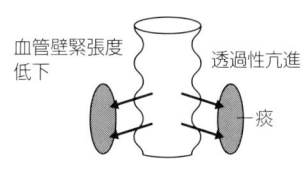

図6-38 「生痰の源」の脾
副交感神経系の亢進

B-2-7 脾と四肢

脾と四肢のかかわりは，脾の運化機能の良し悪しが，四肢の筋肉活動を左右するという解釈をするのが一般的です．消化吸収の意味合いで，四肢の運動のエネルギー源供給の入り口としても関与します．脾の化生は，現代医学的には肝細胞の機能であり，エネルギー源の蓄えとしてのグリコーゲンの合成も脾に関わる機能と考えられますから，筋肉組織におけるグリコーゲンの合成や代謝も，脾の機能としてとらえることができます．このように，四肢の筋肉活動のエネルギー供給に深くかかわり，四肢の陽的側面を支えています．

また，四肢の筋肉の構造面から，筋線維の合成や皮下脂肪の形成に関与して，腕の太さを左右することは**6-B-1-2～3**で既述のとおりです．造形の臓として，四肢の陰の側面にかかわっています．

B-2-8 脾の本質

脾の機能は，一見多岐にわたり，種々の機能の寄せ集めのように考えられがちですが，その共通点から機能を分析すると，**副交感神経系の機能とのかかわりが深い**ことがわかります．具体的な臓器でいえば，腺組織，肝臓，上行性の脈管系と総括することができます．その結果として，消化吸収機能や種々の生合成機能の中心的存在となり，脈管壁に関連する機能から，昇清，運化，統血といった種々の特徴的な作用を担うことになります．このように，副交感神経系の機能として脾を把握することで，種々の機能を一括して把握することができます．

脾が，現代医学でいう肝臓と関連するとすれば，肝臓の機能と関連の深い胆嚢が，消化機能にかかわることで，脾の機能に属すると考えることも可能です．また，東洋医学的にも「胆気は昇をつかさどる」と表現され，脾の昇清と方向性が一致しています．このように，胆が脾の機能と無縁でないことは理解できますが，一方で，東洋医学でいう肝の機能も，脾との連係で消化吸収機能に深くかかわっていますので，胆を無理に脾に帰属させるのではなく，肝に属する機能として扱うことのほうが理にかなっているとも考えられます．種々の機能は，五臓の単独によって成り立つものではなく，多くは，主たる機能において二組でペアを組みながら，五臓すべての関与によって成り立っています．消化吸収という機能を対象にした場合，脾と肝が主たるペアとなって機能していると考えることができ，明瞭に役割を分けること自体無意味なのかもしれません．

脈管に関与する脾の機能を，副交感神経系ととらえると，一方で，肝は交感神経系として血管系に関与し，血管の拡張収縮を調節することで血流を遠心性に誘導し，肝のもつ疎泄条達の性質を全うします．生体機能においては，交感系と副交感系のバランスによって目的の機能を遂行しており，消化吸収機能においても，脾と肝の関与が同様の意義をもっていることが考えられます．

B-2-9 脾と黄色

五行では，脾は黄色と関連します．胃は水穀を受納し，胃の熱によって腐熟します．このように，胃は水穀と熱，つまり陰と陽を含んで機能します．「脾は燥を好み湿をにくみ，胃は潤を好み燥をにくむ」という表現からもわかるように，脾胃にかかわる機能には，陰陽の両面を含んでいます．胃液や胆汁など，消化にかかわる液の多くは，他の体液よりも黄色の強い色をしています．養分に富む体液ほど黄色が濃くなります．黄色は，穏やかな陽気の色であり，また機能に転化される成分を含む色ですから，陽に近い陰の色であると表現できます．つまり陰陽中庸の色ということができます．五行では，脾土は四方の中央に置かれ，ここからすべてが発するとされ，陰陽両面を含む性質を反映しています（図6-39上）．

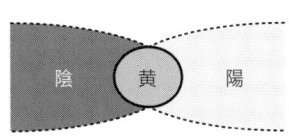

陰　黄　陽

黄色の成り立ち

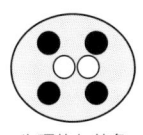

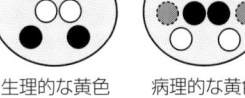

生理的な黄色　病理的な黄色
陽を含む陰　　陰を含む陽邪
　　　　　　陰陽互結・湿熱

図6-39　黄色の意義
黄色は「陽のある陰」「陰のある陽」

●黄色の生理的意味

　黄色は，病理的には熱と結びつけられて解釈されますが，生理的にも，赤よりも程度の弱い熱を示す色と考えることができます．炎における黄色からその意義を類推することができます．炎の外炎は，酸素が多く完全燃焼して高熱になり，赤に近い色になります．外炎の内側にある内炎では，酸素がやや少ないために，不完全燃焼の状態で，炎を作り出す気体化した燃料もまだ含まれ，炭素の存在によって黄色（橙色）になります．燃料や炭素は，熱や炎，つまり陽を作り出すのに必要な物質的な根源なので，陰と考えることができます．陰を含むとはいっても，内炎の温度は高く（ろうそくの炎で1200℃，ちなみに外炎部分は1500℃程度），陽と表現するに十分の状態ではあります．つまり黄色は，赤ほど勢いはないが陽を示し，同時に，純粋な陽の性質だけではなく，陰の性質をも含んだ陽を示す色と考えることができます．

　蜂蜜の琥珀色，ゼリーの淡黄色など，自然界において一般に黄色を呈するものは，純粋に透明のものよりも含有物に富んだものです．生体においても，滋潤の機能をもつ漿液は透明に近い色ですが，エネルギーの素となる養分や白血球やフィブリノーゲンといった機能的な成分を含有する血清では淡黄色を呈します．種子の胚乳や根茎や塊根などの養分を蓄える部位に見られる色は，白色にやや黄色を帯びた色をしています．このように，活動を生み出すもとになる物質は，黄色を呈することが多く，陰と陽を含む色と考えることができます（図6-39下左）．

●黄色の病理的意義

　黄色が病的な意味をもつときは，陰陽のバランスの崩れによって，陽気が相対的に強くなりつつも，陰もまだ保たれている状態を示しています．黄色を呈する熱象は，陽気が強まってはいますが，陰をまだとどめているので，赤を呈する熱象と違って，乾燥感は少なく，粘性が特徴となります．以下に黄色を呈する病態の特徴を略述します（図6-39下右）．

・鬱熱

　邪が，熱の性質をもっていても，動的な勢いが少なく，こもってしまうときには，赤よりも黄色を呈します．停滞する熱が，津液を煮詰め，粘性を高めます．陽気が盛んになって，生理的な黄色が程度を強くした状態で，弱い実熱に属します．鬱熱を疏散（まばらに散らすこと）するとともに，補陰して治療します（図6-40下右）．

・陰虚

　陰虚では，勢いの弱い暗い赤を呈することが多いのですが，陰の減少の程度が軽い場合には，赤ではなく黄色を呈します．分泌物や排泄物にはもともと陰分が多く含まれるので，陰虚の病態によって虚熱を生じても，まだ相対的に陰が多く，黄色を呈することがよく見られます．鬱熱による病態と同様に，正常な津液が煮詰まる状態ですが，熱が原因ではなく，陰分の不足によって相対的に陽気が強くなり，結果的に熱象が生じる虚熱です．補陰して治療します（図6-40下左）．

・湿熱

　湿と熱がともに過剰となって結びつく実証で，陰と陽をともに含む病態を形成するのが湿熱の黄色です．同じ湿熱でも，急性肝炎や胆嚢炎などの熱の勢いが強く鮮やかな黄色は「陽黄」と称せられます．肝硬変や癌によって生じる黄疸は，黒ずんだくすんだ黄色で「陰黄」と称せられます．陰黄は，正気の消耗を背景にした病態で生じる湿熱なので，陽虚の状態が強くなり，枯燥の色である黒の要因を混じるのです．

　湿と熱ともに排除しなければなりませんので，利湿と清熱を組み合わせて治療します（図6-40上左）．

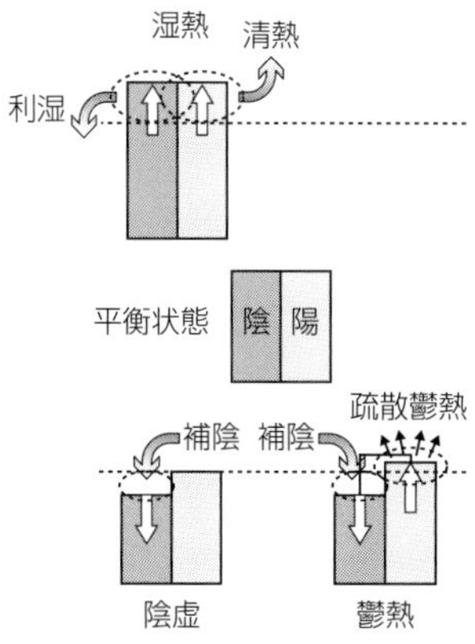

図6-40 「黄色」を呈する病態模式図

> [!NOTE] Q&A
> **Q**：「脾」には多彩な機能があるが，「脾」そのものに意思決定するほどの働きがあるのだろうか？　日常臨床において，「脾」を整えることで，多くの難病や複雑な症状が改善することはよく経験する．稚拙な弁証で，それなりに説明は可能だが，何かもっと別の働きがあるように思えることが少なからずある．ミミズやヒルなどの下等動物は「動く腸管」ともいわれ，この腸管動物を原点に，食物を効率よく獲得するために，目，耳，鼻などの感覚器，中枢神経，さらに筋肉などの運動器を発達させて動物は進化してきた．腸にはアウエルバッハやマイスナー神経叢などもあり，実に多くの神経細胞を有している．確か1億個ぐらい，これは脊髄の神経細胞数にも匹敵するらしいが，この腸に備わった神経系は，腸自らの感覚受容器を通して得た情報に基づいて，自分自身の動きをコントロールすることが可能といわれている．もちろん迷走神経などを通して脳から指令も受けてはいるが，腸は「自分勝手に機能することが可能な臓器」，セカンドブレインと称する人さえいる．これをそのまま東洋医学的概念に取り入れるのは，無理があるのかもしれないが，「心」や「肝」のコントロールを受けているだけではなく，「脾」自らが意思をもって機能しているのかと思えることがある．
>
> **A**：腎と脾は「地の臓器」として1単位を構成するもので，この先の肝や心は高等機能に属します．したがって下等動物の次元で全体を統括するのが脾であってもおかしくないので，下位の中枢としてとらえることはできると思います．ただ，高等生物の中では，脾の知能の中枢としての役目は，日の目を見ることは少ないと思いますが，脾自身が，脾にかかわる自律的な管理を行っていることは十分考えられます．知能や精神活動に対しても，五行学説（**8-C**参照）によれば，脾は五志（五行学説で分類される感情の種類．**8-C**参照．）では「思」と，五神（五行学説で分類される精神機能の要素．**8-C**参照．）では「意」とかかわるとされているので，あながち無視もできません．大変面白いご指摘だと思います．

6章のチェックポイント　　　　　　　　　　　　⮕ 参照項目

- ☐ 腎や脾の機能失調は，その生理的意義から考えると，どのような病態になりやすいか？　⮕ 図6-2
- ☐ 腎がつかさどる機能を表現した記述を3つ挙げなさい．　⮕ 6-A-1～3
- ☐ 腎が先天の本として特にかかわる生理機能を挙げなさい．　⮕ 6-A-1
- ☐ 腎と精のかかわりを反映する，生体の構造物を挙げなさい．　⮕ 6-A-1-2, 図6-4, 図6-5
- ☐ 腎と水のかかわりにおいて，生体の両極において腎とペアを組んで機能している臓腑は何か？　⮕ 6-A-1-4
- ☐ 生体の水と熱の関係として，腎とペアを組んで機能している臓腑は何か，また，その関係を何というか？　⮕ 6-A-1-5
- ☐ 腎陰や腎陽は，それが体全体の根源でもあることから，それぞれなんと呼ばれるか？　⮕ 6-A-1-6
- ☐ 華や開竅は何を意味するか？　また，腎の華，開竅はそれぞれ何か？　⮕ 6-A-1-7, 8
- ☐ 腎と二陰の関係から，腎がどのような機能を担っていることがわかるか？　⮕ 6-A-1-8
- ☐ 腎の状態は，舌，脈のどこに現れるか？　⮕ 6-A-1-9, 図6-12
- ☐ 腎の本質的な特性を，単語（4または8つ）で示しなさい．　⮕ 6-A-2-1, 図6-13
- ☐ 腎の特性は，どのような生理機能の特性として反映されるか，また，病的にはどのような症候と関連するか？　⮕ 6-A-2-1, 図6-13
- ☐ 腎の本質的な特性から見れば，肉体の腎，細胞の腎，細胞核の腎は，それぞれ何か？　⮕ 6-A-2-2
- ☐ 腎が細胞増殖と関係することから見れば，皮膚における腎の関与はどこに見られるか？　⮕ 6-A-2-3, 図6-17
- ☐ 腎は，筋肉の構造の中で，特に何と関係して，筋のどのような状態を左右するか？　⮕ 6-A-2-4
- ☐ 腎の特性と符合する性質をもつ色は何か？　また，その色の，生体における意義について概略を説明しなさい．　⮕ 6-A-2-5
- ☐ 腎の防衛機能の様式について説明しなさい．　⮕ 6-A-3-1
- ☐ 脾の機能を，気の作用で説明すると何に該当するか？　⮕ 6-B-1
- ☐ 脾の後天の本としての性質は，生体機能の何と関係が深いか？　⮕ 6-B-1
- ☐ 脾は胃とのペアで，何をつかさどり，その性質として何を好み，何を嫌うか？　⮕ 6-B-1-1, 図6-28
- ☐ 脾が津液の運行とかかわることから，「肺は貯痰の器」とされることに対して脾は何と称されるか？　⮕ 6-B-1-1
- ☐ 「諸湿腫満皆属於脾」の意味を説明しなさい．　⮕ 6-B-1-1, B-2-6
- ☐ 脾と四肢や皮膚，筋肉との関係について説明しなさい．　⮕ 6-B-1-2, 3,

	B-2-7
□ 脾の華, 開竅はそれぞれ何か?	◉ 6-B-1-4, 5
□ 脾の状態は, 舌, 脈のどこに現れるか?	◉ 6-B-1-6, 図6-32
□ 消化機能における脾の実体は, 現代医学用語で言えば何か?	◉ 6-B-2-1, 図6-33
□ 気血生化の機能における脾の実体は, 現代医学用語で言えば何か?	◉ 6-B-2-2, 図6-34
□ 昇清, 運化, 統血にかかわる脾の機能は, その実体として, どの構造物と関係が深いか?	◉ 6-B-2-3, 4, 5
□ 脾は, 自律神経系でいうと, 何と関係が深いか?	◉ 6-B-2-6, 8
□ 脾の特性と符合する性質をもつ色は何か? また, その色の, 生体における意義について概略を説明しなさい.	◉ 6-B-2-9

コラム：漢方薬と心理効果

Q：症状が表に現れる疾患, 特に慢性炎症性皮膚疾患（脱毛症, 蕁麻疹, アトピー性皮膚炎, 掌蹠膿疱症……他のほとんどすべての皮膚疾患にあてはまるが……）は顕症時にはどの症例でも"うつ状態"となり, もちろん, 治療が成功すればもとに戻るが, うつ傾向が強い例や挫折, 焦燥感の強い例では, 従来の疾患治療のほかにマイナートランキライザーなどを併用しなければ治療が難しい場合が多い.

日常漠然と疑問に感じているが, 対症治療である薬剤（外用剤, 止痒剤, 鎮痛剤, 抗うつ剤）は効果が明らかであればあるほど, 使用すること自体に「（症状が）抑えられている不安」を抱いている患者さんが多く, 「症状を楽にしたいけれども薬を使うのは嫌だ」といった, 病院に来ているのに矛盾したことを言う不信感をもっているため, 対応に困ることがある.

こういう場合, やはり東洋医学の手法しかないと思うが, なかなか短い診療時間の中で十分なカウンセリングができず, "心因性の反応が強い"という経験上の勘と表出の症状を中心に東洋医学的手法のみで治療が可能なものか？

A：患者さんの心の有様に配慮するその視点がありさえすれば, 十分治療可能だと思います.

というのは, 漢方薬は多かれ少なかれ, 最終的に, 気を巡らせることに役立ちますから, 表出の症状を手がかりにした方剤であっても, 内在する鬱を反映していると考えてよいと思います.

そして, 第2に言えることは, プラセーボ効果の視点から言えば, 「臭いまずいめんどくさい」の漢方薬は, 最大のプラセーボ効果を発揮するからです. お湯を沸かして, エキス剤を溶かして, その間に愉しいことでも考えさせて服用させるようにすると, より効果的だと思います.

第7章 臓腑概念と生理機能2（肝・肺）

はじめに

1-B-6で述べたように，肝と肺は，天の気に関連する陽の臓で，躍動，発散など，生体の活動的な機能を担います．腎や脾のかかわる重厚な地の気の性質や，それらによって生成されたものが，肝や肺の陽の臓の機能によって軽快になり，機能し始めます．その機能の方向は，外に向かい，外敵や外邪に対しては，攻撃的に機能します（図7-1）．

肝は，主に生体内の巡りの調整役として，必要なところに必要なものを配分する役割を担います．生体の活動や行動など，ダイナミックな要素を供給する源となります．肺は，表層に位置する臓器として，生体における最も陽の位置をつかさどる役を担い，バッファー，バリア，フィルターの機能を果たします（図7-2）．各機能の概観は1-B-4，B-5を参照ください．

最も陽位にある肺は，表層における肺と肝のペアの機能の中で，陽中の陰に転化し，肝の昇発の性質を制御する固摂の機能を担うことで，陽気を生体にとって有益な存在に転換します（図7-3）．

肺や肝の失調は，動きや巡りの異常として現れることが多く，機能亢進や機能の失調（乱れ）の病態を呈します．肝の機能失調は，陽気が充実している状態では，亢進・上昇・暴走を生じやすく，陽気の不足を背景とする場合は，抑鬱，停留を呈します．肺の機能失調は，表層の機能異常，宣散不能，下降不能を生じます．肝や肺の異常の結果として，津液や血の停留を生じやすいことも病態の特徴の1つです（図7-4）．

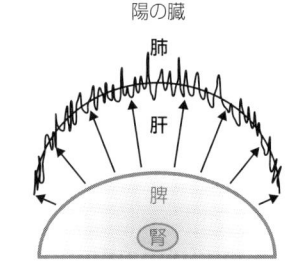

図7-1　生命力の躍動
軽快で機能的な陽の気をつかさどる

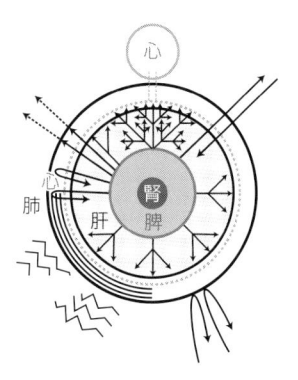

図7-2　肝・肺と生体の層構造
陽の臓として躍動をつかさどり，攻撃する

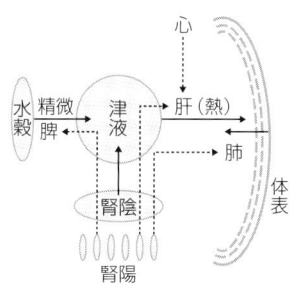

図7-3　発汗の機序（固摂状態）
肺は肝とのペアで陽中の陰を担う

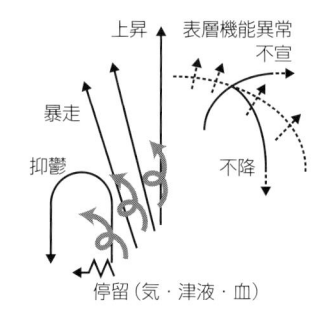

図7-4　肺・肝の失調は巡りや動きの異常に
肝の失調は亢進・上昇・暴走／抑鬱・停留
肺の失調は表層の異常，宣散不能・下降不能

A 肝

A-1 肝についての記述

東洋医学でいう肝は，現代医学でみる肝臓とは，かなり印象を異にする機能を担っています．肝に関する標準的な記述には，以下のようなものがあります．

・肝は疏泄をつかさどる．
・肝は血を蔵す．
・肝は筋をつかさどる．
・肝の華は爪にある．
・肝は目に開竅し，その液は涙．

以下，解釈を加えながら肝の実体を探ってみます．

A-1-1 肝は疏泄をつかさどる

「疏泄」の「疏」は，通じるという意味，「泄」は，漏らすという意味で，発散させることにも関係します．両者を合わせた疏泄とは，体全体に気・血・津液を順調に巡らせる機能をいいます．順調に巡らせるということは，必要なところに必要なだけ配分する調節機能を担っていることをも意味します（図7-5）．

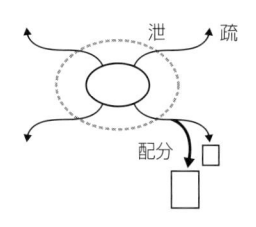

図7-5 肝と疏泄・配分調節

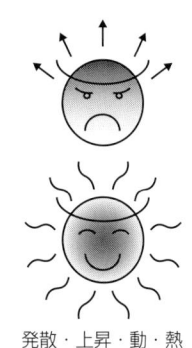

肝は，五行では木に属し，春の気と通じていますから，その性質は，発散，上昇を好み，抑鬱を嫌います．こうした性質から，気や血が軽快に全身を巡る状態を，肝が支えています．特に，いろいろなものを外に引き出す作用としてかかわっています．

肝は，種々の感情の影響を受けやすい臓器です．いろいろな感情のうち，特に怒りの感情の特性は，肝のもつ性質と似ています．怒りのときの反応は，発散，上昇，動，熱といった肝の性質に似て，爆発的に逆上したり，カッとしたり，のぼせを作ります（図7-6上）．

肝の疏泄は，生体機能では，気の巡りを順調に保つ，脾胃の運化機能を促進する，感情を伸びやかに保つといった機能に反映されます．伸びやかな気の広がりは，にこやかな，陽気で，躍動的な体の状態を作ります（図7-6下）．

発散・上昇・動・熱
ゆったり・躍動

図7-6 肝と感情：怒／暢

A-1-2 肝は血を蔵す

肝は血を蔵すという表現を，肝臓には血液が豊富にあるので血を蓄えている，というような解釈をするのが一般的ですが，東洋医学的な肝と解剖学的な肝臓を一体化することには疑問を感じています．さらに，血は巡って機能するもので，滞ることは病態を意味しますから，過剰なものを一時的に蓄えて必要に応じて放出するという考え方に対しても，生理的な観点から疑問を感じます．

そもそも「蔵」とは，蓄える場所ではありますが，その目的は，そこから搬出して活用するためのものであり，必要なときに必要に応じて供給できるようにするための役目を持つと考えることができます．このように考えると，

「蔵血」という言葉を，肝が血液を「蓄える」と考えるよりも，血流調節によって適切な「配分をする」という概念を表現しているととらえたほうがよろしいと考えます．肝は，自律神経を介した血管神経の働きで，血管の拡張や収縮を調節することで，血液の流れを調節し，「血」の体内での配分を調節していると考えることができます．血の供給を受ける局所の側から見れば，肝の機能の良し悪しによって，その部位における血の過不足が左右されることになります．

したがって，肝の病態には，血の病態と関係するものが多く，肝血が不足する肝血虚や，血の滞りによる血瘀が，肝の異常によって見られます．その他，血と関係の深い皮膚や毛髪の異常，しびれ，睡眠障害などの症状を呈します．排卵の調節をしているのも肝と考えていて，月経機能などのホルモン機能とも深くかかわると考えられます．月経周期の乱れとして症状が現れます．

A-1-3 肝は筋をつかさどる

肝のかかわる「筋」とは，筋肉というよりも，腱や筋膜としてとらえることが一般的です．また，肝と血との関係から，筋肉に血を供給することでその動きをつかさどるという解釈をする場合もあります．肝が筋肉に対してこうした関与があるのは事実ですが，血の供給をいうならば，四肢に栄養を供給する脾の運化の機能と大差ないことになり，似たような作用を，肝の代表的な作用として取りあげることには疑問を感じます．脾が筋肉に対してエネルギー源を供給するのであれば，肝は陽の臓として，その構造物に動きを提供するために機能すると考えるべきです．

「肝が筋をつかさどる」は，肝の特性と照らし合わせると，**肝が随意筋の円滑な運動を調節する機能**を示した言葉であることがわかります．筋の収縮弛緩のタイミングの調節，屈筋群と伸筋群の収縮度のバランスを，目的に応じて調和するなどの働きを示しています．

A-1-4 肝の華は爪にある

肝の状態を反映する場所の1つに，爪を考えています．肝が充実していれば，爪は艶があり紅色を呈しますが，肝の機能が低下すると，爪は色が悪くなり，もろく変形します．こうした様子は，主に「血」との関係が深いとされています．したがって，同様に「血」と関係の深い皮膚や髪などからも，肝の状態を知ることができますが，皮膚は脾や肺，髪は腎との関係が一番深く，その次に肝が，「血」とのかかわりで影響を与えます（図7-7）．

A-1-5 肝は目に開竅する

肝の外界との連絡口を，目と考えています．精神神経疾患のときの特有の眼光や，脳卒中時の眼球位置の異常（共同偏視，上方注視など）の症候，興奮時の結膜充血など，肝と関係する病気のときに現れる目の変化を観察した結果から，目と肝の関係を導きだしたと考えられます．

肝の「血」とのかかわりで，肝血が目を潤すことで目がしっかりと見えると考えています．眼球表面の潤いも肝が調節していると考えています．イライラしたりカッとしたり肝の熱が強すぎるときは，目が

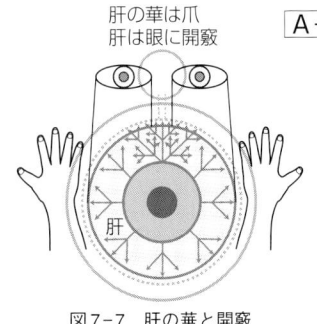

図7-7 肝の華と開竅

乾燥した感じになり，感情が高ぶったときに涙が出たりするのも，肝の外向きの働きが亢進して，涙を出すと考えます．悲しいときや目にゴミが入って出る涙は，表面を守る役割としての肺の機能が関係している涙です．視力に関しては，同時に腎のかかわりも重要です．特に，眼球の水晶体（レンズ）の透明度には腎がかかわっていますし，瞳の状態，網膜の中心部分の働きにも腎が深くかかわっています．

Q&A

Q：涙の防衛に関する基礎分泌が肺，感情による刺激性分泌が肝ということだが，生薬で麦門冬，天門冬などが基礎分泌，柴胡，香附子が刺激性分泌に関与すると考えると，滋陰至宝湯，麦門冬湯合加味逍遙散などを思い浮かべたがいかがか．

A：よろしいと思います．枸杞子，山薬，芍薬，熟地黄，生地黄，何首烏なども基礎分泌のための養陰薬となり得ます．柴胡や香附子などの理気薬が涙に必要なのは，感情による刺激性分泌にのみかかわるのではなく，涙を外に向けて押し出す陽的な機能を担っているので，基礎的な分泌の際にも肝気のかかわりは必要です．第2章の汗のメカニズムとほぼ同じ機構（図7-3参照）を考えることができると思います．

Q：シェーグレン症候群では基礎分泌，刺激性分泌ともに低下しているが，非シェーグレン性ドライアイでは刺激性分泌は保たれており，瞬目（まばたき）が浅いことが主病因とされているが，この場合，局所を考えると肺の関与は間違いないと思うが，瞬目は肌肉（脾）か，筋（肝）か．

A：まばたきは，肺と腎による共同作業ではないかと考えます．異物から角膜を守る機能，角膜を潤す機能を考えると肺に属します．防衛機能でも，涙で追い返すのではなく目を閉じることによってこれらの機能を果たす瞼の役目は，腎の収縮，封蔵の性質に属します．瞼の構造そのものには，脾がかかわる面もあると思います．

　瞬目を作動させることには肝が関与しますが，その閉じ方が浅いかどうかは腎の充実度に依存するように解釈できます．

A-1-6 肝の診断

　肝の状態は，舌では，舌の両辺縁に現れます．舌辺が赤いのは，肝に熱がある証拠と考えます．舌辺あたりに紫の斑状の模様が現れるのは，瘀斑といって，血瘀の状態を示しています．舌苔が辺縁で少ないのは，肝の「陰」が不足している状態を示します．

　脈では，左の関脈（3本指をあてる中央の位置）に，肝の状態が現れます．細脈や弦脈が特徴です（図7-8）．

Q&A

Q：両舌縁（肝胆の部位）に剥苔がみられる場合，舌診だけから考えると，治療は補肝陰（肝の陰を補うこと）や補肝血（肝の血を補うこと）しながら疏

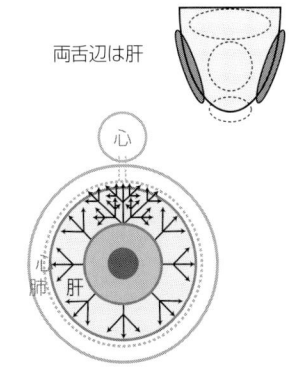

両舌辺は肝

図7-8 肝：「疏泄」調整器
生命のポテンシャルを上向き外向きに放散させる
気・血・津液の配分調節を，「心」の指令に従って行う
自律神経系，随意筋，情緒などの機能と関連
目，毛髪，真皮，爪などの器官と関連
全身にまたがるが，特に胸脇部に対応

肝することでよいのか．舌診と臓腑の関係はかなり信頼性があるものか．

Ⓐ：舌の所見と臓腑機能との関連は日常の臨床において大変有益なものと感じています．人によっては，統計処理などの結果を引いて，信頼できないという考えをもっている人もいるようですが，それはその人のやり方の中では信頼性がないということであって，有益な情報として利用する方法をもってすれば，有益であると考えています．

ご質問の，舌の肝の領域に剥苔が見られた場合どうするかということについては，その原因を考えて，原因にふさわしい治療をするというのが正式な回答です．肝の領域の剥苔は，肝の領域に陰が不足しているということを意味しているのですから，肝鬱が原因で肝陰を消耗しているのならご提案のような「補肝陰や補肝血しながら疏肝する」という方法が解決策になるでしょうし，肝気旺盛で熱化していれば，肝熱を清するということも必要になるでしょう．なぜ肝の領域で陰が少なくなっているかを考えれば，回答が出るわけで，病態把握や治療方針は，四診合参して全体像を描くことが不可欠です．

A-2 肝の本質と解釈

A-2-1 肝の本質的特性

肝の本質的な特徴は，「昇発，条達，舒暢」などの性質をもつことで，これは肝が疏泄をつかさどることと関係します．

肝は**樹木の性質**に喩えられます．大地の養分を吸い上げて，太陽のエネルギーを吸収して育ち，地に根を張り，空に向かって枝葉を伸び広げる樹木の性質を，生体内においても反映します．大地の養分は，腎や脾が作り出す陰の精に該当し，太陽からのエネルギーは心の陽気に該当します．それらをもとに空に向かって，すなわち個体の限界である肺の領域に向かって伸び広がるように，**気血を下部や深部から，上部，外部に持ちあげることで体の隅々に配し，発散力を供給する機能**を担います．

肝は，さらに**風の性質**とも関連が深く，自由に伸びやかに動き回り，動きが俊敏で激しい側面も示しています（図7-9）．

肝は，生体の陽の側面をつかさどります．躍動感や動的要素は，最終的には，言い換えれば直接的には，肝が担います．推動は心が，運化や津液輸布は脾が，宣散や粛降は肺が担うようにも表現されますが，これらの機能は，それぞれ，**肝に受け渡され，最終的には肝の機能として具体化します**．血を動かす推動は，心の駆動力を原動力として，その後の末梢への動きは，肝が調節をします．脾の持ち込む水穀の精は，脾の昇清によって，上向きの動きの投げ上げが行われますが，それを肝が受け取って発揚し，肺まで運びます．肺の宣散粛降は，外に向かう肝の動きを，肺が制御する形で具体化し，押し戻された津液や気が，腎に向かって降りていく動きを調節するのは，肝の機能で，下降の過程で，それぞれ末梢に宣散する動きは，肝の発揚（または疏泄）に委ねられています（図7-10）．

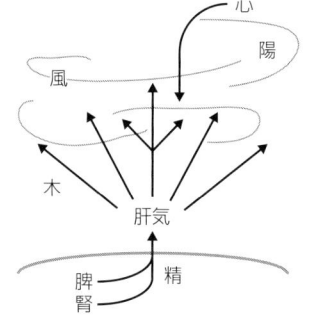

図7-9 肝の性質
昇発，条達，舒暢＝疏泄
発散力を供給

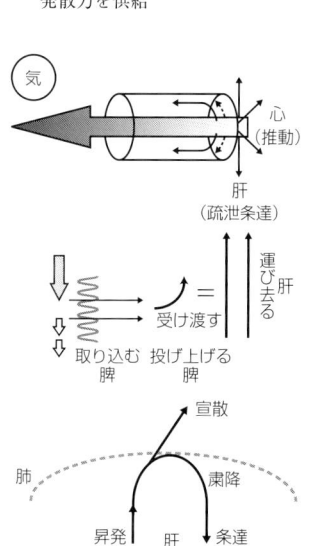

図7-10 肝は生体の動的要素を担う

すなわち，肝の役割は，それぞれの段階や状況において，常に**外へ伸びやかに広がる力を提供する**ことにあります（昇発，条達，舒暢）．「外へ伸びやかに広がる力」のイメージから，肝の作用のベクトルを外や上だけにとらえがちですが，**ある出発点から目的地に向かって動き出す発揚力を提供する**と考えるべきで，肝が誘導する方向は，生体においてはその目的に応じて，下降や内向も含みます．例を挙げると，肺から腎に向かう内，下のベクトルをもつ粛降は，肺の作用だけでなく，肝の疏泄によって誘導されます．この流れの性質は集約で，肝の作用とは理解しにくいかもしれませんが，肝の性質が集約を示しているのではなく，腎という目的地に向かうため集約の形になるのです．脾から肺に発揚する外向きの動きも，目的地に向かう方向性の違いに過ぎず，肝の作用は，出発点から目的地への発散力に寄与しています．植物における地上部の性質だけでなく，地下の根の部分にも，伸び広がる性質があることを考えると理解しやすいでしょう（図7-11）．

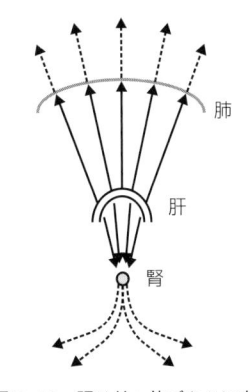

図7-11　肝は外へ伸びやかに広がる力を提供する

　それぞれの目的地において，発汗における外に向かう力，排尿の際の外に向かう力，排卵時の卵子を押し出す力，射精時の外に向かう力など，あらゆる外に向かう力を肝が提供する一方，発汗においては肺が，排尿や射精においては腎が，肝の外向きの力を固摂することで機能を調節しています．排卵においても，はっきりしない点もありますが，おそらく腎が制御系として機能しているように考えられます．

　種々の生体機能において，このように，他の臓腑機能に属する制御系と連係して肝が機能していますが，肝自身に付属する制御系も存在します．四方八方に拡散する肝のエネルギーは，それだけでは合目的的な機能につなげることはできません．**肝の発散力を胆が要所要所で束ねることでその力を集約し，目的に応じた力として具体化する**ことができます．この胆の機能によって気の配分を調整し，次の段階に進むことができます．ちょうど，樹木が次々と枝葉を広げながら幹を伸ばしながらも，同時に下枝を枯らしてもいくようなものです（図7-12）．

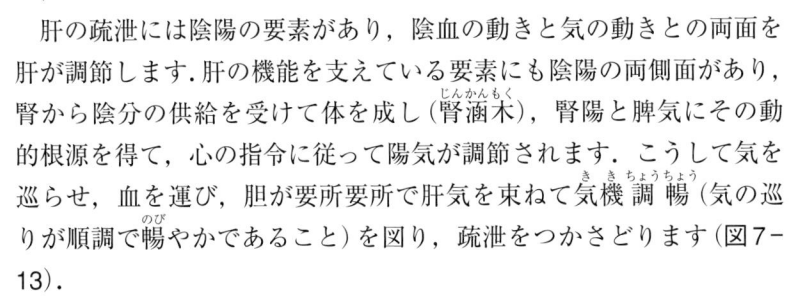

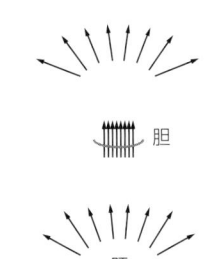

図7-12　肝と胆の関係図

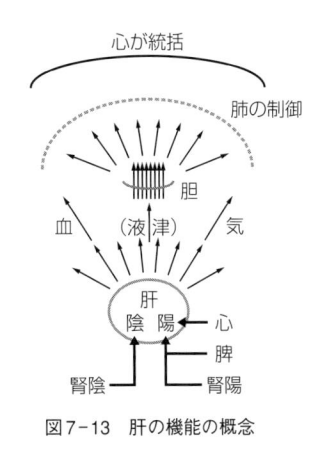

　肝の疏泄には陰陽の要素があり，陰血の動きと気の動きとの両面を肝が調節します．肝の機能を支えている要素にも陰陽の両側面があり，腎から陰分の供給を受けて体を成し（腎涵木），腎陽と脾気にその動的根源を得て，心の指令に従って陽気が調節されます．こうして気を巡らせ，血を運び，胆が要所要所で肝気を束ねて気機調暢（気の巡りが順調で暢やかであること）を図り，疏泄をつかさどります（図7-13）．

　肝の機能を支える臓器の異常を背景として，肝の異常を生じることも多く，また，肝の異常により引き起こされる病態を，これらの臓腑の状態が修飾することにもなります．例えば，肝気鬱結が，化熱や耗陰（陰を消耗すること）などの陽証となるのは，背景に腎陰虚や心火

図7-13　肝の機能の概念

などの熱証が存在する場合が多く，機能亢進によって巡りの過剰となりますから，外へ，上への動きが常軌を逸脱して肝昇過多(かんしょうかた)(肝の上昇する勢いが過剰に亢進している状態：中国語では「肝升太過」)となり，はなはだしきは肝火上炎(かんかじょうえん)(肝の機能が過亢進して熱象を発現させる病態)となります(図7-14)．肝気鬱結が，抑鬱や湿蘊血瘀など停滞感を伴う陰証となるのは，腎陽虚や脾気虚など肝陽をサポートする機能の低下を背景とすることが多く，そのため，肝の機能低下で疏泄が低下し，種々のものが停滞する症候を生じます(図7-15)．

肝の病態によって引き起こされている，結果に対して目を向けることも必要です．肝鬱気滞を例にとれば，気滞による疏泄の失調によって，気，血，津液のうち，何が停滞を起こして病態を形成しているかを分析することが重要です．何が停滞を起こすかも，偶然起きるものではなく，それぞれが停滞を起こしやすい背景的事情があって，必然的に起きるものとしてとらえれば，その必然を生む背景的病態を探ることが，病態の全体像を把握することにつながります(図7-16)．

図7-14 肝の陽証

図7-15 肝の陰証

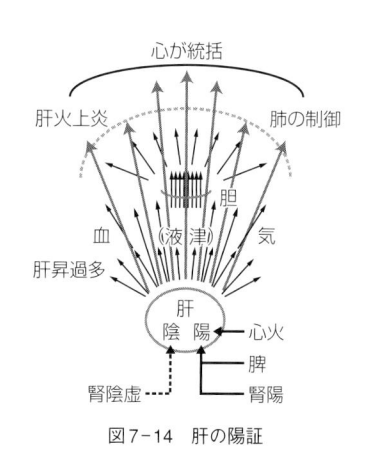

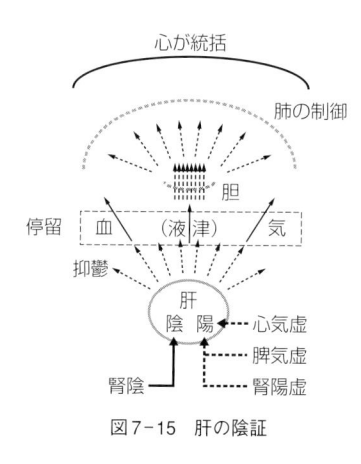

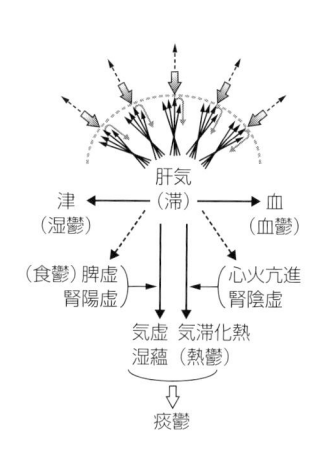

図7-16 肝の鬱と2次的病態

Q&A

Q：「うつ」というのは，肝が関係した病態に使う言葉なのか．

A：鬱とは言葉どおり鬱することですから肝の病態だけに用いられるわけではありません．気鬱，湿鬱，血鬱など朱丹渓のいう六鬱(ろくうつ)は肝の病態とは限りません．しかし，陰血を誘導し，気の動きを調節するのは，肝の機能ですから，肝の機能が失調すれば，すべての鬱を生じうることになります．様々な「鬱」に至るには，他の臓腑の状態がかかわります．それが図7-13です．

A-2-2 肝と「風」

肝のもつ「自由自在に動く」性質は，自然界の風(かぜ)の性質と同じで，これを「風(ふう)」と称します．肝の病態は「風」の性質を帯びて，突然発症する，病状病態が急速に変化する，いろいろな場所に移動性に発症するといった特徴を示します．このような性質をもつ病態を「肝風(かんぷう)」と呼び，痙攣，四肢麻痺，

眩暈，卒倒，昏睡，耳鳴り，悪心，動悸などを呈し，中枢神経系にみられる種々の急性疾患（てんかん，脳血管障害，脳炎）とも一致します．

　体内の病的な状態から風が発生するものは「内風」と呼ばれ，陰虚や血虚などの「陰」の成分が不足することで風が生じる「陰虚生風（陰が不足して，乾きのために風の病態が発生すること）・血虚生風（血が不足して，乾きのために風の病態が発生すること）」や「肝風内動（肝風の病態が身体内随所でみられること．痙攣やめまいが代表的な症候）」などの病態と関連します．

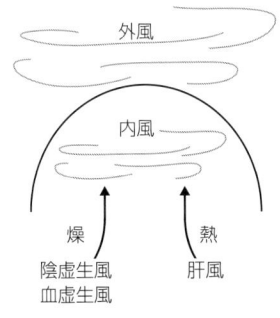

図7-17　肝と外風・内風

　「風」の性質を帯びた邪（＝生体の機能に支障をきたすものを指す）が外界から体内に侵入する形で引き起こされた病態を「外風」といいます．ウイルスや細菌などの微生物の侵入によって引き起こされた感染症などと一致するほか，気温変化などによって引き起こされる自律神経失調を介する感冒なども「外風」としてとらえられます（図7-17）．

　上記のように，一般に肝と風の関係は，病的な状態で説明されることが多いのですが，生理的な風の役割を考えると，肝の「**疏泄**」と「**風**」が同じことを示していることがわかります．まず，自然界において風の存在によって何が生じるかを考えます．風が吹くことによって，熱が奪われます．熱いものをさますときや，風の強いときのバーベキューの焼けにくさを考えるとわかるでしょう．熱が大気中に放散するのを強めるからです．同様に，香りのような目に見えないけれど確かに存在する物質を，風は放散させます（図7-18上）．

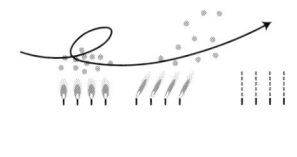

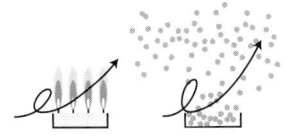

図7-18　肝と生理的「風」

　熱や香りを気に置き換えて考えると，風の性質は，気を広い世界に放散させる性質をもっていることになります．これは，気を消失させるという意味ではなく，もし，それが次々と供給される熱や気であった場合，風は，放散によってこれらを鼓舞する作用をもつことになります（図7-18下）．焚き火や炭火を起こすときに，通気口を設けたり，鞴や団扇で風を送り込むことと同じです．

　生体において，中心部に蓄積されている気（実際には腎気と脾によって生成された状態のもの）を引き出す肝の疏泄機能は，風の性質そのものであることがわかります．

A-2-3　肝と血の誘導

　「**7-A-1-2 肝は血を蔵す**」で触れたように，肝と血の関係は，血を蓄えると考えるよりも，血の流通調節を介して全身への配分調節に肝が関与していると理解することが有益です．生体における血流配分の調節は，血管の収縮弛緩によって行われており，「**3-C-5-2 血の運行と臓腑**」で既述のように，肝の機能が，自律神経を介した血管神経に作用して，血管の拡張や収縮を調節することで，血液の流れを目的の方向に配分するように調節していると考えることができます（図7-19）．

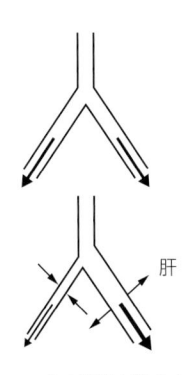

図7-19　血の配分と肝のかかわり

A　肝

肝の自律神経系に対する作用は交感神経系と関連が深いと考えられ，活動，代謝を促し，燃焼，消費に誘導します．血の運行に対する作用も，交感神経系と関連が深いと考えられる肝は，血管を収縮させることに生理意義があるように考えられがちで，実際病的な状態では交感系の過剰亢進のために，血管の収縮像が目立ちます．しかし，病的な状態では，熱象を呈して，充血，発赤，出血などの症候を呈することもあり，これは，心筋に対しての過剰刺激に加えて，血管拡張が生じるために，紅潮や溢血が生じると考えられます．このように，生理的には，血管の収縮拡張を調節することで，必要部分への脈管の拡張と，不要部分の脈管の収縮とのバランスで，目的の方向に多くの血を誘導することに機能的な役割があると考えるべきでしょう．

　したがって，**肝の作用によって誘導する方向は遠心性**で，肝のもつ疏泄条達の性質と矛盾しない作用であるということになります．血管系に作用する脾の機能は，副交感神経系の性質をもつものと考えられ，こちらは，脾のもつ求心性の機能特性と一致するもので，交感，副交感の複合作用は，東洋医学的に見ると，肝と脾の関連に置き換えることができるようです．

A-2-4　肝と排卵・射精

　排卵は包蔵するものを放出する機能ですから，肝の発揚の作用と一致します．卵胞の成熟につれて，肝の発揚によって卵巣の深部から表層に卵胞が移動します．腎の排泄調節を受けながら，肝の外向きの力が卵胞内から卵子を外に押し出します（図7-20）．

　肝鬱になると，卵を引き出す力が作動せず，無排卵になり，月経が閉止します．肝気が旺盛になると，排卵が促進され，月経周期が短くなります．このように，排卵は肝気によって調節されるもので，単なる時間的周期の制御だけではなく，性行為や感情などによって左右される要素ももっています．現代医学で考えられている定期的な排卵は，有効期限切れのような意味合いをもつ最終排卵期限によって起きる排卵であり，それ以外にも，肝気によって動かされる排卵機序があると考えるほうが合理的です．この考えに則れば，愛情に包まれて行われる満ち足りた性行為が，肝気を揺り動かし，排卵を引き起こして妊娠につながる状況は，必然的な妊娠であり，自動排卵時に偶然遭遇した，あるいは，それを狙って行われる性行為によって成立する偶発的な妊娠よりも，はるかに合目的的な妊娠であり，質の高い妊娠であり得るという結論に到達するのですが，皆さんはいかがお感じでしょうか．

　射精も肝の影響を受けると考えられます．これらを放出させないようにしようとする収蔵の作用は，腎がつかさどります．出そうとする力が強すぎる実証の早漏は，肝気によるもので，若年者の早漏に多く，とどめようとする力が弱まる虚証の早漏は，腎気不足によるもので，年輩者の早漏に多い病態ということがわかります．

　排卵にしろ射精にしろ，肝のかかわりは，裏に包蔵されているものを引き出すことにあり，ちょうど，種から芽を引き出す春気や木気と同じ性質のも

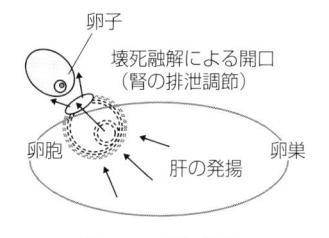

図7-20　肝と排卵
肝の発揚と腎の開閉調節が活躍

のです．したがって，種そのものをつかさどる腎気が充実しなければ，排卵や射精は肝気だけでは起きませんし，腎気が衰退すれば，肝に問題はなくても，排卵や射精は起きなくなります．

A-2-5 肝と筋肉

「7-A-1-3肝は筋をつかさどる」で既述のように，肝の筋肉とのかかわりは，**構造物においては腱や筋膜との関係で理解されます**．腱は，筋肉を骨に付着させるもので，筋肉の収縮を骨の動きに変換する要所ともいえ，**筋肉の機能の陽的側面を支える，肝に属すにふさわしい構造物といえます**．

脾によって構造として充実した筋線維群も，収縮しなければ機能としては役に立ちません．筋繊維を収縮させるのは，α運動神経細胞から発せられる電気信号です．肝が筋肉において動きにかかわるものであるとすれば，運動神経を通じて**筋線維に送られるインパルスこそが肝の役割に相当する**と考えることができます．したがって，肝は，筋力よりも，筋の収縮弛緩のタイミングや，屈筋群と伸筋群をはじめ，作動筋，協力筋，拮抗筋など種々の役割をもつ筋群の収縮度のバランスを，目的に応じて調和する働きなどと関連し，筋肉の瞬発力や瞬間的な筋力の強さを左右し，目的に応じた動作を可能にすると考えることができます．最大筋力のどの程度の収縮を起こすかの調節によって筋力を左右します．

肝の病態では，麻痺，痙攣，硬直といった症候をみますが，筋肉の構造そのものには異常がなくてもこうした症状が生じるので，構造ではなく，収縮弛緩の機能に肝が関与していることが裏付けられます．肝の異常は，運動ニューロンからのインパルスの異常ですから，突然発症し，場合によって突然変化し，突然回復します．これは，肝の「風」の特性に一致します．このように，筋肉における肝の存在は，腱などの形態としての関与や血の供給としての関与以上に，気の流れとして筋肉内に行き渡る重要な役目を認識することが必要です．

肝の筋肉に対する神経支配は，より中枢性の制御，つまり心の命令に従って作動しています．「火事場の馬鹿力」という現象があるように，精神力によって最大筋力を引き出したり，意志に従った随意的な動きや，恣意に従って姿勢をつかさどる機能と関連しています．また，感情的な抑鬱感が脱力感につながったり，精神的な緊張状態が筋肉の硬直状態を引き起こすような機構とも関係しています（図7-21）．

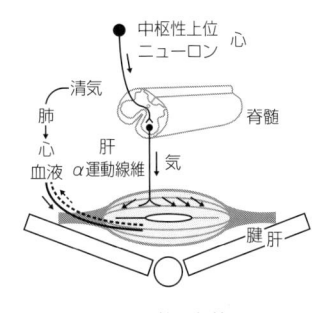

図7-21 筋の収縮と肝

A-2-6 肝と脾胃

脾は，清らかなものを上昇させる昇清作用，胃は，不純物や混ざりものを下に押し流す降濁作用があり，この2つの作用のペアで，飲食物から必要なものを取り込み，不要なものを体外に排泄することができます．こうした昇降の動きは，脾胃単独で機能するのではなく，肝の疏泄機能と連動しています．吸収後，脾によって合成されたものは，脾の昇清によって上向きの初動の力を得ますが，それが，脾から肝に受け渡されて，はじめて，脾胃の存在する中焦から，目的地である，

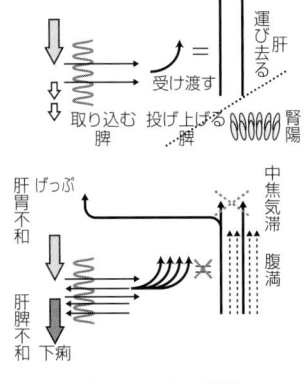

図7-22 肝と脾胃
脾と肝の連携で「巡るもの」運搬される

心，肺の領域に運び去られます（図7-22上）．

それゆえ，肝の異常は，脾胃の機能にも影響を与えます．肝の異常が脾の働きを乱す関係は，第8章で述べる五行の考え方から「木乗土」などで説明することが一般的ですが，生理的な肝と脾の連携が乱れることからも，病態を説明することができます．脾から肝への受け渡しがうまくいかない状態は「肝脾不和」といって，必要なものを上昇させられないので，めまいやふらつき，倦怠感，胃重感を起こすとともに，吸収の流れが押し戻されて，下痢になります．肝の上昇の気が胃に悪さをすると，上向きの勢いを強め，降濁すべきものが降りないので，便秘や腹満感を生じ，さらに肝気が胃気を押し上げると，むかむか，ゲップ，嘔吐といった胃気上逆の症候につながります．これを「肝胃不和」といいます（図7-22下）．

病態の詳細は，生理や病態の学習において改めて考察するとして，ここでは，臓腑を代表する機能であっても，他の臓器との関連の中で機能していることを認識することの重要性を強調しておきます．

A-3　肝と青

五行では，肝は，青と関連するとされています．

肝が示す性質は木ですが，自然界では，木が目指す先には，空があります．空は，紺碧の青を呈します．青は，空一面に広がる光の乱反射によって生じる色で，肝の拡散，放散の性質に通じます．青は，十分な光の明るさを受けてはじめて生じますので，太陽に近い存在であることがわかります．

木が育つために水や養分を吸い上げる土は，東洋医学では，脾を意味し，黄色と関連づけられます．黄色を吸い上げ，青に向かう木の存在を色で表現すると，黄色と青を混ぜることで，緑ができあがることになります．樹木が空に向かって広げる枝の先には，緑の葉が生い茂り，大気の酸素を取り入れ，養分を木に送ります．細胞の中でも，大気中の酸素を取り入れエネルギーを生むのは，葉緑素と関係の深いミトコンドリアです．緑は，黄色と青の間に介在する機能をもつところに現れる色と考えることができます（図7-23）．

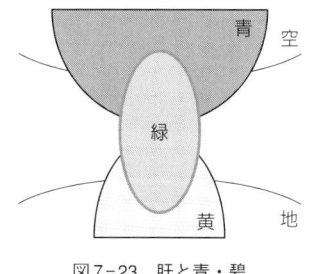

図7-23　肝と青・碧

肝は，情緒をつかさどると同時に，多くの自律神経系の機能を担っています．その中でも，血管の拡張や収縮を調整していて，そのことが「血を蔵す」の言葉に含まれる広い意義の血流調整に相当しています．感情的な誘因によって生じる体表の色の変化の1つは蒼白であり，また，強い痛みや内臓失調や自律神経失調によって生じる交感神経の興奮時には，皮膚の色が青くなることから，肝と青の関連を理解することができます．これらの本質は，いずれも，表層の血管の収縮で説明できます．

緑は，目を休ませ，気分を和やかにさせます．肝と関係の深い目に作用し，疏泄を順調にさせて，感情を伸びやかにすると考えることができます．

このように，肝と青の関係が，いろいろな視点から説明できますが，青だけでなく，碧や緑を含む色を指すものと考えることができます．表層や心の

機能と関連するものは，より空の色に近い青に，裏や深部とのかかわり，陰の存在を伴う機能においては，より緑の傾向が強くなるのではないかと考えられます．

B 肺

B-1 肺についての記述

東洋医学でいう肺は，現代医学でいう呼吸の働きを含み，さらに，水分代謝，免疫機能，皮膚や汗腺の調節の機能など，多くの機能を含む概念です．肺に関する標準的な記述には，以下のようなものがあります．

- 肺は気をつかさどり，呼吸をつかさどる．
- 肺は宣発をつかさどり，皮毛に外合する（肺は皮毛をつかさどる）．
- 肺は粛降をつかさどり，水道を通調する．
- 肺は水の上源．
- 肺は百脈を朝す（聚めるの意）．
- 肺は鼻に開竅し，その液は涕（鼻粘膜を潤す液．はなみず）．肺の華は毛．

以下解説を加えながら肺の実体について理解を深めます．

B-1-1 肺主気

気の根源は，腎にポテンシャルとして内蔵され，脾によって生体の利用可能な形に増幅された後，清気と結合して完成されます．気の生成の最終段階に肺が関与するため，肺が気の生成を左右することから，「気を主る」と表現するにふさわしい役目をもっていると解釈することができます（図7-24）．これは呼吸に深く関係します．

こうして完成された気で生体が満たされ，気が巡ることによって生命体として活動できます．その際，肝の疏泄条達によって，生体の事情に合わせて配分が調節されて，全身を巡ります．気を誘導する肝のベクトルは，拡散方向にあります．この拡散のパワーが，陽気の特性であり，血や津液を上方や末端に運ぶ原動力です．つまり，末梢に向けて押し出すのです（ちなみに，血や津液は，末梢からは，陰圧によって引き寄せられて回収されます）．

この際，拡散のベクトルだけでは，生体の気は，天空に拡散して消滅してしまいます．生体の気が生命体としての秩序を保つためには，生体内という閉鎖された空間に隔離されなければなりません．また，拡散のベクトルがもつポテンシャルを「実効力」に変えるには，それを制御する「抗力」が存在しなければなりません．以上の2点から，生体内の気を天空の気から隔離するのが肺であり，肺の機能は，生体全体を包み込み，生体の機能的外殻といえます．この外殻の存在によって，はじめて，生体の気は，天体と同一でありながら生体のもの

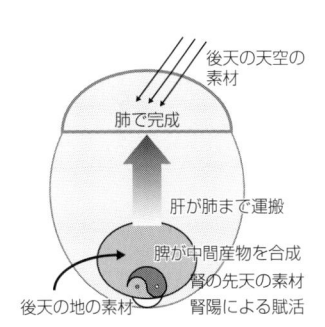

図7-24 「巡るもの」の生成模式図
肺は気をつかさどる

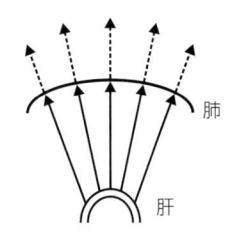

図7-25 肺は気をつかさどる
外へ伸び広がる力を制御して有効性を提供する肺

なり，生命力として利用できるのです．このことを指して「肺は気を主る」というのだと解釈することができます（図7-25）．

B-1-2 宣散と粛降

肺は，陽気によって拡散する気を，外殻として押しとどめ，ベクトルを内向きに変更し，体内に押し返します．これが「粛降」です．この際，放出すべき過剰な気を発散させたり，肝の拡散のベクトルを防衛のために利用して外向きの気の流れを生じる機能が「宣散」です．

宣散は，肝の外向きのベクトルを肺が制御することによって生じます．しかし，第2章の発汗の機序で説明したように，肺も衛気を外に向けることを意図しているのであって，衛気は単に漏れ出ているのではありません．肺は，衛気を外に漏らさないために機能しているのではなく，必要なときには開放するように，宣散の機能のために備わっていると考えるべきです．

気の外に向かう作用は，体表にある皮毛の機能を支えることになり「肺は皮毛をつかさどる」という表現になります．

一方，生体内において，粛降の流れから末梢各部に気を配分する動きも，中心から外向きの流れですから，狭い意味で宣散と考えてよいと思います．ただし，生体内での流れですから「裏の宣散」とでもいうべきもので，その機能を肺が担うとは考えにくいので，この狭義の宣散は，主に肝の疏泄の機能に任されていると解釈すべきであろうと考えます（図7-26）．

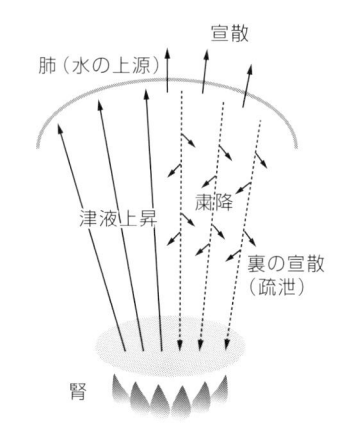

図7-26 宣散粛降

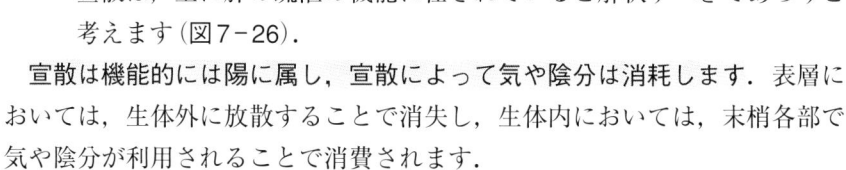

宣散は機能的には陽に属し，宣散によって気や陰分は消耗します．表層においては，生体外に放散することで消失し，生体内においては，末梢各部で気や陰分が利用されることで消費されます．

表層で肺によって押し戻された気血は，**粛降によって種々の器官を滋養**します．したがって，滋養するという観点から，粛降は，**機能的には陰に属し**ますが，各器官は気を受けて機能を発揮するので，粛降も，生体機能全体からみれば，陽気を提供する機能ですから，陽中の陰であるといえます．

粛降によって，津液は肺から腎に向かって流れ，「肺は水道を通調する」という表現になります．

粛降は，肺によってその初動のベクトル（内向，下降）を得ますが，粛降すべてが肺によって管理されているのではなく，内降の動きであっても，その配分調節は，肝によってなされると考えるべきです．**肺が粛降に果たす役割は，気のベクトルの向きを変更させることが主体**です．

以上，宣散も粛降も，ともに，肺と肝のペアによって成り立っていると考えることができます．

B-1-3 肺は皮毛をつかさどる

肺は，最も表層に位置し，皮膚の中でも表皮の部分とかかわります．皮下組織に当たる真皮の部分と筋肉の部分は，脾がかかわるとされていて，これは肌肉と表現します．肺がかかわる皮膚の働きには，汗腺やうぶ毛も含まれ，

これらは，皮膚のもつ体表を守る機能と関連します．機能的に，宣散と深い関連があります．

B-1-4 肺は水の上源

体内の熱により気化され，気とともに拡散によって体表に至った津液は，肺によって冷やされ，液化し，粛降によって体内に押し戻されます．肺から全身に，シャワーのように，津液が散布されるので「肺は水の上源」と表現されます．宣散によって，防衛などの目的で体外に出されることはあっても，大半の津液は，肺の統括によって，これ以上拡散できないことを意味しています．つまり，肺が体内の津液の可動域を規定することになるので，その意味でも「肺は水の上源」と称されます．この上源は，単に上という意味ではなく，むしろ表層の極限を指すと解釈できます．上源を上限に置き換えることもできます．

このように，肺を上源として津液が全身に散布されるとする考えは，肺に貯水池のように津液が蓄えられると考えるのではなく，肺で津液の流れが制御されると考えるほうが理解しやすいと思います．

肺の津液代謝にかかわる機能は，腎で述べたように，深層の極の腎と表層の極の肺とで対になって呼応して機能しています．

B-1-5 肺の華は毛

肺の華は，毛にあるとされます．これは，髪の毛というよりも，皮膚に生えているうぶ毛のようなもので，動物でいう毛皮に相当しますから，人間でいえば，その意味はほとんど皮膚のことを指しているといっていいでしょう．機能的には，表層の防衛や緩衝帯としての肺の機能と深く関連します．その機能的意義を考えれば，鼻毛も肺の華に含まれると考えることができます（図7-27）．

B-1-6 肺の開竅部と表裏の大腸

肺は，生体を隔離する役割と同時に，天空の気の取込口としての機能を担います．したがって，その開竅部は鼻です．鼻は，単なる外気の通り道ではなく，複雑な構造によって異物をブロックする機能をもち，防衛の機能を担っています．また，その粘膜構造は，皮膚の表皮構造と極めて類似しています．しかし，皮膚のように，外邪を単純に追い払うことができない場所ですから，多くの津液を表層に配して，異物の外部への移動を容易にしています．鼻には，気の出入り口として外界からの侵入を防ぎ，最終的には追い払って排除する機能が備わっていて，まさに，肺が担う機能をそのままコンパクトに受け継いでいて，肺の開竅とするにふさわしい器官です．

肺に属する表層の皮膚をたどっていくと，上方では鼻に至り，下方では肛門から大腸に至ります．大腸は，消化管の続きで，口を開けるという特別な行為によってはじめて外界と通じる脾胃の機能と関連する部位に続いていますが，その機能を考えると，津液は吸収しますが，胃や小腸のように吸収を主とするものではなく，腸管内の残渣物を排泄するという意義が大きく，不

肺の華は毛（皮毛）
肺は鼻に開竅

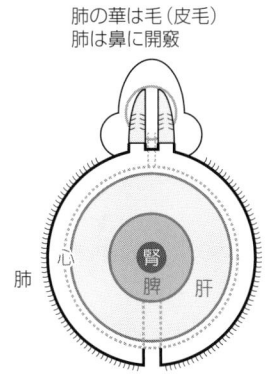

図7-27 肺の華と開竅

要なものを追い払う肺の役割に属する側面をもつといえます．それゆえ，肺と大腸は表裏の関係にあると理解することができます．粘膜としての層構造も皮膚と類似しています．

B-1-7 肺と診断

肺の状態は，舌では，舌尖に現れます．これは心と同じ場所です．風邪をひいたり，気管支炎のような状態で肺に熱がこもっているときには，舌尖が赤くなります．

脈では，右の寸脈（3本指をあてる手首側の位置）に肺の状態が現れます（図7-28）．

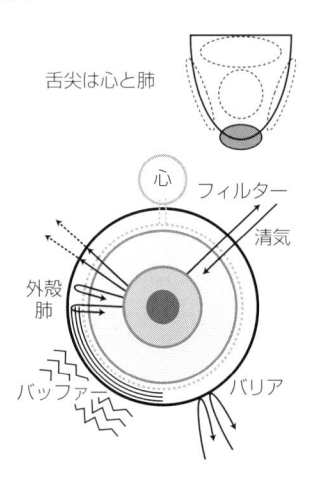

図7-28 肺：「天蓋」外殻
生命体と外界を隔て，外敵の侵入を阻止し，外環境から内部を保護
外部から呼吸によって気（天空の気）を取り込み，濁気を排泄
防衛，免疫，呼吸，汗腺調節などの機能と関連
呼吸器，鼻，皮膚，汗腺などの器官と関連
体表，胸部，上方に対応

B-2 肺の本質と解釈

肺は，生命体と外界を隔てる外殻であり，外敵の侵入を阻止し，外環境から内部を保護する緩衝帯でもあります．外部から呼吸によって「気（天空の気）」を取り込み，濁気を排泄します．現代医学的にいえば，防衛，免疫，呼吸，汗腺調節などの機能と，呼吸器，鼻，皮膚，汗腺などの器官と深く関連し，部位的に体表，胸部，上方に対応しています．以下，肺の本質を考えながら種々の特性について考察します．

B-2-1 肺の本質的特性

肺は，個体と外界の境界を形成し，体全体をバリアのように包み込んでいるもので，地球でいえば，雲や大気圏に相当するものです．肺の働きと関係する病気には，現代医学でいう肺の病気のほかに，鼻の病気，皮膚の病気，大腸に関係する病気，むくみや排尿に関係する病気の一部，発汗に関係する病気，感染症やアレルギーなどの免疫系の病気など，いろいろなものが含まれます．どれも共通することは，体の表面で（内側の表面も含み），外から侵入しようとするものや外の環境の影響から，体の内側を守るための働きだということです．

したがって，全体を包み込み，表面において内を守り，外に対しては発散して追い払うことを肺の機能の本質とします．また，内に対しては，肝気を押し戻し，粛降によって津液を腎に向かわせるので，見方を変えれば外に対

してと同様，内に対しても肺から（内に向けて）追い払う（追い返す）役割を担っていることがわかります．つまり，**外にも内にも，反射させつつ，目的に応じて一部を通過させている**のです（図7-29）．

反射の性質は，色でいえば，白の特性と一致します．また，反射や通過によって，そこにはとどまるものがなく，不純物を含まないので，清らかな性質を示します．

生理機能から言えば，表層を守る意味で衛気とのかかわりが深く，津液代謝に重要な役割を担います．

B-2-2 外殻としての肺

隔離の機能から見て，**肺は外殻**を意味します．構造として**生体の外殻を構成するのは皮膚**ですから，肺は，皮膚をつかさどることになります．皮膚からのつながりとして，口腔〜肺の粘膜，下方では大腸の内腔粘膜まで，外殻として肺に属すると考えられます（図7-30）．

皮膚は，東洋医学的にいうと，皮と肌に分けられ，肺がかかわるのは最外層の皮で，現代医学的にいえば，表皮にあたります．表皮は，角化層からなり，構造的に外界からの物理的または化学的衝撃を吸収し，その損傷を修復するための構造になっており，**緩衝帯としての防御機能**を果たしています．表皮には血液は流れておらず，角化層を機能させ栄養しているものは血ではなく，津液によって機能的に生体とつながっていることがわかります．したがって，防衛の機能を果たす皮膚では，その機能を果たすのに**津液が重要な役割**をしていることがわかります．

また，防御機能として，体表からの外邪の侵入を防ぐ機能には，皮膚の常在菌による意義も少なくありません．常在菌の存在を維持するには適度な湿潤が必要で，これを提供するのは津液であり，津液の供給が阻害された病的な皮膚では，乾燥が目立つと同時に感染を起こしやすいのは，常在菌による生物的バリアが破れるからです．肺は，皮脂腺や汗腺の分泌調節もつかさどり，津液の調節を通して防衛機能とかかわっています（図7-31）．

津液は，発汗で外邪を追い払うことにも重要な役目を果たし，外殻としての肺の機能と密接な関係があることがうかがえます．皮膚以外にも，侵入しようとする外邪に対して，鼻や喉の粘膜においてこれを付着させ，排除するために，津液の分泌を盛んにさせ，くしゃみ，咳などで追い払います．これらはすべて，肺の宣散に属する機能で，そのためには，津液の存在が不可欠です．飲食物とともに内部に侵入しようとする外敵に対しても，上部消化管では唾液，胃液，下部消化管においては大腸からの粘液の分泌を盛んにさせて，腸管粘膜からの侵入を阻止しようとする機能をもちます．このことから，腸管も，機能的には肺と同様の外殻（内殻というべきか）の役目をしていることがわかります（「**7-B-1-6 肺の開竅部と表裏の大腸**」参照）（図7-32）．

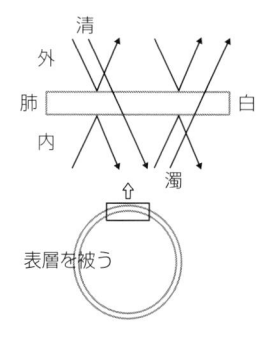

図7-29 肺の性質

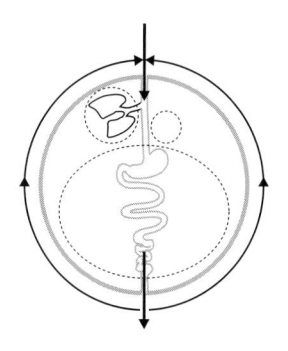

図7-30 外殻としての肺

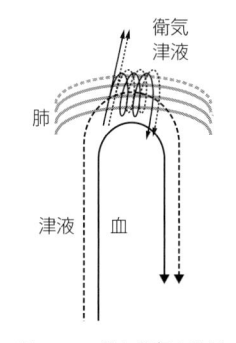

図7-31 肺と衛気と津液

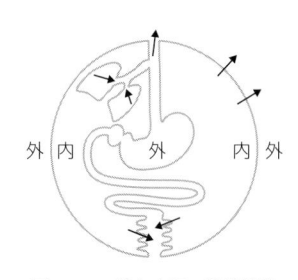

図7-32 肺と大腸の排除機能

B-2-3 生体と天空をつなぐ肺の機能

　生体の気は天空の気と同一であるべきですから，個体として天空の気から隔離されると同時に，常に天空の気とつながっていなければなりません．肺は，生体の気と天空の気の隔離を担うことの裏返しとして，天空から生体に有益な気を取り込み，ほぼ常時連絡させておく機能を担います．これが「呼吸」に相当します．生体の気と天空の気がつながっていることが，気の存在としては根本的に必要なことですから，この機能を担う肺つまりは呼吸機能を阻害することが，生体を死に追いやる最短の方法であることからも，その重要性が認識できます．

　血の項でも述べたように，原始的な機能は，気の存在なく自律的に機能するゆとりが大きいですが，高等な機能ほど，気との連絡が不可欠で，高等動物では，体表から隔絶された遠距離まで，気を効率よく移動させるために，血の存在が必要になります．血の存在によって，肺や外界から遠い位置にある器官を，機能的に肺と近い位置に近づけることになります（図7-33）．言い換えれば，肺と血の存在によって，各器官は，体内にありながら天空にあるのと同じ状態におかれるのです．したがって，出血死は，死に至る手段として，窒息に次ぐ急性のものとなります．

　このように，体内と天空をつなぐ機能においては，**肺は血なくしては機能せず，また血の機能も肺によって清気を受けはじめて生体意義をもつ**といえます．したがって，体内のすべての血は，必ず肺を通過し，肺において血に含む濁気を排し，清気を受容します．そのため，肺と血は密接な関係をもち，「肺は百脈を朝す」と称されます（図7-34）．

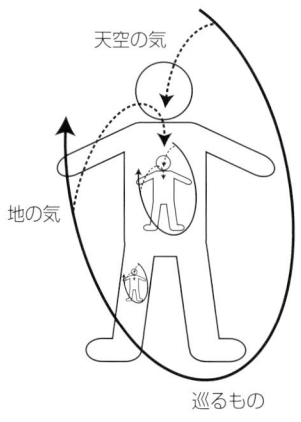

図7-33 「巡るもの」の意義
「巡るもの」の存在で個々の細胞が
天地に直接触れている

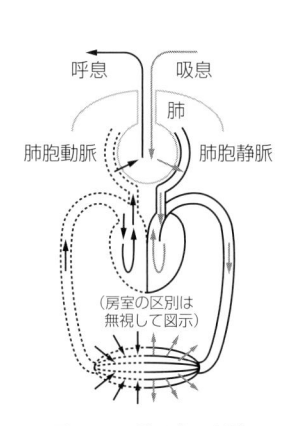

図7-34 肺と心・脈管
肺は百脈を朝す
肺は気をつかさどる

B-2-4 フィルター・バリアとしての肺

　生体の気を隔離し，かつ，生体と天空とをつなぐ役割を果たす肺は，生体にとって必要なものを取り入れるだけでなく，不要なものの侵入を防ぐ役を

果たすことにもなり，また，体内の不要なものや，生命活動によって生じた**不要なものを排泄する機能**を担う必然性を生じます．

体内で発生する濁のうち，津液にかかわるものや物質的要素の排泄は，主に下焦で処理されるために，主に腎の役割となりますが，気にかかわるものや軽やかなものは，肺が排泄にかかわります．したがって，肺は，気の出入に関して，隔離，交通と同時に，フィルターとしての役割を担い，生体側からいえば，バリアとしての役目を担うことになります．

B-2-5 肺と脾

肺と脾はともに後天の素材を供給する機能をもち，脾は後天の地の素材を提供し，肺は後天の天空の素材を供給します．この機能において，脾は，地の素材を供給する陰的な機能，肺は，天空の素材を提供する陽的な機能を担います（図7-35）．

脾は「後天の本」と称されますが，肺は，天空から清気を取り込むことで気血生成の最終段階をつかさどり，物体としての存在に「いのち」を吹き込みますので，脾同様に，また脾以上に，命に直結すると表現することもできます．肺によって供給されるものは，同じ後天の素材であっても，脾が持ち込むような構造物にかかわる後天の精ではなく，それらの活動を維持する機能的な後天の気を供給し，結果として「活動」を供給することを意味します（図7-36）．

B-2-6 肺と腎と免疫

肺の持つ生体のバリアとしての衛気の機能は，発散の様式をとり，内においては，地球に対する大気圏の雲のように，気や津液を内に押し戻して散逸を防ぎ，外に対しては，外邪を跳ね返して，内への外邪の侵入を防いでいます．その性質は，白と関連します．一方，腎の防御は，吸収を主とします．すべてのものを吸収する色は黒で，黒は，その中にすべての要素を封じ込めた色です．

このように，**肺は発散することで防衛し，初期段階での防衛を担当**します．一方**腎は，より深い部位で，生命とかかわる危機に対して，邪を封じ込める形で防衛**します．

肺の防衛には，汗腺調節や立毛筋調節など皮膚の付属器官を含めた機能や，体液性免疫と関係が深いといえます．腎の防衛には，メラニン色素，肉芽形成，繊維化といった機能や，細胞性免疫との深い関連がみられます．肺の防衛機能は，アレルギー性疾患と，腎の防衛機能は，自己免疫疾患と関連が深いということがいえます（図7-37）．

B-2-7 肺と腎の胚葉

肺の機能にかかわる皮膚，皮膚付属器官，口腔粘膜（前方），鼻腔粘膜，皮膚と連続するあらゆる部分の表層の上皮，嗅覚，味覚の感覚上皮などの構造物や組織は，すべて外胚葉に属します．これらは発生の段階で他の構造物を内側に包み込むように変形し，体表を被うように発達します．

一方，いくつかの機能で見たように，肺は機能的に腎と表裏の関係にある

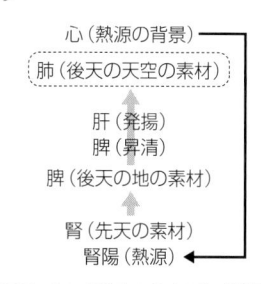

図7-35 「巡るもの」の生成機序と肺
肺は脾とのペアで陰中の陽を担う

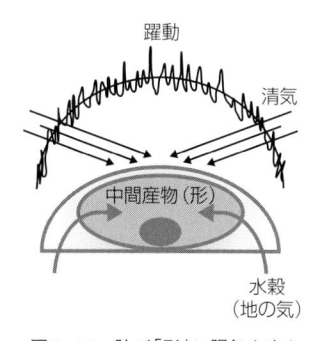

図7-36 肺が「形」に陽気を吹き込む

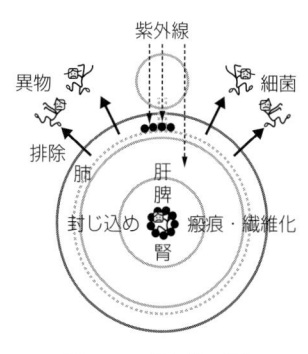

図7-37 肺と腎の防衛

共通のものをもっています．これと関連するように，腎の機能と関連すると考えられる脳，脊髄の中枢神経系，末梢神経系における神経細胞，下垂体後葉，副腎髄質，網膜なども肺と同じ外胚葉起源であることは，大変興味のあることで偶然ではないように考えられます．**発生的に同一の起源をもち，生体の一番深いところと一番浅い（表層）ところとで，腎と肺は機能的に呼応している**という印象をもちます．

構造的にも腎と関係の深い骨，肺と関係の深い皮革や毛髪が，ともに，生体機能が終焉した後も，いつまでも形を変えず存在するという共通点を見出せることは興味深いことです．腎の代表ともいえる骨の色が白く，表層にあって肺の防衛機能にかかわる毛髪の色が黒いことも，肺と腎の関連の深さを物語っているようです．

B-2-8 肺とアレルギー

喘息，鼻炎，アトピー性皮膚炎の3大アレルギー疾患は，すべて肺に属する部位で起きていることがわかると思いますし，食事性アレルギーなどで，下痢が起きたり，皮膚に蕁麻疹ができたりするのも，すべて肺がかかわる場所に，肺がかかわる水としての症状が出ていることに気がつかれたでしょうか？　このように，アレルギーの病態には，肺の異常が深く関与しています．

近年，アレルギーが増えている一因として，化学物質などの物質的要因のほかに，小さいときから人工的に管理された環境の中で育つことで，肺の活躍する場所が奪われたまま成長している生活要因を見逃すことはできません．そのことで，肺の表層を守る機能が成熟しないまま，大人になってしまうからです．ある程度病気を経験して，悪い環境におかれることも，生命にとって大切なことなのです．それを，抗生物質や消毒薬という形だけで解決するのではなく，人体の自分自身の力で解決する機会を与えることが，肺の機能を充実させるのに必要なのです．

B-3　肺と白

B-3-1 白と寒冷

白は，自然界において，冷たい性質を示します．寒気中での吐息の白さや，雲の白色は，周りの冷気によって水蒸気が水滴になったものの集合体です．窓ガラスやグラスが冷気や冷水で結露するときには，白色になります．透明な水よりも凍って白くなった氷のほうが冷たいなど，**寒冷の性質をもつ現象で白が観察されます**．冷気によって透明なものが白色を呈するのは，分子の構造がより緻密になり，固定化され，光の透過性が低下して，光を反射するからです．すべての色は，光の反射によって生じます．反射がなく透過するものは透明であり，反射の際に，特定の波長が吸収されることで反射光のスペクトルが変化し，それぞれの物体の色となります．

白を呈するには，反射のほかに，もう1つ条件が必要です．「純白」という言葉にも現れるように，白には，混じりけのない清潔な印象があります．このことは，白が，光を均等に反射することと関係しています．光学的に，

白は，すべての波長の要素をバランスよく含む基準色で，ホワイトバランスとして色調の調節に利用されます．音に関しても，すべての周波数を偏りなく含む音源は，ホワイトノイズといわれ，聴覚検査時に，非検側のマスキングとして利用されます．白は，すべての要素を偏りなく含む状態と関連する色ということができるのです．

　以上のことから，**白色を呈するためには，すべてのものがバランスよく外に発散されることが必要**です．自然界における白を呈する物体は，すべての波長の光を反射するため，輻射熱の吸収が少なく，ほかの色を呈する物体よりも，実際に温度が低くなります．白のもつ寒冷の性質は，すべてを外向きに発散させる特性から生じていると考えることができます．すべてを外に発散させるという性質は，内側を保護することにもつながり，生体における肺のもつ衛気の機能との関連をみることができます．

B-3-2 生体における白を呈する機序

　生体において白を呈するのは，多くは，白という色素が増加するのではなく，他の色素が脱落することで生じます．例えば，髪や皮膚における黒の色素が脱落して，白髪や皮膚の白斑を生じます．

　日常的によく見られる白は，赤色が減少することで生じます．生体における赤は，すなわち「血」の色であり，全体または局所における「血」の不足が白色を呈します．

　生体における熱の大半は，血液によって運ばれており，また赤血球によって運ばれた酸素が局所において生体反応を促し，熱を産生します．すなわち，機能している生体においては，気と熱は，「血」と行動をともにしていると考えてよいでしょう．

　したがって，**白色を呈する部位では，「血」が少ないことを意味し，必然的に熱が少ない状態であり，寒象を呈します**．局所での「血」の不足は，全体の血虚が本態である場合と，気虚や陽虚が本態で，その結果，「血」の運行が希薄となり，局所で「血」の不足を生じる場合との2態があります．

　外因による寒も，生体に白を呈します．外界から寒気を受けて生体が冷やされると，体は必要以上に熱を損失しないようにするため，末梢血管を収縮させる形で，体表の血流を制限します．これは，体表の血流減少を意味し，必然的に体表の色を白くさせます．

　分泌物や排泄物などの液状のものや，爪や角質層などの半透明の生体部分は，濁ることによって白色を呈します．生体に役立つものは，すべて常に動いていなければなりません．津液も動きが止まれば「湿」や「痰」と呼ばれる邪になります．流動するものは透明ですが，停滞するものは濁りますから，滞り，生体に役立たない湿は，白を呈することが理解できます．このように，病邪としての白は，「湿」を意味します．寒象で白を呈する場合，熱象のように津液が煮詰まることがなく，比較的サラサラとした性質をもつことも特徴の1つにあげられます．湿は，全体または局所で，少なからず量的な過剰を伴います．したがって，白色にはサラサラと量が多い性質を伴うことが多

くなります．

B-3-3 白と肺と寒冷

既述のように，白は，寒冷を示す色です．五行において白と関連する肺は，生体においては，体内の過剰な熱を発散する器官ととらえることができ，白の寒冷の性質と一致します．呼気として熱を発散するほかに，皮膚の蒸散も，肺の寒冷の性質を示す機能の1つです．また，肺における病態の多くは，熱証および燥証であり，このことから，肺は**適度な湿潤と冷気を好む**ということができ，白の寒涼湿潤の性質と関連が深いといえます．

肺の機能に陽気がいらないということではもちろんありません．生体機能である限り，冷やされて機能できるものはないのですが，脾や腎のように物質を合成したり，心や肝のように運行に直接かかわる機能に比較して，表層において湿潤を基礎に制御的な機能を担う肺では，陽気の充実を土台にしながら，寒涼の条件によって機能すると考えることができます．事実，病態として，熱証や燥証以外に，寒証や湿証も認められます．例えば，寒邪に肺が塞がれる病態がありますが，詳細に見れば，これは，肺自体が寒邪によって冷やされるというのではなく，体表が寒邪に囲まれることによって，肺気の宣散が損なわれる病態です．また，肺に多量の湿が存在する病態もありますが，これは，脾が冷えて形成された湿が，肺に貯められるのであって，肺自体が冷えて津液を停滞させるわけではありません．

Q&A

Q：肺は冷気を好むとのことだが，では，辛温解表薬（辛い温める性質で体表の病気を発散して治療する薬）は脾の薬と理解するのか．

A：一律にそうということにはならないでしょう．腎，脾，肺それぞれに作用するものがあるように思います．辛は発散の作用をもち，よく走りますから，肝を介して肺に到達します．解表薬ですから，最終的に肺に作用しないものはないと思います．肺の性質は涼を好んでも，肺気の土台は腎陽にあり，陽気の裏打ちなしには宣散粛降できません．解表を必要とする際に，温性を直接肺に作用させる必要のある病態も十分予測されます．そのような場合には，辛温解表が必要になると思います．

Q：「肺自体が冷やされることはない」あるいは「肺自体が冷えることはない」と記述されているが，原発性の肺気虚あるいは肺陽虚は存在しないのか？ また，肺気虚を直接治療する方剤はないということを聞いたことがあり，この場合，脾気虚を改善することで肺気虚を治療する，例えば六君子湯を用いるそうだが，いかがか？

A：肺気虚がないということではありません．肺の機能が低下するものは肺気虚ですから，固摂や防衛の低下，呼吸困難などを呈する病態は，肺が冷えていなくても生じます．肺気虚と，肺が冷えるということは別物だと思います．寒邪が肺を包んでしまう風寒塞肺などの病態があり，この際には肺が冷やされているといってもいいと思います．ただし，肺の機能そのものが冷やされ

ているというよりも，肺が寒邪に取り囲まれたために宣散が失調するという病態観を意味していると思います．

　肺陽虚という考え方はあまり馴染みません．それは，肺自体が陽気を必要とする部分が少ないからです．したがって肺自体が冷えたり，肺の陽気を奪われて肺が失調するという病態観がないのです．「存在しないか」という言い方には答えが慎重になりますが，そういう病態として認識することは臨床上少ないということは言えます．

　肺気虚を直接治療する方剤はないというのは言い過ぎではないかと思います．肺の機能を助けるものはすべて肺気虚を治療するためにあるものですし，桂枝湯（けいしとう）や防已黄耆湯（ぼういおうぎとう），玉屏風散（ぎょくべいふうさん）など肺気虚の治療を目的に使用できる方剤はたくさん挙げることができます．「直接治療する」ということの意味合いがよくわからないところがありますが，方剤というのはもともと病位だけに作用させるものではないので，肺を病位とする病態を肝，脾，腎あるいは心に働きかけて治療することはすべての方剤，すべての病態に対していえることで肺だけ特別とは考えていません．直接治療という意味を生薬単位で考えても，麻黄，黄耆，冬虫夏草など，肺に直接作用させる意識で用いる生薬は少なくありません．しかし，それらは同時に，脾や腎など他臓にも作用すると考えられていて，これはすべての生薬についていえることです．要は，病態の認識と，治療手段としての認識であり，肺だけが特別ということではないと思います．

　肺気虚に六君子湯を用いるのは，その肺気虚が脾気虚，脾気停留などを基礎とする湿蘊から生じている場合であって，肺気虚は脾気虚を背景とすることは多いですが，すべての肺気虚がそうでないのはいうまでもありません．腎陽虚や肝鬱でも，脾気虚と同じくらい肺気虚はみられます．それぞれの病態の認識に応じて，方剤は，六君子湯以外にも多くのものが選択されます．肺を直接的に援助する補肺の意味を強めるには，補中益気湯（ほちゅうえっきとう）や防已黄耆湯，黄耆建中湯（おうぎけんちゅうとう），大防風湯（だいぼうふうとう）などを，黄耆を含んでいることを意識して選択することもあります．麻黄剤も補肺として認識できます．

　ただし，肺は他臓腑の病証の病位となることが多いので，治療において他の臓腑を治療対象にする手段をとることが多くなるのは事実です．

7章のチェックポイント　　　　　　　　　　　　　　　　　　→ 参照項目

- □ 肝や肺の機能失調は，その生理的意義から考えると，どのような病態になりやすいか？　　→ 図7-4
- □ 肝がつかさどる疏泄とは，どういう機能か？　　→ 7-A-1-1
- □ 肝が血を蔵すという性質は，どういう概念を示しているか？　　→ 7-A-1-2
- □ 肝が筋をつかさどることで，筋肉の構造や機能に，どのようなかかわりをもつか？　　→ 7-A-1-3, A-2-5, 図7-21
- □ 肝の華，開竅はそれぞれ何か？　　→ 7-A-1-4, 5

- ☐ 肝の状態は，舌，脈のどこに現れるか？　　　　　　　　　　　　　➡ 7-A-1-6, 図7-8
- ☐ 肝の本質的特性を示す言葉を3つ挙げなさい．また，それらの性質は自然界の何に喩えられるか？　　➡ 7-A-2-1
- ☐ 他の臓腑から肝に受け渡されて果たす動的機能について，心，脾，肺について図示して説明しなさい．　➡ 7-A-2-1, 6, 図7-10, 22
- ☐ 肝の作用のもつ方向性の特徴は何か？　　　　　　　　　　　　　➡ 7-A-2-1, 3, 図7-11
- ☐ 肝の発散力を束ねる役目をしているのは何か？　　　　　　　　　➡ 7-A-2-1
- ☐ 肝の機能を支える陰と陽の要素はそれぞれ何か？　　　　　　　　➡ 7-A-2-1, 図7-13
- ☐ 肝の機能異常における陰証と陽証の，原因と病態の特徴を説明しなさい．　➡ 7-A-2-1, 図7-14, 15
- ☐ 風の病態の特徴は何か？　　　　　　　　　　　　　　　　　　　➡ 7-A-2-2
- ☐ 病的な風，2種を挙げなさい．　　　　　　　　　　　　　　　　➡ 7-A-2-2
- ☐ 風の生理的な意義は，肝のどの機能と同意か？　　　　　　　　　➡ 7-A-2-2
- ☐ 肝と血管との関係について説明しなさい．　　　　　　　　　　　➡ 7-A-2-3
- ☐ 排卵や射精の機能における，肝の役割について簡単に説明しなさい．➡ 7-A-2-4
- ☐ 肝の特性と符合する性質をもつ色は何か？　また，その色の，生体における意義について概略を説明しなさい．　➡ 7-A-3
- ☐ 東洋医学でいう肺は，呼吸器のほかにどのような機能や構造物と関連するか？　➡ 7-B-1, B-2
- ☐ 拡散する気が，生体に実効力を生じるために肺が提供している力は何か？➡ 7-B-1-1
- ☐ 宣散，粛降の機能とは何か，また，その中における肺の役割について説明しなさい．　➡ 7-B-1-2
- ☐ 肺は，皮膚の中で，どの部分とかかわり，どのような機能と関連するか？➡ 7-B-1-3
- ☐ 肺が，体内の津液の可動域を規定することを意味する言葉は何か？➡ 7-B-1-4
- ☐ 肺の華，開竅はそれぞれ何か？　　　　　　　　　　　　　　　➡ 7-B-1-5, 6
- ☐ 肺の状態は，舌，脈のどこに現れるか？　　　　　　　　　　　➡ 7-B-1-7, 図7-28
- ☐ 肺の本質的特性を説明しなさい．　　　　　　　　　　　　　　➡ 7-B-2-1
- ☐ 外殻としての肺が関与する構造物は何か？　　　　　　　　　　➡ 7-B-2-2, 図7-30
- ☐ 肺は百脈を朝すの意義を，肺と気や血の機能的意義から説明しなさい．➡ 7-B-2-3
- ☐ 肺のバリアとフィルターの意義について，図示して説明しなさい．➡ 図7-29, 7-B-2-4
- ☐ 後天の素材の供給における，肺と脾の役割について説明しなさい．➡ 7-B-2-5
- ☐ 肺の防御機能の様式について，腎と対比させながら，説明しなさい．➡ 7-B-2-6
- ☐ 肺とアレルギーの視点から，肺の機能を充実させるうえで必要と考えられることは何か？　➡ 7-B-2-8

□肺の特性と符合する性質をもつ色は何か？　また，その色の，生体におけ　　➡ 7-B-3
る意義について概略を説明しなさい．

> **コラム：漢方薬の広め方**
>
> **Q**：最近，多くの医師が漢方薬を利用するようになったため，時々困ったことになる．頭頸部の帯状疱疹で，帯状疱疹後の神経痛が非常にガンコな症例で，思いつく限りの治療を試みた方がいた．何かのことで漢方の話になり，口腔外科で"歯痛のため"として葛根湯を長期に投与されていた．「副作用が無いから」といわれて一所懸命飲んでいたそうだが，それをやめていただくことで神経痛は消失した．
> 　また，蕁麻疹で，抗アレルギー剤を処方した患者さんが「のどが乾くから」内服したくないといって来られ，もちろん抗アレルギー剤の副作用かもしれないので中止して，その症状が軽快したのかと思ったら「その後ずっとのどが乾いて困っている」というので念入りに聞いたところ，「内科の先生からすすめられて普段からかぜをひきやすいので，葛根湯を飲むようになった」ということがわかった．漢方薬を広めるのも大切だが，使った場合の注意すべき副作用を含めての"薬の宣伝"ができないものか？
>
> **A**：現代医学的な意味での副作用ではなく，東洋医学的な視点からの適応と不適応をきちんと提示することが製薬会社には要求されると思います．しかしやはり一番悪いのは，そうした視点ももたずに，安全神話や人の経験に頼って投薬する医療者の姿勢であり，実はそれは，現代医学の姿勢を一部反映している面もあると感じます．学問体系を正しく理解し，薬や治療法が拠り所とする原理原則に基づいて治療を施すことが当たり前であることを再度教育の場で確立すること，そして，特に東洋医学に関しては，すべての医療者が東洋医学の基本概念の教育を受けられる場を確立することが急務であると思います．

第8章 臓腑概念と生理機能3(心)・五行学説

はじめに

まず前半では，五臓機能の最後として，全体の統括役である心について学びます．心は，他の臓腑とは次元の違った機能として位置づけられているのが特徴です．心の機能と関連する精神を，五臓の役割分担として分析します．

後半では，五臓の考え方の土台となる五行学説について，その相互関連を中心に学びます．五行と関係する味覚の作用についても論じます．従来の五行学説の解釈では疑問が残るいくつかの点について，原則論に従った解釈ができるように考察を加えてみます．ややもすると観念的すぎるという批判を受けがちな五行学説ですが，そうではなく，東洋医学の大原則にふさわしいものであることを再認識します．

A 心

A-1 心についての記述

東洋医学でいう心は，現代医学でいう心臓のほか，中枢神経系の機能を含む概念です．心に関する標準的な記述には，以下のようなものがあります．

- 心は血脈をつかさどる．
- 心は神明(しんめい)をつかさどる．
- 心の華は顔．
- 心は舌に開竅(かいきょう)し，その液は汗．

A-1-1 心は血脈をつかさどる

「心は血脈をつかさどる」とは，血を動かす役割としての心の働きを示す表現です．ポンプとしての心臓の役割と同じ意味をもっています．心の働きが活発であれば，体中に血が行き渡りやすく，体も温かく，体の機能も充実します．気のもつ推動作用と関係の深い働きですから，この作用を特に「心気(しんき)」といったりもします．この心の働きは，胸部の気である「宗気(そうき)」によって支えられています．また，この心の働きによって全身を巡る気は，血によって運ばれる「体を養う気」ですから，特に「営気(えいき)」といいます（図8-1, 2）．

心臓は，構造的にすべての血管とつながっているおおもとですから，心が血脈をつかさどるという考え方につながります．結局は，血を運ぶ道筋としての脈管なので，血を全身に運ぶ，**血液循環に関係する働き**を示しています．

図8-1 心は血脈をつかさどる　　図8-2 心と宗気・営気　　図8-3 神と心血

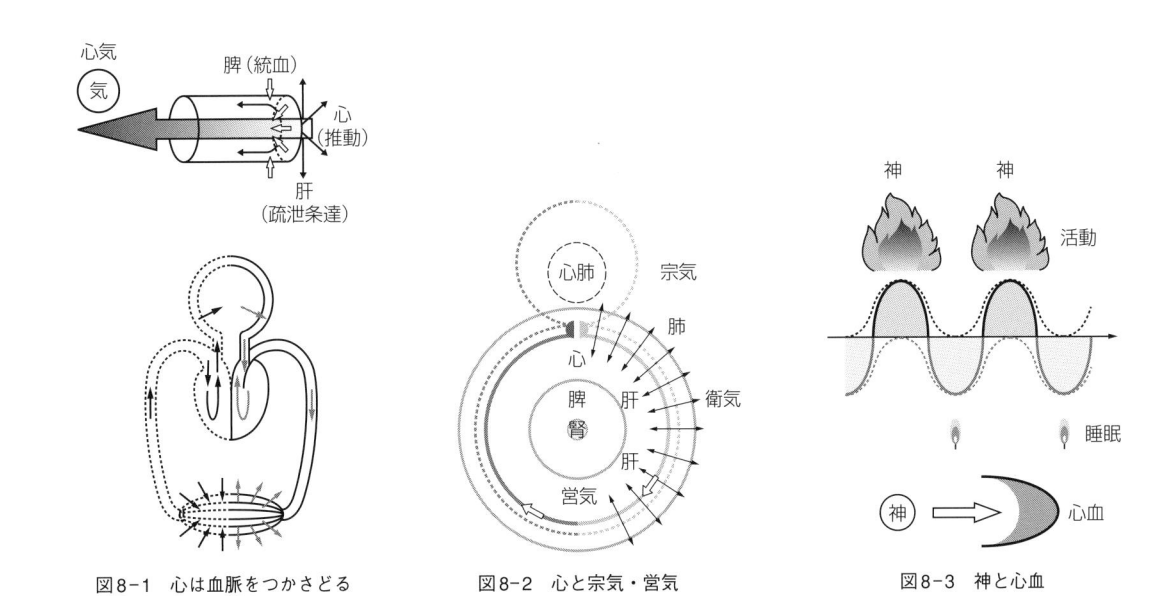

　これに関する心の働きが低下すると，顔色が悪くなったり，手足が冷える，息切れやめまいといった症状になります．「心気不足」という状態です．
　働きが過剰になりすぎると，動悸や火照り，顔面紅潮，充血，頭痛，はなはだしい場合は出血といった症状になります．「心火上炎」という状態です．

A-1-2　心は神明をつかさどる

　神明とは，精神活動や思惟活動のことです．「神」とだけいう場合もあります．現代医学的にいえば，大脳の機能と関係が深いことになります．記憶，学習能力，判断力，言語機能などと関係します．意識状態や睡眠，意志に従って体を動かす随意運動などと関係する働きです．
　この働きに異常が起きると，記憶障害，健忘症，言語障害といった問題や，煩躁感，不安感，臆病感，驚きやすいといった精神症状，眠りが浅い，寝つきが悪い，夢が多いといった睡眠障害を起こしやすくなります．これを「心神不寧」といいます．はなはだしい場合は，失神，昏睡といった意識喪失状態になり，場合によっては，命を落とすことになります．
　こうした神明にかかわる心の働きを支えるもとになっているのは，「心血」です．神は，活動を休止させるときは，血のなかに納まると考えられていて，それが心血です．したがって，神の働きが鎮まる夜は，心血の働きが重要で，このときに心血が不足すると，帰るべき家をなくした神が鎮まれずにいつまでも活動しているので，眠れなかったり，不安感が強くなったりします．「心血不足」「心血虚」と呼ばれる状態です（図8-3）．

A-1-3　心の華は顔

　心の華は，顔にあるとされます．顔面は，血流が盛んで，心のポンプ役としての機能の状態をよく反映するからと考えることができます．

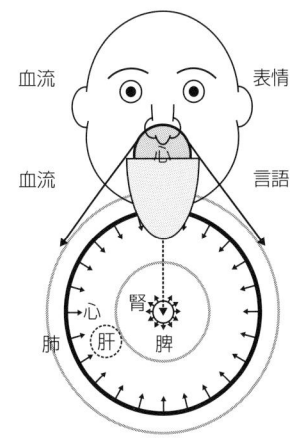

図8-4　心の華と開竅

また，顔は表情をもっていて，精神状態や意識の状態が表情を左右しますから，心の神とかかわる機能の状態が，顔に，主に表情として，現れやすいということもこの表現と関係しているでしょう（図8-4）．

A-1-4 心は舌に開竅

心は，外界と舌で通じていて，「心は舌に開竅する」また「舌は心の苗」と表現されます．顔面同様，舌には血流が豊富なので，心の状態が反映されやすいと考えればよいでしょう．また，舌の動きは言葉と関係するために，心の知能や言語とかかわる機能との関係からも，心の状態が舌の動きに反映されます．言語には，舌のほかに，口腔の形や口唇も重要で，これらも心とのかかわりがあると考えるべきだと思います．

A-1-5 心と診断

心の状態は，舌の中でも特に先端（舌尖）に現れます．心に熱がこもったり，血や陰が不足して相対的に熱の勢いが強くなるようなときには，舌尖が赤くなります．また，舌の表面に赤い小さな突起のようなものがいくつも見られることもあります．これを点刺といいます．

また，舌全体の色は，血の影響を受けますから，血脈をつかさどる心の状態が反映されやすいともいえます（舌診については第9章で詳述）．

脈では，左の寸脈（3本指をあてる手首側の位置）に，心の状態が現れます．細脈や弱脈など，虚の脈になる異常が多いです．心の異常は，脈の速さに反映されやすく，心気の亢進した状態では数脈（脈拍が早いこと）になり，反対に，心気が不足する状態では遅脈（脈拍が遅くなること）になります（図8-5）（脈診については第9章で詳述）．

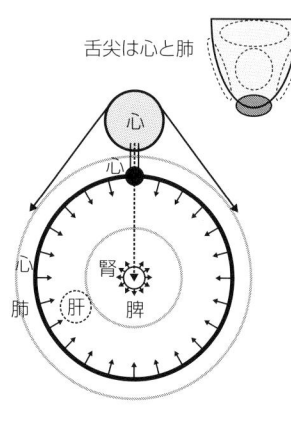

舌尖は心と肺

図8-5　心：「君主の官」司令塔
心は君主の官として生体機能の司令塔
全体の機能を次元の高いところから統括
精神思惟活動，大脳皮質系，言語，睡眠，循環などと関連
知能，記憶，判断，理性といったものをつかさどる
循環器，脈管，舌などの器官と関連
胸部，頭部，上方に対応

Q&A

Q：舌尖に紅点がたくさんあり，一見「苺」みたいに見えるようなものは，「心熱」か，「瘀血」か？

A：これを点刺といいます．点刺は熱結（熱が局所に集中して，生体機能を阻害し

ている状態)とすることが多いですが，ご指摘のように瘀血を意味することもあるかもしれません．ただし，それを点刺の様子だけで判別することは無理かと思います．あえて特徴的なものを示せば，色が鮮紅色のものは血熱（血中に病邪としての熱の影響が見られる病態）で，暗紅色や紫色のものは血瘀である可能性が高いと思われます．「症候」⇒「弁証」という発想ではなく，病態が症候を創るという発想から，全体の症候からそれらの症候を生じ得る病態を推理することが大切です．

A-2　心の本質と解釈

　心は君主の官として，**生体全体の機能を次元の高いところから統括**しています．1-B-7で既述のように，生理機能では，精神思惟活動や大脳皮質系の機能と関係が深く，知能，記憶，判断，理性といったものをつかさどります．知能と関係することから，心は，言語とも関係し，言語を生じるために必要な，口や舌の動きと関連します．

　高い次元にある心の，出店のようなものが生体内にあり，これが現代医学でいう心臓で，陰血の巡りの動的根源を与えるポンプ役です．体中の脈管はこのポンプに連なり，このポンプの作用で，脈管内の陰血が全身に広がります．この作用から，心は，生体の脈管系をつかさどり，循環機能を支配します．循環器，脈管，舌などの器官と関連し，部位的には胸部，頭部，上方に対応しています．

A-2-1　心の本質的特性

　心は，生体機能全体を高い次元から統括する司令塔として位置づけられています．層構造の図でも，肺によって被われた生体とは離れた，高いところに表現してあります（図8-5参照）．

　生体のすべての臓腑は，心の統括のもとに機能しますので，心自体は，活動することを主とするように設定されており，**陽盛に偏り「温熱，向上，昇騰」**の性質をもちます．心は生体に熱と活動を提供し，この活動が停止すると，すべての生命活動は停止します．**心は，火に代表され，天体では，太陽に相当します**．太陽は地球の中にはありませんが，地球上にその光や熱やエネルギーが投入され，地球上のあらゆる生命は，この太陽の恵みのもとに活動を営むことができるのと同じ関係です（図8-6）．

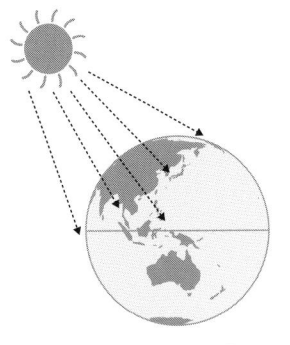

図8-6　太陽に相当する「心」

　心の熱は，腎に受け渡されて実効力を発揮します．一身の熱は，心によって与えられ，腎に蓄えられて，腎から放出されて，利用されます．また，**心の指令は，肝に受け渡されて諸機能を調節**します．心の指令を全身に行き渡らせるために，実際には肝が出向いて現場で指揮を執るような構図です．このように，心の陽気は，肝と腎に委ねられて生体に機能します．このような関係から，心の機能失調は，すべての陽気の失調を生じる結果になります（図8-7）．

　一方腎の陰は，心と肝に供給され，心の血は，肝の機能によって供給が維持されています（図8-8）．

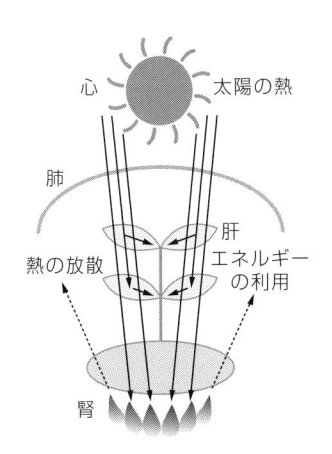

図8-7　腎・肝と心の呼応
太陽の熱を湖や海が受けて蓄える
太陽のエネルギーを植物が有効利用する

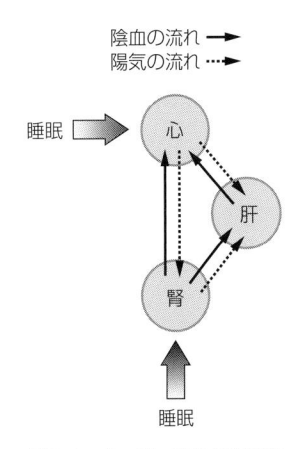

図8-8　心・肝・腎の相互関係

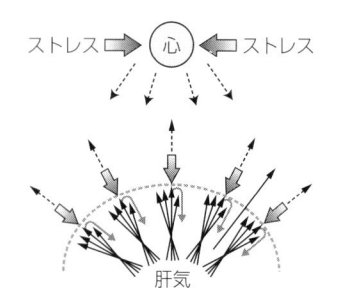

図8-9　肝の病象と心

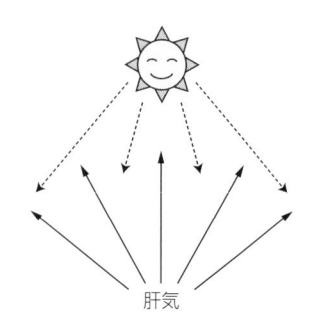

図8-10　肝の病象と心

　心は，生命の活動の根源ですから，高い活動性を要求されますので，それだけ消耗も激しく，活動と休止の相が明瞭です．このことから，**睡眠をつかさどる中枢**となります．心を養う意味から睡眠は重要ですが，睡眠は同時に腎を養うので，睡眠を十分とることで，腎から肝と心の両方を潤す方向に作用する利点も活かせます．

　一般に，情緒は肝がつかさどるという表現をし，感情は，肝と関連が深いような解釈をします．確かに，本能的な感性は肝に委ねられるかもしれませんが，**知能を介した感情は，心が担う**と考えたほうが合理的です．そう考えると，現代社会の多くのストレスは，本能的なものというよりも，かなり高度な社会的な感情が生み出すもので，その攻撃のターゲットは，心にあるとすべきではないかと考えています．ストレスの症状の多くが肝の機能に現れるのは，ストレスが，肝に直接作用しているのではなく，実は心に作用して，**心の失調が肝に影響**していると理解できると思います（図8-9）．したがって，楽しいことを考えたり，喜びの感情を増やしたり，癒しやメンタルケアなど，心に働きかけることが，ストレスによる肝の症状を根本から解決する手段となるのです（図8-10）．ストレス発散という肝に働きかける処理は，一時的には解消されても，また嫌な想いを積み重ねては，解決になりません．肝の病象の多くは，背景に心が黒幕として存在しており，画一的な価値観や固定的な目標など，肝の昇発や舒暢の性質を押し固めてしまう病態の根源は，その司令塔である心にあるとすべきです．したがって，教育や精神修養など，知能の改革が問題解決に有効なのです．こうした観点は，肝鬱を疏肝薬で解決する標治的な治療手段にとどまることを戒めることになり，常に，心の様子を把握し，心の様子をいい状態に保つ方策を練ることの重要さを提示しています．

Q&A

Q：図8-8の心・腎・肝の相関図について，五臓はその生理関係から互いに相関するが，特にこの三臓に関しては「心腎相交・肝腎同源・心陽と肝陽の結び付き・肝血と心血の関係」などから特に結びつきが強く，直接関係する，と考えてよいのか．

A：この3者が他に比較して特に関連が深いからというわけではなく，ご指摘のように，五臓はそれぞれにいろいろな形で絡み合い，どれも重要です．ここでは，心の存在が他の臓腑より少し高い次元にあり，その機能を実現するために腎や肝に受け渡される話の延長としてこの3者の関係図を示したものです．

Q：現在の神経心理学では，記憶はエピソード記憶（事実の記憶）と情動記憶（事実にまとわりついている感情）に分かれて記憶され，それぞれ海馬，扁桃体に蓄えられるという．扁桃体は肝の機能のような気がする．もし，情動記憶が直接扁桃体に入るとしたら，ストレスあるいはトラウマは東洋医学的に考えて，情動記憶は肝に直接影響を与えると考えられないか？

Ⓐ：記憶に，単純な事実の記憶と，感情を伴う記憶の違いがあることは納得できます．直接扁桃体に入るのか，どこか共通の場所を通過して分かれていくのか，神経回路の実態とも合わせて検討しなければならないですが，いずれにしても受容の段階では，同じ経路を経てくるわけですから，最初の入り口は「心」であるとすべきであろうと思います．音刺激，光刺激，触覚刺激など，受容器から送られる感覚の各要素は，経路にしたがって機械的に中枢に送られてくるのでしょうが，その情報の蓄積や体験として統合された情報には，そこに意識を伴うかどうかは別として，心による処理が施されると思います．

情緒にも多分2種類があり，熱い，寒い，痛いなど身体感覚や生命に直結するような感覚を土台とする情動と，社会的な背景や思考によって構築される情動とがあり，前者は，心を介さない肝の処理で，後者は，心での処理を主に記憶として整理されていくと推察できます．そういう意味では，直感的な感情には，肝が直接かかわるといえるでしょうが，そうした本能的な肝の反応も，肉体（細胞）が経験を通して獲得したものを基礎にしていると考えられますので，その背景には，心の関与が，少なくともかつてあったはずです．心を介した感情の情報が，肝の自律的機能に獲得されると，反射現象のように心を介さず機能するのではないかと思います．現在の個体の主がこの世で経験していないことでも，構成原子や水が記憶しているという考え方もあるようですから，ミクロコスモスの中の心の存在を考えると，そのような原則が仮定できるかと思います．

その場で初めて判断して嫌な想いと感じることと，直感的に嫌な想いをもつこととの違いは確かにあると思いますが，それを心と肝の違いにするよりも，経験としての蓄積の有無があるだけで，どちらも，感情は心の処理を介して蓄積されると私は考えています．その処理された後の情報が，扁桃体に蓄積されることは不思議ではありませんし，刺激の種類によって心を介する必要がなければ，直接扁桃体に入ることもあっていいと思います．しかしその前提としての心の存在は大きいと思います．

トラウマなども，大きな出来事がその後も尾を引くわけですが，その出来事をただの記憶として（例えば海馬に）蓄えておけばすむことを，その時に受けたショックを嫌なことと解釈するのは心であり，似たような状況におかれたときに，その記憶を呼び戻したり，同じことが起きるのではないかと予想したりするのは，肝ではなく心ではないでしょうか．トラウマのようにその衝撃が大きいものは，肝に深く刻まれるために，心を介さずにその刺激が発動するため，頭では制御できない情動反応となるのでしょうが，逆にいえばその解決は，再度心を介して記憶を塗り替えなければならないのです．

A-2-2 精神活動と神・魂・魄・意・志

東洋医学理論では，生体のすべての機能を五臓が有機的に分担しているとしています．したがって，広義の精神機能も五臓によって分担されていて，**心は神を，肝は魂を，肺は魄を，脾は意を，腎は志を**それぞれ蔵すとしています（図8-11）．

「魄」は誕生とともに生体に備わっている機能です．母胎から新生児として独立する時に，まず泣き声をあげて呼吸を始める，原始的な

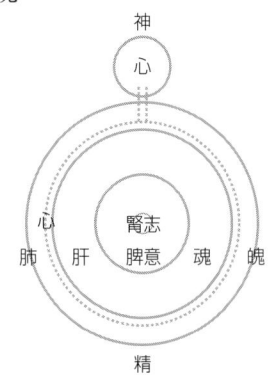

図8-11　五臓と精神

行動をつかさどるのは肺です．したがって，肺がつかさどる魄も，原始的な精神機能を支配します．例えば，魄は，寒熱触覚などの原始的な知覚，新生児の啼哭，目的のない四肢の運動（ばたつき），唇に触ると吸引動作をするなどの条件反射的な行動をつかさどり，精神面では，本能的な意識下の精神機能と関連すると考えられます．生命と直結する機能を担うので，「気魄を込める」という用語には，重厚な生命力が感じられます．

「魂」は，魄に比べて，より高度な精神心理機能を介した行動をつかさどり，感情や情緒の感覚，合目的的な随意運動にかかわります．目的にかなうような調節力を背景として機能するので，活動と抑制系の両側面を含む機能ですが，肝の特性として，魂は活動性を主とした機能と考えることができます．「魂を入れる」という用語には，随意的なものを集中させるといった精神活動が感じられます．魂の活動性を「神」が統制すると考えます．

「神」は，魂よりもさらに高次な中枢神経機能をつかさどります．神は，意識をつかさどり，外的刺激や内的体験を含め，意識を通したあらゆる経験を統合し，それらを蓄積する記憶や学習機能をもち，それらをもとに判断を下します．この神の下した指令に基づいて，他の魂魄意志がそれぞれの精神思惟活動を分担して実行に移します．五臓の中でも心は「君主の官」として位置づけられていますから，五臓が有機的関係にありながらも，心の機能が全体を統括します．したがって，その心に舎をもつ「神」は，精神活動の中で最も高次のものをつかさどっていると考えられます．例えば，疲労や睡眠不足が続いたときの眠けを我慢するとか，衝動的な欲望を理性でおさえつけるといった行為は，体の生理的な要求を，神が抑制した結果生じるものです．こうした思惟活動を支えるための物質的根源を精と考えると，「精神」という用語は，精によって神が機能する陰陽の姿を示していることになります．

五行の考え方では，脾と関係する情志は「思」であるとされています．このことを考慮すると，脾が舎となる「意」は，論理的な思考，計算能力といった機械的な精神機能を指していると考えられます．こつこつと積み上げて形にするような作業で，層構造の中での脾の増幅機能に符合します．

腎が舎となる「志」は，すべての思惟活動の根源となる恣意であり，まず志を立てて精神活動がスタートすると考えると，すべての発生源である層構造の腎の位置づけと一致します．志によって目標が定まり，その目標を芯として，そこから意による創意工夫が生まれます．腎のポテンシャルを，脾が増幅する機能的層構造と一致します．

以上の魂魄意志それぞれの思惟活動は，「神」の存在がなくても，個々の精神活動を実行はできますが，それらが道理にかなった調和のとれた行動になるには，それらを統合する「神」の存在が不可欠です．

A-2-3 心の陽と陰

心における陰陽を考えてみると，血脈とかかわるポンプ役の機能は，血の運行を支える活動力に着目していますので，心のもつ機能の陽の側面ということができます．ですから，心のポンプ役の活動力としての作用は「心陽」

とか「心気」といった言葉で表現されます．こうした陽気の勢いを維持するためには，その燃料としての陰が必要なわけですが，これを「心陰」といったり「心血」といいます．心陰や心血は，燃料としての意味と同時に，鎮静の意味合いもあるので，心陽が虚すと，心拍動の低下や心不全など動きの低下する状態になり，心陰や心血が虚すと，動悸や不整脈といった，拍動が盛んで機能は低下する病態を生じます．

一方，心の「神」とかかわる機能を考えると，精神活動という意味では活動的ですが，心の役割は，その性質からいうと，「活発」というよりも，精神状態を清明にして，冷静な判断を下すことや，精神を穏やかにするための働きが主体ですから，陰的要素をもつということができます．こうした機能に対する心血は，活動を支えるための養分としての通常の「血」の機能よりも，陽盛に対する鎮静作用が機能の主体を成すといえます．心は，その高い活動性を維持するために，時に神を心血に納め，睡眠という形で活動を低下させ，機能の回復を図ります．したがって，心血の不足では，心の陰的作用が低下し，不安感や煩躁感など，精神活動が亢進した状態を呈します（図8-12）．

血が燃料として陽気を盛んにさせている一方で，思惟活動という機能を陰血が安定させていて，血には陰陽の2面性があります（**4-B-2**参照）．心の機能の理解には，心血の意義や心血の供給のしくみを理解することが大変重要になります．

A-2-4 心血の供給

心血は，心竅（清らかなものが通過する穴状の存在：具体的な構造物とは限らない）を通じて心に供給されます．心血は，肝血と腎陰からなると考えることができます．肝血は，血の生成で見たように，腎陰（腎精）をもとに，脾によって後天の地の精を取り込み，肺から天空の清気を取り込んで完成させます．これらの陰血は，心において，血のもつ陰陽両面の機能を果たしますが，既述のように，心においては，鎮静の作用をもつことが重要です．

心血は，肝血と異なる存在として体内を流れているのではなく，同じ血が，躯幹においては主に気を放出する機能を果たし，心において鎮静に機能するものを心血と呼ぶのであって，物体として心血と肝血の区別はありません．

血の上方への運行や血の生成には，脾と肝が深くかかわります．

一方，心陽を制御する心血は，「心腎相交」によって腎陰と直接的に結びついているとする考え方もあります．この意味での腎陰は，脾の機能を介さず，心と腎の呼応として，心血のもつ鎮静や安寧の作用を特別視する考え方としてとらえられていると理解すればよろしいでしょう．

また，腎陰は，髄を生むことから，構造としての脳髄を形成する重要な役割を担います．したがって，心の機能を構造面から支える部分に関与しています．腎陰の毀損が，アルツハイマーなどの認知症にかかわることと関連すると考えられます（図8-13）．

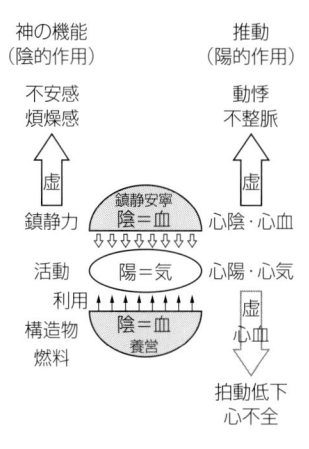

図8-12 心の陽と陰

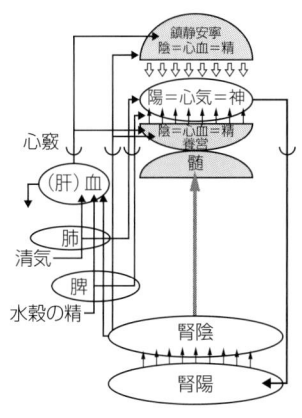

図8-13 心への気血の供給

> **Q&A**
>
> **Q**：心竅とは実際に存在する構造物か，どこにあるのか，いくつかあるのか，心に向かうすべてのものが心竅を通過すると考えるのか．症状や現象から考え出されたものか．
>
> **A**：突然意識をなくして「心」の機能が停止し，また突然回復して，後遺症や障害を残さないような病態を解釈するのに，正気が通過する穴を詰まらせるものの存在を考えるところから生じた概念だと思います．脳神経や血管系が頭蓋骨を通過する穴を指しているというような説もありますが，具体的なものを指すのではなく，概念的なものと理解したほうがよいと思います．となると，心に向かうすべてのものが心竅を通過していると考えたほうがいいと思いますが，それは一カ所ではないと思います．
>
> 　　症状を解釈する概念から生じたと理解したほうが有益だと思います．実際には形に置き換えられるようなものもありますが，それは心竅の概念の一部を示すものにすぎないと理解すべきだろうと思います．

A-2-5　心腎相交

　心は，体の中で一番高いところにあり，陽の代表として火の性質をもち，腎は，一番低く深いところにあって，陰の代表としての水の性質をもっていて，互いに対照的な位置にあります．ちょうど陰陽の性質がそうであったように，<u>互いに反対の性質をもつと同時に，互いを育てる関係</u>にもなっています．これを心腎相交といいます（6-A-1-5参照）．

　心陽は，下方に降りて腎陽を育て，腎陽によって腎陰が気化し全身を巡ります．腎陰は，上方に昇って心陰を供給し，心陰は，心陽を制御します（図8-14）．

　この働きに支障が生じると，腎陰が心陰を補えず心陰が不足して，眠れない，不安感といった心陽亢進の症状につながります．これを心腎不交といいます．

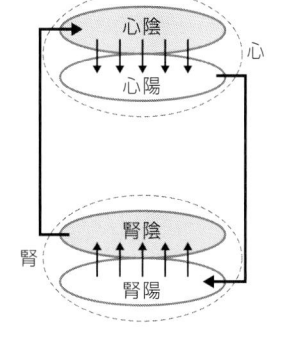

図8-14　腎と心の呼応（心腎相交）
生体の両極で陰陽が交わる

A-2-6　心－小腸－膀胱系

　心は，小腸と表裏の関係にあります．小腸は，飲食物の清濁を分け，水穀の精微を吸収すると同時に，大量の水液も吸収するために，「小腸は液をつかさどる」とも表現されます．また，小腸が尿の生成と関連していて，小腸の異常が血尿や膀胱炎の原因となるとする考え方もあります．膀胱炎と口内炎が同時にみられる病態を，この心と小腸の表裏の関係で説明することがあります．また，心火を引き下ろして小便から排泄する山梔子などの薬の作用を解釈するときの論拠にもなります．

　現在では，尿の排泄や津液代謝を考える際に，小腸はあまり登場しませんが，心の熱を尿から排泄する発想は，めずらしくありません．通常の津液代謝は，脾から肺を経由して全身を巡ったあと腎に入り，膀胱から体外に排泄します．ところが，大量に飲水を行った場合，あるいは気化作用が低下した

場合などは，全身を巡らせる経路は負担をかけることになるので，**迂回路として短絡的に排泄する経路**が必要になります．これが，小腸－膀胱系であると考えることができます（図8-15）．

　小腸と膀胱が機能的につながることは，臓腑の配列や通常の相互関連では即座には理解できませんが，それぞれの臓腑は経絡に振り当てられていて，その経絡の循環様式を見ると，容易に理解できます．小腸と膀胱に関連する経は，手少陰心経⇒手太陽小腸経⇒足太陽膀胱系⇒足少陰腎経の順につながっていて，小腸と膀胱は，同じ太陽経で上下につながっています．同じ名称の経に属する手と足の経は「同気相通」と呼ばれて，機能的に関連する関係にあるとされています．このことから，非常時には，小腸から吸収された水液が，全身を巡らずに，膀胱に迂回することが可能になり，また病的な状態でこの系が連絡すると，頻尿でも，津液は全身を巡らず，全身の津液は不足する病態を形成することが予想されます．

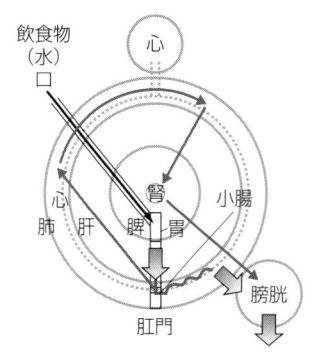

図8-15　心小腸膀胱系の水の動き
正常な津液代謝は全身を巡るが過剰な水は非常時の小腸膀胱経路で全身への負担をかけずに排除する

Q&A

Q：口内炎と膀胱炎を併発したものに限って，心小腸膀胱系で考えるのか？　それとも，口内炎はだいたいにおいて心と結びつくのか？　口内炎といえば脾胃を考えがちだが．

A：心火の口内炎に，膀胱炎を伴う必要はありません．臨床的には，脾胃から口内炎を作るものよりも，肝に熱をもって，心と脾の両方に熱を移して口内炎になるものが多いように感じています．口腔は，脾の開竅部であると同時に，心の苗である舌や，言語を生じる部位として心との関係も深い部位です．

Q：口内炎のできやすいベーチェット病も心がかかわる病態か？

A：ベーチェット病の病態は，湿熱の病態と考えることができます．心も絡みますが，心そのものの病態から湿熱に至るとは考えにくく，湿熱のようなべたべたしたものは，地の気を主とした病態ですから，肝と脾胃を主とする病態に，心を巻き込んだものとして理解することが多いと思います．ベーチェット病は，肺とも関係して，鼻腔粘膜にも及びます．背景として腎が絡んでいることが多いように思います．

A-2-7　心の病態

　以上の生理機能から，心の病態には，特に腎，脾，肝がかかわることがわかります．

　腎陰不足では，髄の失調を起こすことが考えられます．脳の構造的な異常に至るので，心の機能のほかに，運動機能など，肝の病証を含むことが多くなります．また，腎陰不足は，心腎相交の経路を介して，直接的に心陰不足を生じ得ます．血の不足を介して，心血不足を生じることも考えられます．

　腎陽不足では，腎陰の気化不足を起こして，結果的に心血不足となります．腎陽不足は，精の供給低下となって，燃料不足のために，心陽の低下をきた

しやすくなります．心陽の低下が腎陽の低下を招く悪循環にもなりやすいです．

脾は，血の合成，昇清，精の供給で心とかかわりをもつので，脾虚によって血の全体量の低下から生じる心血虚，脾気下陥による心血不足，心における精の不足による心陽虚などの病態を生じます．

肝血不足や肝腎陰虚などの肝の異常は，心血不足の原因となります．また，心血を上方に運搬する脾の昇清を，肝の疏泄がバックアップするので，肝の機能失調は，心血の供給にも異常をきたします．

急性に発症する意識障害や失神などの病態を痰迷心竅といいます．心の機能が，心竅を通過する気血の流れで維持されているとする考えをもとに，その心竅が，何かによってつまってしまい，突然，心の機能失調を生じると解釈する病態です．

日常みられる心身症には，こうした急性の痰迷の病態は当てはまらないでしょうが，慢性的な陰虚による痰や，陽虚による湿蘊などによって類似の状態が生じることは考えられます．この考えに基づいて，慢性の疾患でも，治療において，化痰通竅の配慮を施すことが少なくありません．

心の病態として陰虚を主とする病態では，煩躁，不眠，独語，健忘（記憶障害）などの亢進状態がみられます．心の亢進は，心が指令して機能する肝の過亢進に至りやすくなります．

陽虚を主とする病態では，寡動寡黙，健忘（思い出せない），計算力の低下，見当識の低下，嗜眠，混沌などがみられます．心の機能低下は，肝の陽気の不足につながり，肝虚の症候としての疏泄不足に至りやすくなります．

ただし，心の陰陽は，腎の陰陽同様，機能的に接近していて，互いに依存し合っている面が強いので，陽証と陰証は混在し，明確に分割できるものではありませんが，治療においては，陰陽両面を見ながら，その比重を配慮することになります．

A-3 心と赤

A-3-1 自然界における赤の意味

自然界において，赤は，炎や太陽，また光を十分浴びて熟した果実や花の色で，**熱感や勢いの充実を感じさせる色です**．赤色は，十分な光を得てはじめて赤色らしさを呈します．色はすべてそうですが，特に赤は明暗に敏感で，光量によってその表情を変えます．このように，自然界において赤を認めるときは，光の存在を意味するといってもよいでしょう．自然界における光とは，炎や太陽の存在を意味し，これらはいずれも生命体にとって不可欠なものです．つまり，赤は，太陽や熱といったものとつながる，生命にとって有益なものを代表する色です．したがって，赤色は，人に躍動感を与えます．

A-3-2 生体における赤を呈する機序

東洋医学では，生体における赤の意義を，自然界と同様に，**生命体の勢いや熱の状態を反映する色としてとらえています**．「血」は気によって導かれ

ると同時に,「血」は気を蔵するとも表現され, 気や熱は「血」によって運ばれるという一面ももっています. 生体における熱は, 伝導熱として波及するものではなく,「血」によって全身に運ばれており, ことに赤血球によって運ばれた酸素が, 局所において放出されることで生体反応を促し, 局所において熱を産生します. このように, 機能している生体においては,「血」は熱を意味し, 熱は赤を呈します.

生体内において実際に赤を生じている本質は, 赤血球成分といわざるを得ません. 気そのものや熱そのものが赤を呈するのではありません. 生体における赤色は, 赤血球が作り出しています. さらにミクロに見ると, 赤血球が赤を呈するのは, 血色素であるヘモグロビン中の鉄が, 十分な酸素と結びついたときに赤が鮮やかになります. つまり, 生体においては, 赤は, 血の存在によって生じ, しかも, その赤らしい鮮紅色は, 酸素の存在によって生じる色で, 東洋医学で「熱」としてとらえている赤は, **酸素に満ちた赤血球によって作られている**ことになります.

局所における赤さの程度は, 単位面積あたりの赤血球数や赤血球の酸素飽和度に依存します. さらに, 血液は, そこにとどまって機能するものではなく, 常に流れて機能するものですから, 単位面積あたりの機能的な赤血球数は, 正確には, 単位面積あたりの単位時間あたりに通過する赤血球の数によって決まります (図8-16). つまり, **単なる全体量だけでなく, 巡りの程度を考慮することが必要です**.

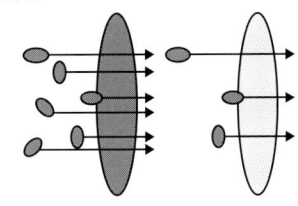

図8-16 生体の赤さを決めるのは単位時間単位面積あたりの通過赤血球数

A-3-3 赤と心の関係について

血の循環の原動力には心が深くかかわりますから, **生体における赤さは, 心と深くかかわる**ことになります. 血の生成において「心は血を赤くする」と表現されますが, 血が赤くなるのは, 明らかに, 肺において清気を得て赤くなるので,「心において」赤くなるのではありません. しかし肺において血を赤くするためには, 中間産物を肺まで運ぶ原動力が心ですから,「心によって」赤くするのは事実です. また, 末端局所においてその部位が赤くなるのは, その部位まで血を運んでこられるからで, それは, 心の拍動力に左右されます. 局所において血が充足するかどうかは, 肺の機能よりも, 心の機能にかかわっており, 全体としてみた場合に, 血の機能は, 心に依存しているといえます. しかし血の立場からみれば, **血そのものを赤くするのは心ではなく, 肺**です.

「4-B-2-3 気や熱の担体としての血」で既述のように,「血」の運ぶ熱のうち赤血球が運ぶ熱は, 気を包含した血として遠隔部位に到達し, そこで放出された気を得て, 局所の生体活動が熱を生じます. 一方, 安静時に身体を温煦する熱源として, 心筋の収縮によって発生する熱は重要で, 実体を持った熱として津液によって運ばれ, 赤血球の及ばないところにも熱が伝わります.

このように, 心の機能によって血と熱が体内を循環します.

A 心

B 心包・三焦

　臓腑概念としての三焦は，五臓にまたがって津液をすみずみに疏通する機能を担うものとして考えられた概念で「三焦は津液を気化し，水道を通調する」と表現されます．実際には，津液代謝にかかわる腎，脾，肺，肝，心の五臓の機能の集合体として解釈することが可能です．臓腑として独立させるよりも，**機能体またはシステムとしてとらえる**ことが妥当ではないかと考えています．

　心包は，心を取り巻く膜状のものとして考えられています．心包には経絡が張り巡らされていて，熱や痰などの病邪が心包の経絡をつまらせると心の機能が停止し，昏睡，意識混濁などの意識障害を起こすと考えられています．**邪気が外から心に侵入する際にまず侵される場所**として意味をもつわけですが，心の機能に関与する気血の通り道であって，心包自体が独立した生理機能をもつとは考えられません．

　五臓と五腑の関係と同じように，心包を臓，三焦を腑として，心包と三焦は表裏の関係に置かれています．しかし，心包は心の機能とかかわり，三焦は津液代謝にかかわるのですから，その機能の性質からは，心包と三焦が表裏関係に置かれる関連性は明確ではありません．もっとも，心と小腸の表裏関係も，その機能からはあまり明瞭とはいえません．小腸は，歴史的に津液代謝の中心として考えられていた時期があり，心の推動と小腸の津液代謝で機能的な関係を見出したのかもしれません．小腸と三焦をともに津液代謝に関連するものととらえると，心と小腸の表裏関係と同じような機能連関で心包と三焦を表裏関係に置くことができるかもしれません．また，三焦は上焦，中焦，下焦にわたる，全身に及ぶ機能ですが，心包も全身に広がる経絡を集め，心のかかわる脈管を被う機能としてとらえると，やはり全身に及ぶ機能とも解釈できますので，その点で機能の共通点を見出すこともできるかもしれません．

　ちなみに，心包を層構造の図の中に表現するとすれば，心の領域の外側を包囲する一枚の膜として描写することになりますので，現在描いている心と肺の間の一層を，上部に張り出した心の表面に連なるものとして描くことになります（図8-17）．

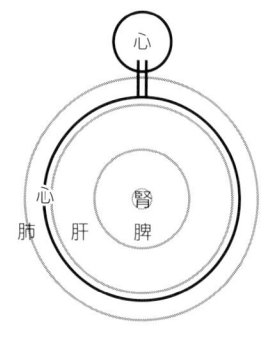

図8-17　心包と層構造

Q&A

Q：三焦の臓腑概念とは，上焦（心・肺），中焦（脾・胃），下焦（肝・腎・大腸・小腸・膀胱・胆・生殖器）に分かれた三部位の各焦にある臓腑機能を統轄し，津液や陽気（元気）などを中心とした諸気を運行させる通路である．このほか，気化（生体内物質を生成したり変化させる作用）の行われる場所でもある．特に，肺によるガス交換と水液の全身への散布（上焦），脾胃による消化吸収と水液の輸送（中焦），腎による水液の代謝と尿への排泄（下焦）の3者によって行われる体液調節の機能を「三焦気化」と呼んでいる．

鍼灸学では，三焦とは，1．心肺を通して入り来る天地間の精気．これを宗気という（上焦）．2．消化器を通して入り来る天地間の精気．これを営気という（中焦）．3．小腸の乳糜管を通して人間の体に入り来る精気．これを衛気という（下焦）．

　すなわち，三焦は，先天の原気（元気・真気）を運転活動せしむる「原気の別便」であり，宗，営，衛の三気を取り入れる門である．そして三焦を通じて三気が人間の体内に入り先天の原気，すなわち生くる力と相まって，人間の生命活動を生み出している．これが原気であり，これこそが，人間を生かす力であり，病を治す力であると解釈されている．

　以上から，私個人としては，三焦という臓腑は大変重要な働きをもっていると思うが，いかがか？

Ⓐ：三焦は，津液が全身を巡る際の通路として扱われることが，現代では標準的な考え方だと思います．しかし，単なる津液の通路としてだけでなく，気と津液が一体となった流体としての通路と考えるべきで，その見方からすると，質問文に登場するいくつかの見方をすべて包括している存在であることがわかります．「三気を取り入れる門」と考えてもいいですが，それぞれの気を取り入れる門は，宗気は肺，営気は脾，先天の気は腎であり，それらが融合して合成される際の連絡路であり，同時に排泄物の通路にもなる存在であると考えていますから，門というよりも，門や出口に通じる（それらをつなぐ）通路と考えるべきではないかと思います．

　三焦が大変重要な働きをしていることは同感ですが，三焦が原気を生み出す機能をもつと考えるよりも，三焦の通利が順調に保たれていることが，種々の機能が順調に保たれる土台であるというとらえ方をしたほうがいいように思います．したがって，三焦の存在は意識しますが，三焦を１つの臓腑としてとらえる考え方はせず，三焦を，気や津液が順調に通過するかどうかを治療のうえで考慮するという考え方が私の立場です．

　質問文中「3．小腸の乳糜管を通して人間の体に入り来る精気．これを衛気という（下焦）」の定義にはいろいろ疑問があります．まず，小腸から入る精気と消化管から入る営気を明確に区別する視点．小腸から入る精気とは水穀の精微を指していて，原気と同義の精気よりも狭い意味で使われているようです．とすると，この精気は，営気に含まれるものです．営気は水穀中の陰で脈内の気，衛気は水穀中の陽で脈外の気に属し，『素問』「痺論篇（ひろんへん）」では「営は水穀の精気，衛は水穀の悍気」と表現されています．前半の精気までの定義は同意しますが，それを衛気と定義するのは同意できません．まして，それが下焦に相当するというのは，その意図するところの説明を受けないと，にわかには納得できないところです．

C 五行学説

　東洋医学はバランスの医学とよくいわれますが，陰陽のバランスの説明だけで，複雑な現象や，精巧な微細な調節機能を全部説明するのは，無理や限界があり，バランスと関係する理論には，陰陽説のほかに，**五行学説**があり

ます．

　陰陽論の不備を補う意味でも，五行学説は，東洋医学にとって不可欠な考え方です．五行学説では，自然界も人間の体も，すべて5つの要素に分けられると考えます．その5つとは「木・火・土・金・水」のことで，これを五行と称します．以下の表のように，5つの要素の属性の関連を表しています．

表8-1　五行

行	季	方	気	化	色	味	臓	腑	竅	体	志	声
木	春	東	風	生	青	酸	肝	胆	目	筋	怒	呼
火	夏	南	暑	長	赤	苦	心	小腸	舌	脈	喜	笑
土	長夏	中	湿	化	黄	甘	脾	胃	口	肌肉	思	歌
金	秋	西	燥	収	白	辛	肺	大腸	鼻	皮毛	悲	哭
水	冬	北	寒	蔵	黒	鹹	腎	膀胱	耳	骨	恐	呻

C-1　五行の性質

　五行の性質は，五臓の機能の特性に対応しています．以下の記述は，五臓として登場したものがほとんどですが，一度は五行の知識として頭の中に入れておくと便利です．属性に関連する語彙はカッコで抜いてありますので，考えながら埋めてみてください．それぞれの性質が，今まで学んできた五臓の性質や機能と対比して，おおむね理解できることを確かめてみてください（図8-18）．

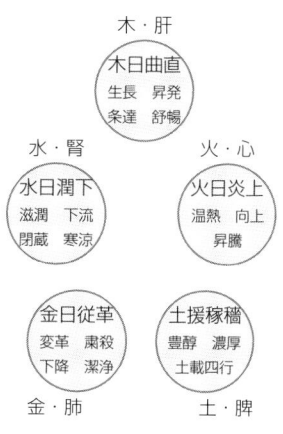

図8-18　五行の特性

C-1-1　木

　「木曰曲直」と表現されるように，「木」は，草や樹木が，その茎や枝葉を伸ばす様子に喩えられ，**柔軟に四方に広がり成長する性質**を表します．こうした性質を「生長」「昇発」「条達」「舒暢」といった言葉で表現します．土の中にある種から小さな芽が，かぶさる土をかき分け，上にのっている石をもはねのけて，地上に芽を出す時の力を想像してもらうといいでしょう．ちなみに，この押しのける力は，胆気がつかさどり，四方八方に無秩序に発散しようとする肝の力を，胆気が一方向に束ねることで，大きな力に集約します．したがって，胆は決断をつかさどると表現されます．

季節(　　)方角(　　)気候(　　)色(　　)味覚(　　)と関連し，五臓では「肝」と関連していて，気血がスムーズに動くように調節しています．「肝」は感情や自律神経とも関連して，ストレスによる影響を受けやすい臓器です．そのほか胆囊，目，筋(腱)，怒りと関係しています．

C-1-2 火

「火曰炎上」と表現されるように，「火」は炎や熱の性質を示します．勢いが強く，上昇しやすく，軽やかな動きをもち，熱く，ものを燃やします．「温熱」「向上」「昇騰」といった表現がされます．文字どおり，炎が燃え盛るときの状態を想像するといいでしょう．

季節(　　)方角(　　)気候(　　)色(　　)味覚(　　)と関連し，五臓では「心」と関係し，心拍動や血液循環の原動力のほか，意識，思考，睡眠などの精神活動と関連しています．小腸，舌，脈(血管)，喜びと関係します．

C-1-3 土

「土援稼穡(稼は実の付いた稲，穡は穀物を取り入れること．以上で作物の植え付けと取り入れを意味し，農業の意)」と表現されるように，「土」は農作物の収穫の様子や，土からいろいろな生命や鉱物が生じる様子に喩えられ，土の豊醇さを示し，豊かさや濃厚な性質を表します．土は万物を生じ，万物の帰する所ともいわれ，「土載四行」と表現されることもあります．四行とは木，火，金，水のことで，これらが土から生まれるというような意味です．同様の考え方から，五行を方角にあてると，土は四方の中心に位置し，土からどの方角にも移動することができます(図8-19)．

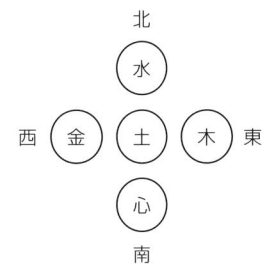

北
水
西　金　土　木　東
心
南

図8-19　土載四行

季節(　　)方角(　　)気候(　　)色(　　)味覚(　　)と関連し，五臓では「脾」と関係して，消化吸収を通して生命力を補充する役割を果たします．津液や気の動きの原動力としても重要です．そのほか，胃，口，肉(筋肉)，思考と関係します．

C-1-4 金

「金曰従革」と表現されるように，「金」は従順や変更，改革といった性質をもつものとされています．人の意向に合わせて形を変えられる金属や鉱物のもつ性質に喩えられます．そうした金属の性質から派生して，鋭い，乾燥した，透明感のある性質を表すこともあります．「変革」「粛殺(厳しい秋の気が草木を損ない枯らす様)」「下降」「潔浄」などと表現されます．

季節(　　)方角(　　)気候(　　)色(　　)味覚(　　)と関連し，五臓では「肺」と関係して，呼吸のほか，水分代謝，皮膚の調節，免疫機能とも関係しています．そのほか，大腸，鼻，皮毛(皮膚と表層の細かい毛)，悲しみと関係します．

C-1-5 水

「水曰潤下」と表現されるように，「水」は潤して下方に流れる性質を示します．水のもつ重く下方に流れ，地面を固めるように潤いを与える，どっしりとした性質を表します．「滋潤」「下流」「閉蔵」「寒涼」といった言葉で表

現されます．

　季節（　　）方角（　　）気候（　　）色（　　）味覚（　　）と関連し，五臓では「腎」と関係します．東洋医学でいう腎は，西洋医学の腎臓よりも機能的に広い概念をもち，成長，発育，生殖の働きに関連し，先天的な生命力を受け継いで，生涯の体の状態を左右します．そのほか，膀胱，耳，骨，恐れと関係します．

C-2　五行の関係

　五行の各要素は，「相生」と「相克」の絶妙な関係で互いのバランスを保っています．

C-2-1　相生

　「相生」は生み育てる関係です．どれも，自分を生む存在と，自分が生むものとをもっています．例えば，木を生むのが水（水生木）で，木は火を生みます（木生火）（図8-20）．

　相生の関係を自然界の現象で喩えると，木が燃えると火がおき，火から灰ができて土を肥やし，土は鉱物を生み，鉱物から鉱水ができて，水は木を育てるといった具合に連なります．

　こうした関係を，それぞれの性質で見たような気候や物質や体の働きにも当てはめて，いろいろなしくみを理解しようと試みます．木は肝で感情と関係しますが，緊張するとどきどきしたり（肝→心），嬉しいことがあると食欲がでたり（心→脾），たくさん食べると呼吸が荒くなったり（脾→肺），といった体の現象を説明するときに，この関係を使います．

　相生の関係を治療に応用すると，喘息の治療をするのに胃腸の働きを高めたり（土→金：培土生金法），利尿を目的に，肺に作用する薬を使ったりする方法（金→水）が考案されます．

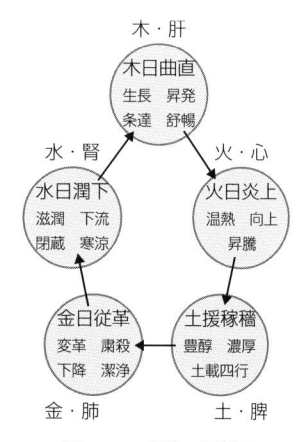

図8-20　相生の関係図

　一般に，相生は，木・火・土・金・水の順に，母が子を育てる関係と説明されますが，生体機能においては，次を育てると理解するよりも，生命体として蓄えているものを集約して次の存在に活かす消費活動のように考えることが妥当です．肝気が心陽を煽り，心の活動は脾の活動を煽って過食を生み，胃熱は肺の熱も過剰にさせて口渇を生み，脾の陰邪は肺の陰邪を生じる，肺の状態は腎の利尿を左右し，腎の虚熱は肝陽を煽るといった関係にあり，生理現象よりも，病的現象の背景となっていることが多いように思います．

　この系では，ある要素の活動が，やがて自分をも盛り立てることになり，この関係だけだと，すべての勢いがどんどん強くなって，最後は爆発的に燃焼してしまいます．そうならないように抑制する関係も存在していて，それが「相克」です．

C-2-2　相克

　「相克」は抑制の関係です．これも，自分を抑える存在と，自分が抑える対象とをもっています．木を抑えるのが金（金克木），木は土を抑える（木克

土）といった具合です（図8-21）．あるものが抑える関係にあるのは，そのものが育てたものが生んだもの，つまり，孫に当たるものです．つまり，子を育て，孫を抑えるといった関係になっています．孫を猫かわいがりする人間の世界とは少し違っていますかね？

土が肥えると木がその養分を吸収する，または根が土を掻き分けてのびる様にも喩えられます．土は土手として水の氾濫を抑える，水は火を消す，火は金属を溶かしもろくする，金属は木を切り倒す，といった関係に喩えられます．体の働きでいえば，緊張（肝＝木）を深呼吸（肺＝金）で軽くする，喜びの興奮状態（心＝火）を腎の潤い（水）が鎮めて眠れるようにする，肺（金）のもつ涼の性質を心（火）の熱がカバーするといった具合です．

こうして，勢いが強くなる一方にならないように抑制しています．この関係は，抑制といっても，行き過ぎを抑える制御に相当するものです．勢いが弱いものに対しては，相生を2段階経て，孫を育てる関係で，援助することも可能です．

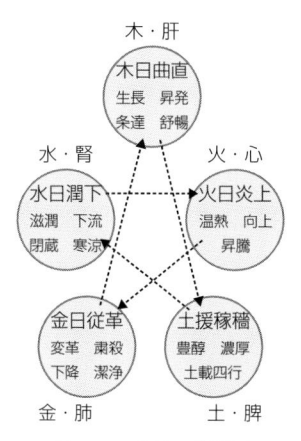

図8-21 相克の関係図

C-3 五行と陰陽

相生と相克の関係が程良く保たれている間は，弱まったものは励まし，強まりすぎたものはなだめて，消滅や行き過ぎを防いで，全体のバランスを保つことができます．

同じような関係は，陰陽互根や陰陽制約のように，陰陽の関係にもありました．実際，五行の一つひとつの性質を見てみると，木と火は陽の性質，金と水は陰の性質，土は中庸と位置づけたり陰に含めたりすることができます．このように，五行学説は，結局陰陽論を発展させたものということができます．ただし，陰陽論では，一対一の関係で，励ますのもなだめるのも同じ相手でしたが，五行学説では，励ます相手，励まされる相手，なだめる相手，なだめられる相手が，すべて違う相手なのです（図8-22）．つまり陰陽のシーソーがいくつも複雑に合わさってできた関係ということができます．

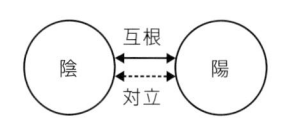

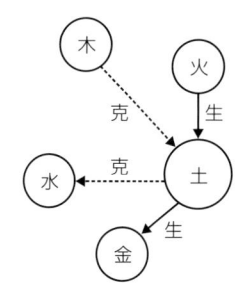

図8-22 陰陽と五行

こうして，関係が複雑になると，そこで作られるバランス状態がそれだけ精巧なものになり，どこかの微細なバランスの崩れも，すぐに認識することが可能になり，その解消法も手段が広がることになります．

しかし，構造が複雑になればその分，そこから異常な状態も発生しやすくなり，個々の勢いが限度を超えて，異常に強まったり，弱まったりすると，こうしたバランスを保つための関係が，反対に，病的な状態を作るために利用される「相乗」や「相侮」と呼ばれる関係に発展してしまいます．

C-4 五行の病的な関係

C-4-1 相乗

抑制する立場にあるものの勢いが病的に強かったり，抑制されるものの力

が弱くなりすぎると，通常の制御の度を越えて，抑制を強めていじめてしまう関係になることを**相乗**といいます．相乗は，相克と全く同じ関係ですが（図8-23），相克は相手をいじめる関係ではなく，相手の勢いが強くなりすぎたときにそれを抑える関係なのですが，相乗では，相手の勢いが強すぎるわけではないのに抑制したり，相手の弱さに乗じてさらに弱めてしまったりするわけです．

一例を挙げると，ストレスで肝の勢いが強くなりすぎたり，もともと胃腸の力が弱いと，ちょっとした心配事で，食欲をなくしたり胃痛や胃潰瘍を起こしたりする現象をこの関係で説明し，「木乗土」と表現します．

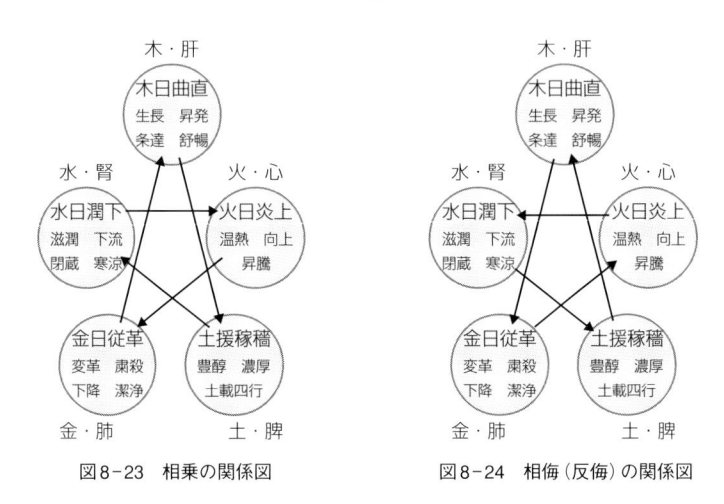

図8-23 相乗の関係図　　　図8-24 相侮（反侮）の関係図

C-4-2 相侮

相侮は，抑制する側の勢いが弱すぎたり，抑制される側の勢いが病的に強すぎて，**本来なら抑制する立場にあるものが，反対に相手から抑制されてしまう状態**です（図8-24）．「反侮」とも表現されます．

肝（木）を抑制するはずの肺（金）が，肺の勢いが弱かったり，肝の勢いが強すぎたりすることで，反対に肝から抑制を受けて肺の働きを低下させてしまう関係です．ストレスで喘息が悪くなるときの現象がこうした関係で説明されます．「木反侮金」といった表現をします．

腎臓が悪くて食欲がなくなる（水反侮土），肺の状態が悪くて心臓に負担がかかる（金反侮火），心臓が悪いと腎臓の働きが低下する（火反侮水）といったような現象を，この関係で説明します．

このことからわかるように，勢いが強くなるといっても，いい意味での勢いではなく，病的な状態が強くなってしまうと相侮になります．そのときに，本来抑制する立場にあるものの働きが低下していると，相侮は一層顕著になります．

以上のことから，五行の相生相克の関係で作られる巧妙なしくみは，それぞれの要素がある程度の範囲内におさまっていて，全体としてバランスの取れた状態の枠の中で，うまく働くしくみであることがわかります．その勢い

が一定の範囲を逸脱して強まったり弱まったりすると，今度は，そのバランスを取るはずのしくみが，病的状態を作る手段に早変わりしてしまうのです．つまり，全体のバランスを無視した無茶な行動や無茶な生活を続けていると，体を健康に保つための自然のしくみが，逆に病気を増長させる悪魔の道具に変わってしまうのです．

　私たちは，体の中で「相生」や「相克」がきちんと働くようにして，「相乗」や「相侮」に変わってしまわないように生活をコントロールすべきです．結局，体のしくみを恵にするのも病気の素にするのも，すべては日頃の心構えと生活の仕方にあるようです．

C-5　五行と層構造

　五行の配列や相生の関係が，本書で生理機能の骨格として位置付けている五臓の層構造と一致しないことに，従来から疑問を感じていました．五行が唱える，肝が心を生み，心が脾を生み……という相生関係と，本書で唱える，腎から脾へ，肝，肺，心へと機能を受け渡す生理観とが一致しないのです．次々と子を生み出す相生のイメージと，次々と形を拡大させる層構造のイメージとは類似しているので，一致してもいいように思うのですが……．

　五行学説に対しては，臓腑概念や生体機能の知識から見て批判も多く，断片的に利用できる部分はあっても，原則論としては観念的過ぎるというような無用論や，欠点を含む論理であるという否定論まで飛び出す有様です．

　相生の関係を，木の内にある陽気のエッセンスが燃えて炎を起こし，燃焼した素材が灰となり凝縮して土ができ，土から粗雑なものが抜けてある種の成分が凝縮して金属となり，金属内の水が凝縮して鉱水を生じ，混じりけ豊かな水が凝縮して木に吸い上げられるというように見ると，ものを生み出すという言葉から受ける印象とは裏腹に，陽の散逸と陰の凝集を繰り返す一種の消費系と見ることができます．各要素が前段階の存在を犠牲にしながら自己をあらしめるような関係に理解することもでき，各要素が次々と育ってその機能系全体が成長充実するのとは違っているように思えます．生体においては，次を育てるという生理的な関係よりも「煽る」関係にあると理解した方が，本質に近い理解が得られるように感じます（8-C-2-1参照）．

　一方，本書で唱える層構造の腎→脾→肝→肺→心→腎の循環系は，その関係によって，系全体が大きくなる，拡大成長の関係です．「協調機能の系」といってもいいでしょう．この順番が，五行の配列のどこかに活かされていないか見てみると，相侮の関係にぴたりと一致していることがわかります．言い換えれば，「逆相克」の関係にあたります．

　相克とは，相手を制御する関係と説明されます．克する立場にあるものは，層構造では，相手の働きを受け継いで，次の段階の機能を担う立場に相当します．腎のポテンシャルを脾が増幅し，脾から受け渡されるものを肝が目的地に運搬して拡散させるといった一連の機能連関です．ある要素の勢いが盛んになりすぎたとしても，その機能を受け継ぐ次の段階で調節をすれば，前

段階の過剰を抑制することができます．生理機能が，五行の相克関係を逆に回って，協調しながら拡大増大していると理解すれば，ある要素が過剰になったときには，生理機能の逆回り，つまり相克の方向で制御することが可能になり，生理状態も，制御としての相克のしくみも，説明できます．

　相侮という病的な表現で示されている病態,「ストレスで喘息が悪くなる（木反侮金），腎臓が悪くて食欲がなくなる（水反侮土），肺の状態が悪くて心臓に負担がかかる肺性心（金反侮火），心臓が悪いと腎臓の働きが低下する（火反侮水）」は，肝が肺をいじめたり，腎が脾をいじめたりしているのではなく，肝や腎の異常のために肺や脾の働きが十分活かされない，つまり，生理的層構造における前段階の機能異常のために，その次の段階を担う機能も十分作動していない状態を示していて，層構造の関係ですっきりと説明することができます．

　相生の関係は，主に季節変化による観察をもとにしていると考えられます．それ故，春から夏，秋，冬の順に木火土金水と並べられ，前の段階を終えて次の段階へと「変化する系」の関係を示しています．これを「生み育てる関係にある」として，生体の生理機能の基本関係に当てはめようとしたところに誤解の始まりがあり，臨床的観察の中に木火土金水の関係をあまり見出せず，五行は役立たないという印象を生んだと考えられます．これは五行学説の欠点ではなく，生理機能における関係を相生に求めようとした適応の誤りで，次々と生み育てて系全体も成長する生理機能は，木火土金水ではなく，腎から始まる水土木金火（腎→脾→肝→肺→心），あるいは心陽から始まる火水土木金（心→腎→脾→肝→肺）という，逆相克の関係に求めるべきなのです．

　生理現象は，日常的には意識に上ることが少なく，生理状態が崩れたときの現象や解釈としての理論が強調されがちです．したがって，逆相克自体の意義よりも，生理機能が崩れた状態として，生理的制御としての相克，病的状態としての相乗や相侮などが表だって議論されてきたのでしょう．相侮や相乗など病的表現は，相克の関係にかかわるもので，相生の関係にかかわる病的表現がないことも，相生関係が，生体の生理機能にはあまり関与していないことの表れだと考えることができます．

　生体機能に関しては一般的に否定や敬遠されがちな五行学説ですが，このように，逆相克の関係を意識して種々の生理現象を観察すると，腎陽が脾気を盛り立てる（水→土），脾から肝に投げ上げて，肝が運び去る運化のしくみ（土→木），外に向かう肝気が，肺気によって宣散粛降の制御を受けて実行力を発揮する衛気のしくみ（木→金），肺で取り込む清気が血に収められて，百脈を介して心との協調で全身に配られるしくみ（金→火），心陽が腎に受け渡される心腎相交（火→水）など，基本的な生理機能の中に，五行の関係をしっかり見出すことができます．陰陽論とともに，五行学説は，整体観でいう宇宙大原則の根幹を成すもので，生体現象すべてに当てはまるものであることを再認識させられます．大原則であるが故に，思いこみや決めつ

けで短絡的な運用をすべきものではなく，疑問や矛盾に対しては，じっくりと原則に戻って向き合い，実際の疾患や生理現象を分析することを要求される理論であろうと考えています．

C-6 五味

C-6-1 五味と効能

五行学説では，味覚は，酸・苦・甘・辛・鹹の五味に分類され，それぞれの味覚には，五行との対比で，原則として，以下の効能があると，現代では一般に理解されています（図8-25）．

木：酸味—酸味には，収斂作用があり，軟らかいものを固めたり，漏出するものを止める作用があります．口渇，鼻水が多い，汗が多い，水様便，頻尿などを止めるのに役立ちます．発汗して口渇するときに，レモン水や梅ジュース，下痢に梅干しといった使い方と関係します．後述するように，発散の作用も考えられます．

火：苦味—苦みは，火の勢いを鎮める清熱の作用があり，「熱」による咳，出血，胃痛を止めます．余分な水を乾かす作用もあり，胃もたれや下痢などの胃腸症状にも，効果があります．口内炎や食欲不振にミョウガ，咳や胃弱にフキといった使い方と関係します．食べ過ぎると，反対に，胃腸を悪くします．後述するように，熟成や生長（ものを生み育てること）の作用も考えられます．

土：甘味—胃腸の働きを整えて「気血」を補い，急な症状を緩和します．急な腹痛を止めたり，虚弱な体質を強めます．疲れたときに甘いものが欲しくなったり，胃けいれんにイチジクとハチミツが効くことに関係します．

金：辛味—ぴりっとする辛みは，気血の巡りをよくして，発散や発汗に作用します．気を体表に引っ張っていくので，風邪などの防衛力が必要なときに役に立ちます．「気血」が流れると痛みもとれます．風邪が生姜やネギを食べるとよくなったり，捻挫や打撲に辛子の入った湿布をすることなどに関係しています．

水：鹹味—塩辛い味のことで，乾燥を潤したり，固まりを軟らかくする作用があるとされています．「腎」とかかわる作用が多く，大小便の排泄を促したり，下腹部の痛みを和らげたりします．昆布やクラゲが，髪のつやをよくしたり，便秘を解消したりすることに関係します．

以上は，味覚と効能の原則的な対応であり，生薬の薬性（薬のもつ作用の性質．主に寒涼温熱の性質を指す）などにも原則として応用されるものですが，実際の生薬や食材には，こうした味覚の効能を原則に，各生薬や食材固有の効能や作用があり，総合的には，個々の多彩な効能が生じ，場合によっては，味覚のもつ作用とは正反対の作用をもつような例もあります．

C-6-2 五味と五臓の符合と矛盾

味覚のもつ効能と五臓のもつ特性とが，一致するものと，相反するものとがあります．おおまかに見て，腎，肺，脾については，ほぼ一致しますが，

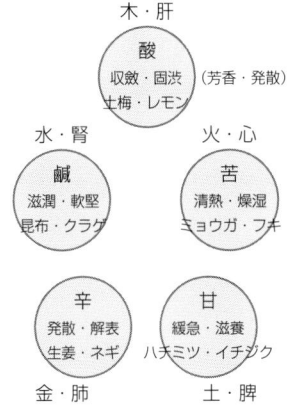

図8-25 食材の五味と効能

酸味の収斂固渋(こじゅう)の性質と肝の発揚疏泄，苦味の清熱と心の温熱などの性質は，正反対のものです．これに対するいくつかの解釈について論じます．

まず，心肝と腎脾肺の間で，臓器の機能と食材の作用との関係に一線が画されることから，次のように考えることができます．

脾や腎の「陰の臓器」は，地の気を供給するものとして，食材がその機能をバックアップするように作用します．したがって，臓器の性質と同じ性質を食材ももち，臓器本来の作用をサポートするように食材が作用すると解釈することができます．ただし，腎と鹹の関係は，「滋潤」は同種の性質ですが，腎の凝縮と鹹味の軟堅は反駁します．

心と肝は「陽の臓器」で，陽気が盛んで，機能的役割として本来活動するように設定されていますから，食材でその活動を維持するよりも，むしろ，行き過ぎを制御します．したがって，食材の効能は，抑制に作用し，酸味の収斂で肝の疏散が過ぎないように，苦の清熱で心の温煦が過ぎないようにすると解釈することができます．しかし，苦味には，水を乾かす作用もあり，これは心の温熱や昇騰と同類ともいえます．

また，肺は，陽の臓器ですが，境界線にあって陰陽両方の意味合いをもち，宣散粛降2方向をつかさどりますから，辛味の発散をサポートとも抑制とも，両面で解釈することができます．

この考え方は，陰陽の臓で関係を区別したり，鹹，辛，苦のように，作用が両面を示したり，五行の原則論からいうと，少し疑問を残す解釈ではあります．しかし，実際の作用や生理現象においては，一定の評価はできると思います．むしろ，**各味覚には，臓器の機能に対して，両面の作用をもっている**ほうが原則のような印象ももちます．事実，性味(せいみ)の作用そのものだけでなく，**量的な関与によっても両側面が生じる**ことを理解しておくことも重要です．甘味は，脾を助けますが，過剰になれば，脾を圧迫，腎を助ける鹹味は，過剰になれば，腎を傷つけるといった具合に，他のものも同様です．

原則論としての五行学説に固執するならば，五行の性質が，それぞれの項目に反映されるべきで，真っ向から矛盾する肝と酸味，心と苦味の関係については，もう少し単純な，納得しやすい解釈が欲しいところです．

この議論に対して，ある方から，酸味は，収斂と同時に，芳香性による発散の作用を認めることもでき，このことが，肝の疏泄や発揚と同様の性質を示しているのではないかと提議がありました．現代の東洋医学理論では，酸味を発散とは解説していませんが，確かに実際には，酸味は芳香を伴い，柑橘類などで気分がさっぱりすることを考えると，疏散理気の作用があると考えることも正しいのではないかと思います．であれば，肝の性質と酸味の性質は一致します．

これに関して，曲直瀬道三(まなせどうさん)著の『薬性能毒(やくせいのうどく)』「捷引十四篇・用薬製法之例(せついん)」の中の記述に「醋に製すれば堅積(けんせき)を軟(なん)らげ」とあります．現代では，酢に浸けて炙(あぶ)るなどの修治(しゅうち)によって，収斂止痛の作用を強めるとするのが一般的ですが，昔にはこのように，硬いものを和らげたり，固まったものを解く軟

堅の作用をもたせるという考え方があったようです．この酢の作用も，肝の機能の性質に一致すると考えられます．

また『五行大儀』に「禮記月令云，春之日，其味酸，……　木所以酸者，象東方萬物之生．酸者鑽也．言萬物鑽地而出生．五味得酸，乃達也．元命苞云，酸之言端也．気始生専．心自端也．禮記云，夏之日，其味苦，其臭焦．火所以苦者，南方主長養也．苦者所以長養之．五味須苦，乃以養之．元命苞云，苦者勤苦，乃能養也」とあります．「木の味である酸は，『禮記』「月令篇」に，酸は鑽（キリのような物で穴をあける様子，穿と同意：うがつ）で，万物が東から発生するように，地を穿ち出生する様を示している．五味は酸を得て条達（行き渡る）する．『春秋元命苞』には，酸とは端（正しいこと）であり，気が始まる木（春，東方）においては，気は生まれることに専念し，そのこころは端正であると記されている．…（火と苦の関係について）禮記には，南方は生長をつかさどるところであり，苦は物をよく生長させるから，火は苦としている．五味は苦があってはじめて養うことができる．『春秋元命苞』には，苦は勤苦のことでありよく物を養うとある」と記されています．ここでは，酸味は，条達や発芽との関係で記されていて，やはり肝の性質と一致する味覚の性質となっています．また，苦味は，熟成や生長と関係することが示されていて，心のもつ，すべての機能を統括して活性化し，推動成長を促す機能的特性と一致する味覚の性質が示されています．実際，適度な苦味では，消化機能が活性化されて食欲が増すことが経験されます．

このように，古書には，五行における性質と一致する味覚の性質が紹介されていて，現代の説明とは異なる内容となっています．歴史的変遷の中で，味覚に対する考え方が少しずつ変化して，現代の解釈があるように考えておくことが必要のようです．

Q＆A

Q：一般に肝気鬱結の方は酸味を嫌うように感じるが，どのような機序か？

A：従来の解釈からいえば，肝の疏泄発揚を酸味の収斂で押さえ込みますから，肝鬱気滞で発揚が阻害されている状態では嫌がるのは当然といえます．酸の作用を芳香ととると，肝鬱の状態では，そうした発散作用のある香りの成分を受け入れにくいからかもしれません．私の印象では，肝鬱では，甘い炭酸飲料系を好む傾向があり，酸で肝に馴染み，気泡がはじけるように外に向かい，甘みによって脾を保護することを求めていると解釈することができるかもしれません．

8章のチェックポイント　　　　　　　　　　　　　　参照項目

□　心がつかさどるものを東洋医学用語で2つ挙げ，それぞれの機能的意義を，　　8-A-1-1,2
　　現代医学的な視点から説明しなさい．

- □ 心のポンプ役の機能は，気のどの作用と関係が深いか．また，気の分類でいえば，どの気と関係が深いか？ ● 8-A-1-1
- □ 神明が活動を休止させるときに納まるのはどこか？ ● 8-A-1-2
- □ 心の華，開竅はそれぞれ何か？ ● 8-A-1-3, 4
- □ 舌が心の開竅部としてふさわしい理由を2つ挙げて説明しなさい． ● 8-A-1-4
- □ 心の状態は，舌，脈のどこに現れるか？ ● 8-A-1-5，図8-5
- □ 心の本質的特性を示す性質を3つ挙げなさい．また，それらの性質は自然界の何に喩えられるか？ ● 8-A-2-1
- □ 心の熱，および心の指令は，それぞれ何に受け渡されて機能するか？ ● 8-A-2-1，図8-7
- □ 心腎肝の間での陰血や陽気の流れについて図示しなさい． ● 図8-8
- □ ストレスや感情の変動が引き起こす病態における，肝と心のかかわりについて説明しなさい． ● 8-A-2-1
- □ 生命に直結する原始的な知覚をつかさどる精神機能，およびかかわる臓腑は何か？ ● 8-A-2-2
- □ 感情や心理を反映し，合目的的な随意運動をつかさどる精神機能，およびかかわる臓腑は何か？ ● 8-A-2-2
- □ 学習や判断をつかさどり，精神活動を統括する機能，およびかかわる臓腑は何か？ ● 8-A-2-2
- □ 恣意活動の根源となる精神機能，思考や計算といった機械的精神機能，およびかかわる臓腑はそれぞれ何か？ ● 8-A-2-2
- □ 心の機能における，気と血，または陽と陰の関係を図示しなさい． ● 図8-12
- □ 心に供給される血が通過する穴状の存在は何か？ ● 8-A-2-4
- □ 心に血を供給するしくみにかかわる臓腑の役割について説明しなさい． ● 8-A-2-4
- □ 心腎相交の意義を図示しなさい． ● 8-A-2-5
- □ 心-小腸-膀胱系の意義について，経絡概念を含めて説明しなさい． ● 8-A-2-6
- □ 心の特性と符合する性質をもつ色は何か？　また，その色の，生体における意義について概略を説明しなさい． ● 8-A-3
- □ 生体において赤さを決めるのは何のどういう状態によるか？ ● 8-A-3-2
- □ 三焦と心包の機能的意義について説明しなさい． ● 8-B
- □ 五行学説における五行とは何か？　また，種々の事象における五行を挙げなさい． ● 表8-1
- □ 五行の各行の特性を示す用語とその性質をそれぞれ挙げなさい． ● 8-C-1-1〜5，図8-18
- □ 五行を相生の関係に並べ，相生の意義を簡単に説明し，実例を挙げなさい． ● 8-C-2-1
- □ 五行を相克の関係に並べ，相克の意義を簡単に説明し，実例を挙げなさい． ● 8-C-2-2
- □ 五行と陰陽の関係について説明しなさい． ● 8-C-3，図8-22
- □ 病的な状態を示す五行の用語を挙げ，実例をいくつか挙げなさい． ● 8-C-4

- □ 五行の配列と，五臓の層構造とは，どのような関係にあると表現できるか？　→ 8-C-5
- □ 逆相克の関係にある生理現象を挙げなさい．　→ 8-C-5
- □ 五味を挙げ，それぞれの味覚の効能について説明しなさい．　→ 8-C-6-1
- □ 古代における酸と苦の性質に対する理解の概略を，五行の性質と対比しながら説明しなさい．　→ 8-C-6-2

コラム：生薬成分と副作用

Q：甘草で血圧上昇する場合が多い．甘草を抜いた処方（特にエキス剤）は，作れないか（また別にするとか）？　また，グリチロンが甘草の成分であることを知らない医者（西洋医）も多い．
当院処方の漢方（小柴胡湯）を中止し，グリチロンを処方され，血圧が上がった患者がいる．

A：甘草ではむくみをよく経験します．少量でも出る人はすぐ出ますし，大量に用いても平気な人は平気です．血圧の上昇は私自身経験はありませんが，薬理実験的に観察されるようで，副作用として挙げられていますが，万人に一律に出るというものではありません．

甘草自体は大変重要な役割をしていることが多く，甘草によって脾気が底支えされ，諸薬の作用によって全身に引き出される正気の健全さが保たれていますので，安易に抜くという発想はどうかと思いますが，特にエキス剤の場合，2種類合わせて用いる場合には重複することが多いので，配慮は必要です．

甘草に限らず，あらゆる「副作用」と呼ばれるものに共通のことですが，甘草によって血圧が上昇したと思われるものについては，それが東洋医学理論から見てどのような機序によるものであったのかを分析して，単に「甘草の副作用」として片付けるのではなく，甘草のどのような作用に生体がどのように反応して血圧を上昇せしめたかという機序の検討が是非必要だと思います．でなければ，どのような場合に注意すべきか，どのような場合は安心かということがわかりませんから．

第9章 四診の原理

はじめに

　東洋医学における診断の方法となる望聞問切の四診の詳細について学びます．東洋医学的な診断方法は，状態をよく観察することと，その結果手に入れた情報を論理的に処理することの，2つの要素から成り立つもので，症状や四診の結果を，短絡的に診断に結びつけないようにすることが大事です．診断に用いられる各々の症候にも，その症候が発生するだけの理由があるのですから，症候に反映されている体の事情を認識することで，より深い病態把握が可能になります．したがって，本章では，診断に用いられる脈証や舌証が，なぜ発生するかということについても検討します．
　また，望聞問切のそれぞれの方法が，単独で診断意義をもつと考えるのではなく，いろいろな切り口からの情報を統括することで全体像の把握に努めます．これを四診合参と称します．

A　四診

A-1　四診とは

　「四診」は，東洋医学における診断法を意味する言葉で，「望・聞・問・切」の4つの方法を指します．
　望診は，視覚によって情報を収集する方法で，いわゆる視診です．外見や表層の様子を対象とします．舌診も，望診の中の特殊な方法として位置づけられます．視覚に頼らず，全体的な雰囲気を感じ取るのも望診の一種です．これを「望神」といって，患者の正気の状態を全体的に把握する方法で，主に患者の眼光の様子によって把握するとされています．しかし，目にこだわる必要はなく，体全体から発するものを感じ取るべきだと思います．自分の眉間（魂の出入り口）で感じ取るようにするともいわれます．
　聞診は，聴覚や嗅覚を通して情報を収集する方法で，声の様子や口臭，体臭などを対象とします．簡単にいえば，目を閉じて感じ取れるものと表現できます．全体的な雰囲気のうち「気配」といったものは聞診に属する情報といえるかもしれません．
　問診は，問いかけることによって日常の様々な状態を把握する方法です．問診票などによって無作為に情報を集めることもできますが，日常の診療で

は，望聞切など他の方法によって得られた情報をもとに，焦点を絞って質問します．問診で得られる様々な情報は，論理的な処理によってはじめて意味をもつもので，裏付けや反証を収集する重要な役割をもちます．口で問い，耳で聞くのですが，使っている部位は脳であるということがいえます．

切診は，触覚によって情報を収集する方法で，いわゆる触診です．表層の潤度や温度，張り具合，抵抗などを対象とします．腹診や脈診は，切診の特殊な一型で，腹部の状態や脈の性状から，生体の状態を把握するための種々の情報を得ることができます．日本においては，腹診の所見から，方剤を選択する方法が主体です．

A-2　四診は主観か？

上述のように，四診で扱う情報は，主に感覚によってとらえられるものです．それゆえか，「東洋医学の診断は主観的である」と表現されることがあります．

しかし，この考えは誤りで，**四診は，感覚を用いてアナログ的に生体情報を把握している**のであり，その結果を数値やデジタル的に表現していないだけであって，**診断によって収集されている情報や現象は，あくまで客観的な自然現象**であり，主観でつくりあげたものではありません．しかし，アナログ的な把握であるがゆえに，単なる現象の積み重ねで結論が出るものではなく，現象を素材に，仮定を立て，現象を根拠に，その仮定を検証する「知性」が必要となります．これは，現象の素材をもとに事実の肖像画を描く作業に似ていて，**論理性と同時に感性を必要とする**面があるのも事実です．

言い換えると，感性で集めた「客観的な」素材を，五臓でいう心が統括することによって，立体的な実像として構築するのです．それゆえ，目に見えないものや，形として表現できないものまでをも把握したり，表現したりすることができるようになるのです．したがって，感性と同時に，論理性が要求されるもので，しかも，現象は目の前の客観的な症候であり，治療や生活介入によって検証のできるものです（図9-1）．これはおよそ「主観」とはいいがたいものだと筆者は考えます．

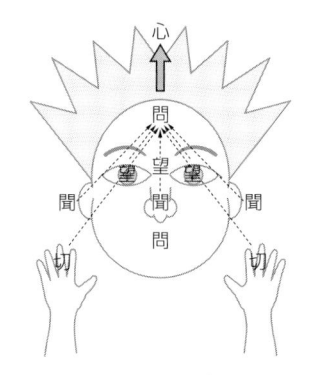

図9-1　四診
知覚で情報を集め，知性で論理的に分析する
心の感性も活かして統括する

A-3　四診と弁証の原則

八綱弁証でも述べたように，四診には**陰陽の分析の視点で，診断のための判断材料を収集するという姿勢が重要**です．症候の寄せ集めで診断しようとしたり，症候を確定診断的に取り扱うことはできるだけ避けるようにします．四診によって得られる様々な所見は，病気の症候と同様，各々，様々な機序によって形成されます．したがって，これがあればこの病態という見方ではなく，ある病態から生じる症候として，それらが説明できるかどうかという姿勢で，四診を運用するこ

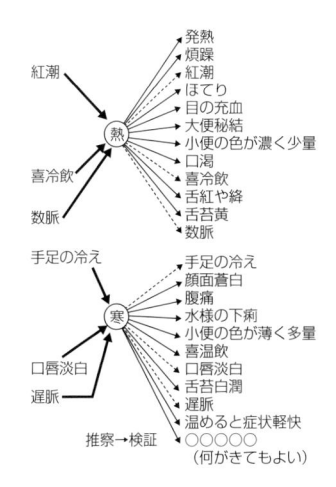

図9-2　四診と弁証の原則
四診によって判断材料を集め，四診を合算して病態を把握する

とが重要です（図9-2）.

大きな流れとしては，まず特徴的な症候や，目立つ症候をいくつか把握することによって，病態の推察をします．次に，その推察した病態から起こり得る状態や症候を検証します．この推察，検証の両方の段階において四診が必要であり，最終的には，四診によって得られたすべての情報を統括した病態把握が成されることが前提となった診断法です．これを「四診合参」といいます．四診は，合参しなければ意味をもちません．どの症候も，診察法も，絶対的な意味をもつものではありませんから，1症候のみで確定診断に至るものはないと考えておくべきです．

A-4　四診の指針

一般には，症候を，代表的な弁証や病態に結びつけて解説するものが多く見受けられます．初期の段階において，そのように覚えるのも無駄ではありませんし，ある意味，必要なことかもしれませんが，その解釈を，絶対意義として植え付けてしまうと，誤謬から逃れられなくなることがありますので，注意が必要です．丁寧な解説書では，まず代表的な病態が記述された後に，詳述の中で，ほかにこのような症候を伴えばこの判断，またあのような症候があればあの判断といった，場合分け的な解説がなされています．最低限この視点が必要と考えますが，これを覚えようとすると，大変煩雑な印象を受けます．現実には，四診から得られる所見や現象を，分析の視点から，判断の素材とすることができれば，覚えることは大変少なくなり，また，そのことが，先入観や誤謬ではない，実像の把握へと弁証を導くことにつながります．

本書で提唱する「四診の指針」の大原則は，「**陰と陽の視点をもつこと**」です．

陰は量，形，大きさ，潤いに反映されます．陽は動き，力，弾力，熱，色に反映されます．もちろんこの2つは，陰陽の特性として，互いに影響し合い，1つの存在の裏表としての分析の視点ですから，一方の要素だけで現象が定まるものではありません．互いが影響するしくみや，互いが生み出す現象の詳細を理解したうえで，両者を融合させて，情報を活かすことが必要ですが，まず最初の段階で，陰陽2つの分析としての視点をもつことで，様々な次元にまたがる情報を，この視点の共通項によって束ねることができ，種々の情報を，分析の素材として利用することが可能になります（図9-3）.

こうした，陰と陽の2つの軸で分析した事象を，八綱に基づいて，場所を把握し，血・液・津・気の概念に置き換えてつなぎ合わせ，それらを生成し巡らせる機序としての臓腑機能の視点で分析し，状態把握から病態のあぶり出しにつなげます．

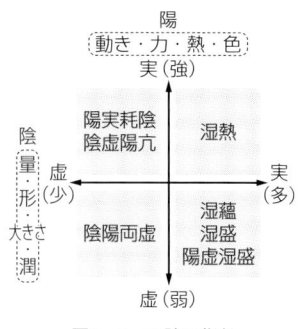

図9-3　四診の指針
陽的な視点と陰的な視点の2要素で把握

B 望診

B-1 形と陰陽

　望診では，まず陰の代表として，体格や体型など，形を観察します．形は，陰の状態を直接的に反映し，陰が過剰ならば，太く厚くなり，陰が不足すれば，細くなります．陰は潤いにも反映されますから，皮膚や髪などの艶から，陰の過不足をうかがうことができます．

　形態は陰だけで決まるものではなく，形態の中にも，陽の状態によって左右される要因は存在しています．

　陽が充実すると，形には張りがあり，外に向かう勢いが盛んな様は，背筋の伸びた姿勢に反映されます．陽の不足は，形態にたるみを生じ，伏し目がちや前かがみの姿勢に反映されます（図9-4）．

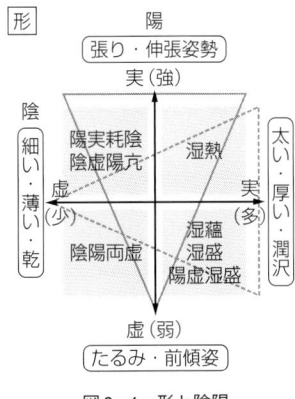

図9-4　形と陰陽

B-2 動きと陰陽

　陽の過不足は，動作の様子からうかがえます．陽の盛んさは，速い動きや大きな勢いのある動作に反映され，病的には，そわそわしたり，無駄な動きとして観察されます．陽の不足は，動きの少なさや，ゆっくりとした小さな動きで，挙上の不十分な，下方に偏りがちな動作として観察されます．

B-3 色と陰陽

　陽の状態は色，特に陽気と関係する赤味の状態に反映されます．陽気は熱の状態を左右するので，陽気過剰は，赤味を強くさせ，不足は，赤味の減少で白を呈します．陰の過不足も，相対的な陽の状態を左右し，色に影響します．陰の不足は，相対的な陽の過剰を招く虚熱の状態であり，赤の傾向を示します．陰の過剰は，白を呈します．したがって，簡単にいえば，陽証は赤，陰証は白ということができますが，陽や陰の勢いの状態によってこれらの色調に違いがあり，虚実の判定の手がかりになります．

　陽実の実熱は，鮮やかな赤，陰虚による虚熱は，くすんだ赤を呈します．同じ陰の不足でも，血の不足は，血のもつ赤が少なくなることで，白色を呈します．

　陰実は，清澄な透明に近い白，陽虚の白は，陽気不足による血の動きの悪さを伴うので，暗紅色や紫色を帯びることが多くなります．陰実の白に陽実を伴うと，黄色を帯びて濁る湿熱の色となり，陰実に陽虚を兼ねると，動きの悪さのために，白が清澄から混濁に変わり，白濁色となります（図9-5）．

図9-5　色と陰陽

B-4 色の意味

　東洋医学では，色を手がかりに，体の状態を推測します．特に色に注意して診るところは，顔色や皮膚，眼瞼，唇，舌，舌苔などの体の色のほか，痰，鼻汁，経血，帯下（たいげ），大便，尿，浸出液など，分泌物や排泄物の色も把握しま

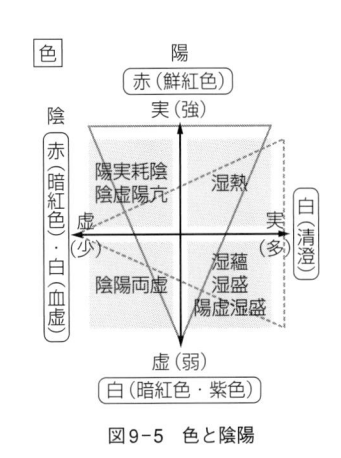

す．診断的によく用いられる色についてその意味を概観します．

　黄色は，体の役に立たない「熱」がこもっていることを示します．舌苔や尿，鼻汁，痰，帯下などの排泄物や分泌物が黄色いかどうかは，「熱」の有無を判断するとても重要な手がかりです．

　赤は，「熱」の勢いが強いときに見られます．紅い顔色や，出血の際の血液が鮮紅色などのとき，強い「熱」の存在を判断します．陰虚のように体に必要な水の成分が消耗している時の舌や顔色にも赤さが現れますが，この場合の赤は，少しくすんだ感じの，勢いの弱い赤です．

　白は，寒さや余分な「湿」が多くて，活動に必要な「熱」が不足しているときに現れる色です．顔色や舌苔の色で判断することが多いのですが，白い帯下が大量に出るときに，子宮で「寒」が悪さをしているといった具合に，分泌物を判断の材料に利用することもあります．舌苔の白さが目立つときは「寒」と判断し，厚さが目立つときは「湿」の存在も考えます．白はこのほか，「血」の不足や「気」の不足で見られることもあります．

　紫や暗紅色は，「血」の流れが悪く滞りやすい状態のときに現れます．経血や静脈の色などで判断します．唇や歯ぐきや舌にこの色が見られたり，瘀斑といって紫色の斑状の模様が舌に見られるのは，「血瘀」の存在の強い根拠になります（**9-B-5-5**参照）．

　各臓で既述のように，五行の考え方から，赤は「心」，黄は「脾」，白は「肺」，黒は「腎」，青は「肝」という具合に，色を，五臓の働きと関連させて，解釈します．

　例えば，「心」が機能亢進した興奮状態では，顔面が紅潮します．胃腸の弱い人の顔は，黄色い土色になります（萎黄：後述）．喘息気味や風邪をひきやすいような「肺」の異常が多い人の顔色は白く，過労や睡眠不足で「腎」をいじめると，眼の周りに黒い隈ができます．ストレスで情緒が不安定な人や神経症など「肝」に異常があると，蒼ざめた顔色になります．

B-5　色の発生機序と弁証的意義

　このように，色を病態と結びつけて診断的意義づけをするのが一般的ですが，それぞれの色は，その色を呈する機序があり，詳細にそれらを検討することで，色が提供する弁証的な意義の理解を深めることができます．それについては第6・7・8章の五臓と色で既に詳述しましたが，主に診断的な視点から再度考察します．

B-5-1　赤について

　東洋医学の一般的な理解では，赤は火や熱を示す色であり，自然界における赤色の意味や生体において赤を呈する機序，赤と心の関係については「**8-A-3心と赤**」で既に述べたとおりです．なぜ赤色が熱と結びつくのか，なぜ，実熱と虚熱で色の性質に違いが生じるのか，考察してみます．

●赤と熱の関係について

　診断上，赤は「熱」として解釈されますので，赤のもつ熱としての意味合いを考えてみます．「4-B-2-3 気や熱の担体としての血」や「8-A-3 心と赤」で既述のように，生体内で熱の存在を赤と結びつける直接的な機序は「赤血球」の存在です．しかし，赤血球そのものが熱を意味するのではありません．

　身体を温煦する熱源は，消化で発生する反応熱，筋肉の収縮で発生する熱量，その他生体反応によって生じる代謝熱などです．食後や運動時などによって熱源の比重は変化しますが，生理的な安静時における熱源の大半は，心筋の収縮によって発生する熱ということがいえます．こうした熱源から運ばれる熱は，気という形で赤血球に内封されて運ばれるよりも，津液によって運ばれるものです．温水が周りを温めるようなもので，血の及ばないところにも熱が伝わるしくみを説明する考え方です．しかし，この熱では，赤くはなりません．赤と熱を結びつけるのは，赤血球が運ぶ熱と関係するはずです．

　「血」の運ぶ熱のうち，赤血球が運ぶ熱は，熱という実体のまま遠隔部位に運ばれるのではなく，気を内封した「血」として遠隔部位に到達した後，そこで気を放出することで，それを得て局所の生体活動が起こり，熱を生じます．すなわち「血」の意義は，肺によって天空から取り込まれた清気を内に包含し，それを漏らさず末梢に運ぶことで，天空の気から遠く隔離された細胞に対して天空の気に取り囲まれているのと同じ環境を提供することにあります．すなわち「血」が運ぶ熱は，末梢にいる細胞にとってみれば，太陽から注がれる天空の熱と同じ意味をもっているのであり，「血」が熱そのものを伝播するのとは少し意味が違います（図9-6）．「血」から気を受け，局所の活動が熱を生じ，症候としての赤と結びつくことになるのです．したがって，「血」の存在を介して，赤は熱を意味し，同時に気の状態を反映することにもなります．

●赤を呈する病理機序

　赤は，病的には，陽気の過剰を示します．邪熱が過剰である実熱の場合と，陰分の不足による虚熱の場合とに分けて考えます．

◇実熱・実火

　熱は，その勢いが強まると火となります．火は，熱に比べ赤さの程度が強いだけでなく，動きの激しさ，動きの無軌道さを特徴とします．「邪熱」は，生体の機能からはずれて，熱としての自然界における熱固有の特性に従うので，上昇，可動，乾燥などの性質を呈しますが，その動きは，生体の持つ正常な経路を逸して移動することは稀です．一方「邪火」は，さらに動的な性質を示し，生体の軌道をはずれて行動するので，出血等の症候を呈し，その色は鮮紅色となります．

　こうした症候は，生体機能から見れば，心拍数の上昇による心拍出量の増加，血管拡張による局所の血流量の増加，呼吸の亢進によってまたは盛んな

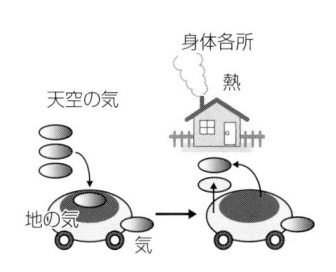

図9-6　気や熱の担体としての血と赤
材料や燃料の供給とともに気を効率よく運搬・供給する
それらを受けて局所の生命活動が熱を生じる

血流によって酸素交換が速やかに進むことによる酸素濃度の上昇などが鮮やかな赤色の亢進につながり，熱の症候を呈し，脈管内の圧の上昇などが加わると，出血などの火の性質としての現象を生じると考えられます．

肝火上炎（かんかじょうえん）（肝の機能が過亢進して熱象を発現させる病態），心火上炎（しんかじょうえん）（心の機能が過亢進して熱象を発現させる病態），血熱妄行（けつねつもうこう）（血中の病的な熱が全身に影響して出血を起こす病態），外感風熱（がいかんふうねつ）（風や熱の性質を帯びた症状を呈する感染症）などと称せられる病態が該当します．

◇虚熱

陰分が少なくなることで，相対的に陽が盛んになる陰虚の状態では，本質は虚証で，現象は熱象を呈します．この場合は，**赤さの勢いが弱く**，背景に陰分の虚があるので，**乾燥した感じ**を伴うことが多いです．実熱でも，熱によって陰分が消耗され，乾燥を呈することはありますが，その違いは，赤色の色調から区別することができます．

陰分が虚して赤色が強くなるという病態は，赤血球成分の絶対量には変化がなくて，血清量が減少することで，相対的に血球濃度が上昇し，赤色を増している場合を意味します．この場合は，酸素濃度の上昇はないので，赤色は濃くなっても，その色調が鮮やかな赤色に転じることはないのです．また，陽気すなわち活動の亢進を基礎としないので，心拍数の亢進や血流の増大はなく，虚熱の赤は鮮紅色にはならず，熱も生じません．

腎陰虚（じんいんきょ）（腎の陰分が不足した状態），肝腎陰虚（かんじんいんきょ）（肝や腎の陰分が不足した状態），肺陰虚（はいいんきょ）（肺の陰分が不足した状態）などの津液の虚を主とする病態，肝陽上亢（かんようじょうこう）（肝の陰分が不足して，相対的に陽気が亢進して身体上部に影響を及ぼす病態）などの陰虚を背景としながら熱症候を主とする病態，津液の虚が血に及び主に血の機能に関する燥症候を呈する血燥（けっそう）などの病態がこれに該当します．

B-5-2 黄について

黄は，赤よりも程度は弱いですが，やはり熱を示す色です．**赤ほど勢いがない陽を示します**．また，純粋な陽の性質ではなく，**陰の性質をも含んだ陽を示す色**でもあります．生理的に，栄養素を含む液体の色と関係します．陽の素材としての陰を含むので，黄色を呈すると考えます．病的に陰と陽の性質を兼ねるものとして，湿と邪熱の結びついた湿熱の色でもあります．詳細は「6-B-2-9 脾と黄色」に記述しています．

● 萎黄

顔色の病的な黄色を，「萎黄（いおう）」と表現します．萎黄は，脾気虚や陽虚の色とされ，黄疸などの黄染（おうせん）のように，何かが増えて黄色味が増すのではなく，虚証の色ですから，正常な状態から，何かがなくなることで黄色になると考えるべきです．顔面は陽気の集まる場所で，絡脈に富んでいます．つまり，血を多く含み，正常な顔色はやや赤みを帯びた色です．萎黄の状態には赤みは見られませんので，萎黄の病態で減少したものとは「赤み」であることがわかります．生体における赤は，血の存在に依存しているので，血分の減少

によって顔面から機能的な紅みが減ったために，本来の皮膚の色がはっきりと浮き出て，黄色が強くなったものが，萎黄であると考えることができます．黄色人種にのみ当てはまる症候とも考えられます．必ずしも血の全量の不足を意味するものではなく，血が顔面に少なくなるものなら，すべて原因病態として当てはまります．萎黄を生じる病態として，以下のような病態が考えられます．

◇血を上部に運べない状態

　血が顔面に運ばれないため萎黄となります．血を運ぶ気が虚すことが原因となりますが，特に上方への血の運搬とかかわる脾の機能との関連が強く，脾気下陥(ひきげかん)が代表的病態です．陽気の不足で血を上昇させられない腎陽虚などの病態も考えられますが，陽虚の程度が強くなると黄色よりも白色が目立つようになります．

◇血全体量の減少

　気の状態は正常でも，血の全体量に減少があれば顔面の血も不足し，黄色が目立つことになります．

　萎黄は脾虚の代表症候の1つとされています．これは脾虚の場合，脾の昇提作用の低下に加え，脾虚による血の生成の不足から量的な血の不足も加わるために，萎黄がより顕著に現れやすいからだと考えられます．

B-5-3　白について

　生体において白を呈する病態には，以下の表のように，寒や湿などの陰邪が多いときのほか，陽が不足している状態や，血虚が見られます．「寒」や「湿」による白は，陰邪が増えることによって生じる寒象で，実寒の病態です．陽気や血の不足は，正気の不足によって相対的に寒象を呈している，虚寒の病態です．実寒のほうが，虚寒よりも，陰邪の勢いが強く現れます．

寒	寒の要因が強くなる実寒の状態で，外寒と内寒との区別があります．外感風寒，風寒塞肺などの病態に相当します．
湿	過剰な津液や動きの停滞した津液は「湿」として白色を呈します．脾虚湿蘊，湿盛，湿困脾などの病態に相当します．
陽気の不足	熱や陽，気などが量的に少なくなれば白色を呈します．全体の虚と局所の虚の区別があります．気虚（脾気虚，肺気虚），陽虚（腎陽虚）などの病態に相当します．
血の不足	寒熱に直接関係しなくても，血が不足すれば白色の傾向が強くなります．ただし，血虚によって寒象を伴うことが多いので，寒の病態と完全に分けられるものではありません．血虚（肝血虚，心血虚）の病態に相当します．

　白の存在は，顔色や皮膚色舌体，舌苔の色を対象として判断するほか，鼻汁，喀痰，帯下，眼脂，滲出液などの分泌物，尿などの排泄物などの観察を通して病態を判断します．

　白と寒冷の関連，生体において白を呈する機序，白と肺の関係の詳細については，既述の「**7-B-3 肺と白**」を再読してください．

B-5-4　黒について

　すべての色を集めると黒になるように，物が凝集すると黒の色調を呈しま

す．

　黒は，すべての性質の極みの色としての意義があり，**熱，燥，寒**などの病態が著しくなったときに呈する色として認識されます．また，五行において，腎と関係する色でもあるので，病態が重篤化し，生命の存続とかかわるような**危機的状態になったときに生じる色**として位置づけることができます．

　生体において黒を生じる機序は，腎とかかわりの深いメラニン細胞の活動がかかわるため，生理的な状態では，黒色が充実することは，**生命力の充実を反映**することにもなり，毛髪や皮膚色など，生理的に黒を呈し得る部位での色調は，生命力を判断する手だてにもなります．黒は，極みの色にふさわしく，状況によって生命力の両極の状態を示す色であることがわかります．

　黒の詳細な内容については「**6-A-2-5 腎と黒**」に既述してあります．

B-5-5　暗紅色・紫を呈する病理機序

　赤は，活動や陽の要素を示しますが，その動的レベルが低下すると，暗い色調を混じるようになります．こうした**暗紅色**もしくは**紫色**は，**血瘀など運行の阻滞を呈する病態**として認識されています．現代医学的に解釈すれば，紫を血瘀の色とするのは，血液の赤は，ヘモグロビン中の鉄に酸素が結合して赤くなるのですから，酸素が消費されると，ヘモグロビンの赤が，ヘム鉄の鉄色を帯びて暗紅色に変化すると理解すればよいでしょう．血流速度が低下することで，局所で「血」の停留が生じますが，周辺組織の酸素消費は持続的に行われているので，局所の酸素需要に対する赤血球の負荷が多くなるために，停留赤血球の酸素が過剰消費され，ヘモグロビンの色が黒変して，暗紅色や紫になると考えることができます．

　このように，紫や暗紅色は，血行の滞りを示す色として血瘀などの病態において見られるので，実証の色といえますが，寒邪の影響や気虚や陽虚など，虚の要素によっても血行に影響が出て暗紅色を呈するので，正気からいえば，虚の色ともいえます．**血瘀の存在を見たときには，血瘀を起こす原因にまで眼を広げることが，弁証上は重要**です．

B-5-6　青について

　青については「**7-A-3 肝と青**」で触れたように，空と関係して，土と空をつなぐ存在としての緑の意義も含めてとらえたい色です．

　診断的意義としての青は，肝の自律神経機能との関連から生じるものを理解しておくことが有益です．感情的な誘因によって生じる顔面の蒼白や，強い痛みや内臓失調や自律神経失調によって生じる交感神経興奮時の青など，**表層の血管収縮で説明**できます．

　血瘀の代表色とされる紫は，肝気の異常で血が滞るので，血の色である赤に，肝の青が合わさることで形成されると解釈することもできます．

B-6　望診所見の表現

　以上のような視点を意識しながら，全身を望診することで情報を集めます．体格や皮膚の状態については，特に以下の点について注目し，所見を表現す

る独自の用語とその意義を理解しておきましょう．

● 体格
    羸痩（るいそう）：いわゆる痩せ型．**陰虚や血虚で物質が不足した状態を反映します．**元気のない様子を伴う場合は，気の不足によって陰が生成されていないことから生じる羸痩であることが推定されます．
    木型（もくがた）：肝木旺盛の痩せ型を示します．眼光や表情には，攻撃性やいらだち感が感じられます．**肝鬱気滞に多く見られます．**
    湿肥（しっぴ）：ボテッとした感じで，皮膚の緊張感の少ない肥満．実際の体重にかかわらず，外見的な肥満感だけでもよいです．**陰の過剰を意味します．**同時に張りの無さを伴うものは，**陽気の不足**もうかがわせます．
    熱肥（ねっぴ）：肥満でも充実感があり，皮膚色は紅潮し，熱の充満を感じさせる肥満です．**陰の過剰を伴いながらも，陽気も充実または過剰な状態を**うかがわせます．

● 皮膚
    乾燥：表面が粉を吹くもの，光の反射の少ないもの，硬い印象を与えるもの．陰の不足を反映します．**全体的な陰の不足か，運搬など陽気に問題のある局所の陰の不足かを判別することが必要です．**
    平常：適度に光沢，反射感があり，緊張感のある柔らかさをもつもの．
    湿潤：表面の光沢が強く，時に発汗を認めるもの．**陰の過剰を示唆します．**ぶよぶよした印象をもつものでは，**陽気の不足も併せ持っていること**をうかがわせます．

B-7 舌診

B-7-1 舌と臓腑

舌は，体の内部にあるので，体の内部の状態を反映していろいろな変化をします．舌は，体の内部でありながら，外から簡単に見られるという特徴があります．したがって，体の内部を知る手がかりとして，四診の中でも重要な意味をもちます．

「舌は心の苗」「舌は脾胃の外候」という表現があるように，舌は特に「心」「脾胃」の状態を反映します．整体観からいえば，全体は局所に反映されているので，舌を体全体に置き換えて，舌の中に五臓の様子が反映されているとも考えます．**舌尖は心肺，舌辺は肝，舌根は腎，舌中は脾胃の状態を特に反映する**とされています（図9-7）．

この臓腑と舌の部位の対応は，層構造と対比すると容易に理解できます．舌根部は，層構造で中心に位置するので，腎に相当します．舌根部から舌辺，舌尖に向けて，ややひずませながら腎→脾→肝→心肺と配置させると，生体概念としての層構造と，舌の臓腑配置が一致します（図9-8）．舌根部が下半身，舌辺は皮膚表層，舌尖部は胸部から頭部を示すことになり，診察時に舌を出してもらう状態では，**逆立ちした状態で全身を眺めている格好**になります．

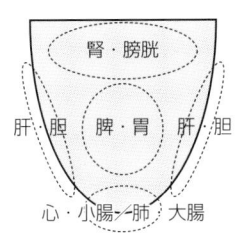

図9-7 舌の部位と臓器の対応

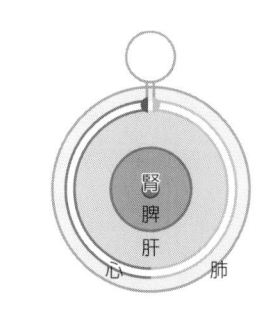

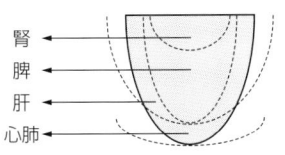

図9-8 生体概念図と舌の対応

B-7-2 舌の診方と所見の表現

　舌診では，**舌体，舌苔**に分けて観察し，舌体の形や色，舌苔の厚さや色や様子，舌の裏側の舌下静脈の膨らみや色について情報を集めます．

　舌所見は，例えば，裂紋は陰虚，胖大は脾虚といった具合に，特徴的な所見から診断に短絡させることもありますが，その考え方は，便利ではありますが，あまり賛同できません．**9-B-8**で詳述するように，舌所見にもその発生機序があり，必ずしも一律的な診断意義をもつものばかりではないからです．

　舌所見を診断意義として活用するためには，診断視点の原則に則り，陰と陽の視点から現象を分析することを推奨します．**舌の形，大きさ，舌苔の厚さ，潤いは，主に陰の状態を反映します．**原則として，小さいものや薄いもの，乾燥したものは，陰の不足，大きいものや厚いもの，湿潤のものは，陰の過剰を意味します．**色や張り具合（緊張度）は，主に陽の状態を反映します．**紅の程度は陽の過剰の程度を反映し，白色を呈する舌は，陽の不足か血の不足を意味します．

　こうした見方で，舌所見としての意義だけでなく，**体全体の陰陽の状態を把握する判断材料を舌所見から引き出すことができます．**

　以下に，観察対象別に，それぞれの所見の表現とその意義について略述します．

● 舌体

　舌体の形として，大きさと厚さ，色，舌の裏にある舌下静脈の様子を観察して，以下のような表現をとります．

質：正　胖　痩（羸痩・癟）　嫩　歯痕（＋・－）　裂（＋・－）　瘀斑（＋・－）
色：絳　紅　淡紅（正）　淡白　紫　暗　尖紅

◇舌質（図9-9, 10）

　胖は，舌が大きい様子です．厚さとして厚いものが多いですが，胖ながら薄い印象を与えるものもあります．胖大のものは，**陰の過剰を示唆します．**

　羸痩や癟は，薄く小さい印象を与える舌の状態で，**陰の不足を示唆します．**

　嫩は，胖に類似しますが，大きいだけでなく，頼りなく張りのない様子を示します．**陰の過剰と陽の不足を示唆します．**

　歯痕は，舌の辺縁に歯の痕がついて，ギザギザの形になるものです．陰の過剰と陽の不足を示していますが，詳細は**9-B-8-1**を参照してください．

　特殊な舌として，裂紋（亀裂）を生じるのは，一般的には陰の不足とされますが，**気の不足などを考えることも必要です**（**9-B-8-2**参照）．斑状に紫を呈する瘀斑は，**血の滞りを意味します．**

◇舌体の色（図9-11）

　色としては，主に赤味を診ます．普通によく見られる色を「淡紅」と表現し正常と見なします．

　この色を基準とし，それより紅みが強いと「紅」，弱いと「淡白」と表現します．その程度の変化は連続的なもので，厳密な絶対定義はできない性質

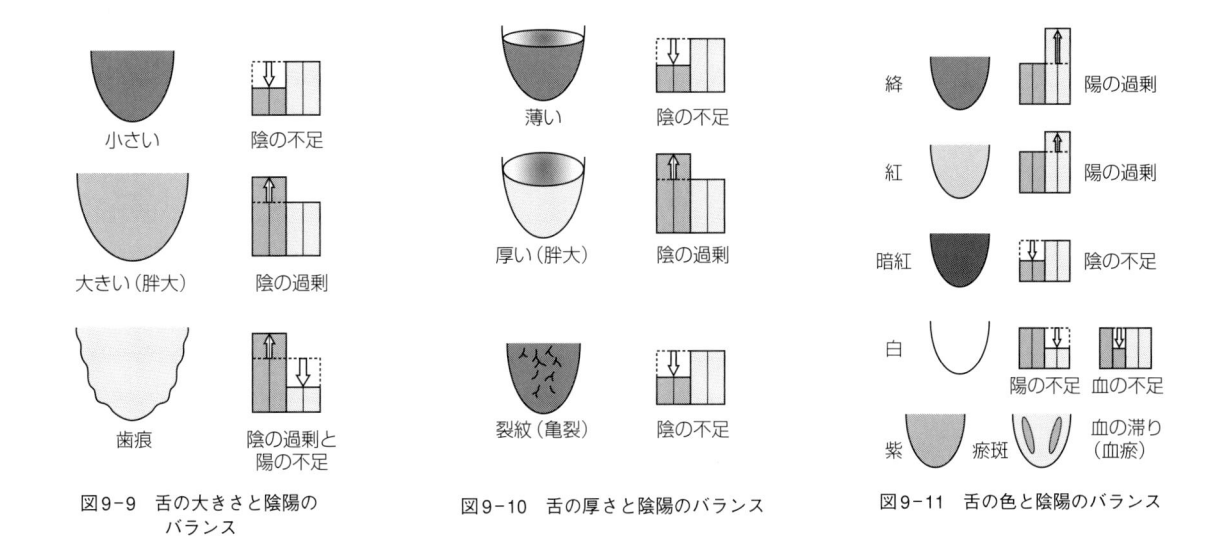

図9-9 舌の大きさと陰陽のバランス

図9-10 舌の厚さと陰陽のバランス

図9-11 舌の色と陰陽のバランス

のものと考えますが，検者なりの基準で統一性をはかることは大切です．

　淡白色を呈する舌は，**陽の不足か血の不足**を意味します．

　紅は**陽の過剰**を意味し，紅よりも深い色合いをもつ強い赤色である絳は，さらに**熱証の強いもの**を指します．

　紫は，文字どおりの色調で，**血の滞り**を意味します．

　暗は，どす黒い感じの色で，暗紅色は，**陰の不足によって相対的に陽が過剰となったもの**を意味します．

　尖紅は，舌先（舌尖）が，ほかの部分よりも紅く目立つものを指します．舌尖に対応する**肺や心の領域に熱が盛んな状態**を示します．

　舌体の色は，舌全体に均一とは限らず，部分的な色の変化は，その部位に対応する臓腑の陰陽の状態が反映されていると解釈します．部位に対応する臓腑機能の状態を把握することが必要です．

● 舌苔

　舌苔は，湿潤度，色，厚さ（量）と性質を診ます．以下のような表現がとられます．

湿潤度：滑　正　乾
　　　　かつ　せい　かん
　色　：白　黄　褐　黒
　　　　はく　おう　かつ　こく
　量　：無　少　薄（正）　厚
　　　　む　　しょう　はく　　　こう
　質　：剝　膩
　　　　はく　じ

◇ 舌苔の湿潤度

　滑は，舌苔の表面に，さらに液状のものが被っているように観察されるもので，鏡のように見えるので，鏡面舌とも表現されます．**陰の過剰**を意味します．

　乾は文字どおり，乾燥の様子を示しています．**陰虚**を意味しますが，陰虚では無苔になりがちですが，必ず無苔とは限りません．苔の有無にかかわらず，表面が乾いてパサパサしたように見えるものを，乾ととらえます．

◇舌苔の色

　舌苔の色は，熱の様子を示します．通常は白が多く，黄苔，黒苔などもありますが，舌苔に色を感じられるものは，用語にこだわらず，色として認識したとおり表現すればよいと思います．**白色は，正常または陽の不足，黄色は，熱（特にこもった熱）の過剰**を意味します．**黒は，さらに熱が極まった**ものと考えます．

◇舌苔の量（厚さ）

　無は，舌苔を認めないものです．**陰の不足か陽の過剰**を意味します．

　少は，舌苔はあっても，舌の表面全体を覆えていないもので，**陰の不足**を意味します．ただし，部分的に剥げ落ちているものは，下記のように「剥」と表現します．

　薄は，舌苔が薄く表面を覆うもので，最もよく見られ，正常と考えられる状態です．

　厚は，舌苔が厚く感じられるもの．時に全体を覆わない場合もありますが，厚い部分が見られれば，その部位を示して「舌根厚」などと表現します．厚苔は，**陰の過剰**を意味します（図9-12）．

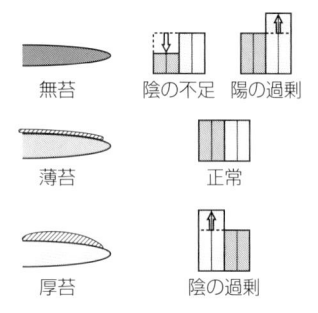

図9-12　舌苔の厚さと陰陽のバランス

◇舌苔の質

　剥は，苔が部分的に剥がれるもので，**気の不足**を示唆します．気が，苔を，舌の表面にとどめておくことができない状態と考えます．残った苔の厚さは，「厚」も「薄」もあり得ます．

　膩は，苔の間隙から舌質を見ることができない，いわゆるベタッとした感じの苔のことです．膩苔の厚さそのものは，薄いものも厚いものもあります．膩苔は，**湿濁痰飲がある**と判断します．

●舌下静脈

　舌を裏返して，舌下静脈の様子を観察します．また，舌を裏返して舌体の色を観察すると，舌の表層を覆う舌苔の影響を受けない舌質の色を確認することもできます．以下のように，舌下静脈の怒張の程度を表現します．

　　　舌下静脈怒張　（++・+・±・−）

　確かに認められるものを「+」と位置づけ，それよりも顕著なものを「++」，はっきりしないがないとは言えないものを「±」，認めないものを「−」などと表現すればわかりやすいでしょう．

　血流が滞る血瘀の状態があると，静脈の怒張が強くなり，幹だけでなく支流の部分まで膨らむことがあります．血瘀の程度に応じて，色調も黒さを増します．

　小さくても色が濃くはっきり見えるものや，その逆など，いろいろな状態があり得ます．膨らみの程度だけでなく，蛇行を感じさせるもの，舌の周辺で瘤状に小さな膨らみを呈するもの，舌根部から末梢にかけて膨らみの程度が違うものなど，種々の所見があり，見たとおりの詳細な表現をとることも大切だと思います．単に，怒張の有無や，その程度の数値化だけで，血瘀の程度と結びつけるだけではなく，舌の表で体全体や臓腑と対応させたように，

舌の裏でも，部位や表裏との対応を意識することも有益だと思われます．

> **Q&A**

Q：舌体の胖・厚を陰の過剰と説明しているが，陰の不足により陰の性質である収斂が弱くなり，ボテッと大きくなるとは考えられないか．陰とは主に津液などの水気からの観点か．

A：ここでは，陰は主に物質や津液としての観点で用いられています．陰に収斂凝縮の性質があると説明されるのはそのとおりですが，この性質は陰の中でも主に寒の性質です．生体では，寒邪に曝されたときの生体の反応と解釈できます．熱いとゆるむ，寒いと凝縮するという現象は，病邪に対する状態に多いと思います．したがって陰による収縮は「張り」という感じよりも，堅くこわばった感じだと思います．陽気に充ちている生理的な張りの状態は，外に向かう膨らみを感じさせる張りで，柔軟性のある張りです．

「陰虚でゆるむ」という発想はあまり馴染みがありませんが，もし陰虚によってゆるむ場合は，ボテッと大きくなる感じではなく，小さく萎縮して表面に凹凸を形成するというような感じではないでしょうか．

筋弛緩などの病態を熱や湿熱の病態ととらえる発想はよくみかけます．これは，病的な熱によって生体機能が乱されている状態に該当します．

生理的には，陽は生体の活動の根源であり，陽の活動により筋肉は収縮すると考えたほうが理屈に合います．活動の抑制は陰に相当しますが，この陰は機能的な陰で，陽中の陰であり，物質とは違います．

Q：上記の「陰虚で舌が大きくなることはないか」について，以下のように考えるのはどうか．「発汗などで陰が失われていくと，生気も同時に失われていく」という考えがある．舌においても陰が失われると同時に気も虚してくれば陽気による発散の力も弱くなってきて結局小さくなることが多いのではないか．ただし，陽気が過剰で（熱が過大のようなとき）陰が虚してきたようなときは，舌が乾燥しつつ大きくなるようなことも考えられるか（ポップコーンをつくるように，乾燥して膨らむような……）．

A：上記に回答したとおりで，質問者の解説どおりでよろしいと思います．陰虚から陽虚になることはあり，それにより張りをなくすこともあり得ますが，陰虚が基本にありますから，薄さと張りのなさを兼ね備えるものであり，ぽてっとなる感じではなく，薄っぺらい状態で張りのない頼りなさを呈するはずです．陽気の過剰で陰虚になった場合，膨らむことは可能です．その際は膨らみの中に乾燥の要素が顕著になります．

B-8　舌診の症候としてのとらえ方と弁証

舌診の所見は，時に「弁証の根拠」のように扱われることがあります．しかし，そうした所見がどうして生じるか考察することで，==診断に用いられる所見であっても，その所見が発生する機序があり，必ずしも一対一に弁証に結びつけられるものではないこと==をここで示します．東洋医学理論で扱う症候は，どれもが，==病態判断のための1材料==であり，弁証の手がかりにはなっても，単独で弁証を確定する手段ではないことを再確認してください．

B-8-1 歯痕

歯痕は，一般的には気虚，陽虚，湿盛で生じるとされています．しかし，明らかな気虚の病態でも，歯痕は見られないこともあります．また，一般的には胖大とほぼ同義に考えられていますが，実際には，胖大でも歯痕が見られない，歯痕は見られても舌の厚さはさほど厚くない，などの舌所見にもよく遭遇します．また，気虚，陽虚，湿盛の弁証3者とどうかかわるか曖昧な点も多いまま，弁証の手がかりとして頭ごなしに覚え込んでいることが多いようにも思います．なぜ歯痕が生じるか考察します（図9-13）．

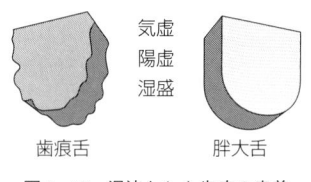

図9-13 混沌とした歯痕の意義

●舌が大きくなる機序

舌の辺縁に歯の痕がつくのですから，舌が歯に押しつけられていることが必要です．そのためには**下顎の内腔よりも舌が大きくなくてはなりません**．舌の大きさが，歯痕を形成する前提条件を決定することを意味します（図9-14）．

舌が大きくなるには，津液または血分が，舌に豊富に供給されなければなりません．**湿蘊，痰飲**などが原因となります．これは，陰邪の過剰ですから，陽の視点から見れば，一般的には，**陽虚や気虚**が背景となります．したがって，この場合，舌色は，淡色に偏ることが多いはずです．

全体的な陰血の過剰はなくても，舌への陰血の供給だけが特異的に過剰な場合も，胖大となります．舌は，体の上方に位置し，心脾の2経と関係が深い場所です．これらの臓腑経絡に，上方に向かうベクトルの強い力が存在すると，例えば，**血熱，胃熱，心熱，心火上炎**などの場合，舌が腫大します．この場合は熱象なので，舌色は鮮紅色になるはずです．ただし，熱盛などの強い熱象で，陰分を相当量消耗するような場合は，舌に陰分が十分存在しないので腫大せず，典型的には痩せて，裂紋を生じます．したがって，陽証で腫大を生じる場合というのは，舌を大きくさせるだけの陰分を伴わなければなりませんので，熱の勢いは盛んでも，**湿そのものも相当存在する陽盛**の状態と考えるべきです．

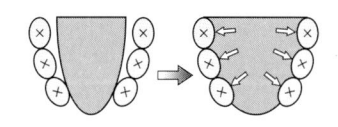

図9-14 舌の大きさが歯痕の前提

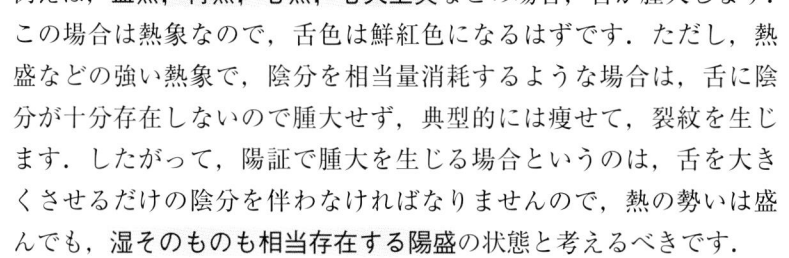

陰邪と熱象が結びつく病態は湿熱ですから，**湿熱の状態**でも胖大となることが考えられます．湿熱では，陽盛で見られるような舌への供給の過剰よりも，**停留によって生じる過剰**の意味合いが大きいと考えられます．したがって，舌色は暗紅色となり，場合によっては，紫色を帯び，陰血や気の瘀滞を示します．最終像として舌が腫大しますから，湿も熱も共に過剰ではあっても，相対的には湿の比重のほうが大きい湿熱であると考えるべきです．飲酒過剰など，陰も熱も過剰となる状況で発生しやすい病態です（図9-15）．

●痕を残す機序

舌が下顎内腔よりも大きければ必ず歯痕ができるというものでもありません．大きければ歯に押しつけられはしますが，押しつけられた歯の形があとに残るかどうかは，舌の張り具合に依存します．張りの

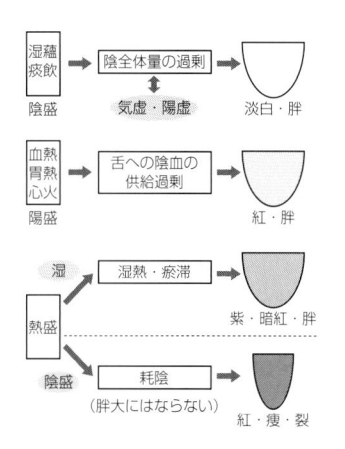

図9-15 舌が大きくなる機序

ある緊張度の保たれた舌では，歯に押しつけられている辺縁は，外に出した途端もとに戻り，痕にはなりません．歯痕となるのは，舌の緊張度が低下しているからです（図9-16）．このような張りのない柔らかな舌の状態を，特に嫩と表現します．

通常，歯痕は，胖大な舌に見られることが多いのですが，このように考えると，歯痕そのものは，必ずしも胖大舌でなくても見られることになります．嫩であれば，わずかにでも歯に圧迫される状況さえあれば，舌自体の厚さは薄くても，歯痕を伴うことがあります．

生体において，「張り」は何によってつくられ，維持されるかといえば，「陽気」です．張りとは，外に向かう力，重力に抗する上に向かう力，表面に沿って互いに引き合う力で形成されます．したがって，その本質は，陽であり，生理的には，気または熱です（図9-17, 18）．したがって，歯に押しつけられたときに痕を残すのは，気虚，陽虚などの病態においてであると考えることができます．つまり，舌に痕を残すかどうかについては，湿の存在は第一義的には必要ないのです．

● 歯痕を形成する病態

歯痕形成の機序において，歯に押しつけられる状況をつくるためには，①湿盛，②湿を伴う心脾の熱盛，③湿熱などの病態が必要であり，痕を残すためには，気虚，陽虚などの病態が必要です．この両者の条件が揃ったときに最も典型的な歯痕が生じます．

気虚や陽虚は湿蘊を生じやすく，湿盛などの陰邪は陽気を損ないやすいので，この2つの条件は，同類の病態であり，共存し，また互いに他を増強しやすいといえます．したがって，臨床的には，この両者が同時に見られることは多く，その際に，典型的な歯痕が見られることも多いのです．しかし，そのことは，歯痕を見ればいつも気虚や陽虚や湿蘊があるということにはならないのです（図9-19）．

● 歯痕の弁証意義

以上の考察を要約すると，「歯痕は気虚，陽虚，湿盛に見られる」とする一般的な考えは，おおむね妥当であることがわかります．実際，臨床において歯痕の所見が気虚，陽虚，湿盛などとかかわっていることは，大半の状況において認められるところですが，すべての状況においてそれが正しいわけではないことが，理論的にもわかります．

それゆえ，「歯痕＝気虚」や「歯痕＝湿盛」といった短絡的な理解ではなく，上述のような，より詳細な発生機序の理解をもとに，他の所見と合わせて総合的な判断のうえに病態把握をすることが有益です．

さらに，このように，それらの発生機序を分析することによって，それらを生じさせた原因の把握をすることができますので，より本治としての取り組みを可能にします．

今日臨床において扱う病態は，一般に複雑になり，生活習慣や精神状態を含む社会環境に左右される面が多く，単に生体に生じている，結果としての

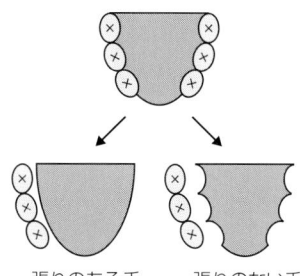

図9-16　舌の張り具合が歯痕の有無を決定

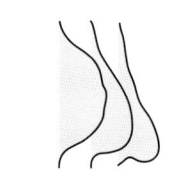

図9-17　張り具合と形

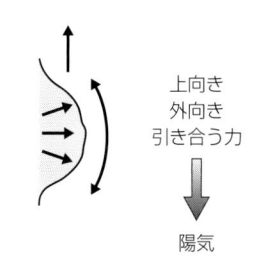

図9-18　張りを作る力

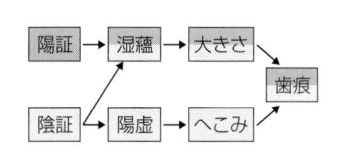

図9-19　歯痕の発生機序

症状の矯正だけでは良い結果を引き出せないことも多くなっています．本治的な意識を発展させることによって，より深い原因に迫ることができ，それは，治療現場における生活指導の面で，大変有益な情報を与えてくれることになると確信しています．東洋医学が現代医学と違ってもつ大きなメリットの1つに，こうした，生活背景をも含めた病態の把握や生活指導ができることが挙げられます．そのためには，症候と弁証を短絡的に薬に結びつけるのではなく，東洋医学的な理論に基づく症状や病態の把握に務め，投薬とともに生活指導にも視野を広げることが大変重要であると考えます．

B-8-2 舌体の裂紋

裂紋についてその形成機序を考察します．

● 材料の枯渇＝血陰不足

裂紋は，通常，血虚や陰虚を背景として発生すると考えられています．血陰の不足では，**舌を構成する器質的な材料が枯渇する**からと考えると理解できます．この場合，材料の枯渇のために，舌体は痩せて見え，苔は少ないか無苔となります．

血虚では，血の不足のために紅みが少なくなり，舌色は淡白を呈します．

一方，陰虚では，陽が強まり，紅みが強くなります．その場合，陰虚から生じる相対的な陽亢なら，虚熱の色として暗紅色になります．実熱など陽盛から陰虚に至ったものでは，鮮やかな紅や絳（こう）を呈します．

舌の裂紋に伴って，全身的に血虚や陰虚の症候が見られる場合は，肝血不足や肝腎陰虚など，全身的な陰血不足を招く病態を考えます．全身的な陰血不足の症候が少なく，舌だけに裂紋が見られる場合や，他に比べて特に舌に症候が強い場合は，胃燥（い そう）（胃の陰分が失われた状態），心血虚，心火上炎（しんけっきょ）など，脾胃や心での陰血不足の病態を検討します．

● 運搬と生成の機能低下＝気の異常

裂紋を呈する病態を分析するには，材料だけの問題ではなく，**材料を舌まで運ぶしくみ**や，**材料をもとに舌の組織を作り出す働き**にも目を向けることが必要です．これはどちらも気にかかわる機能です．

材料を上方に運べない病態には，気滞，脾虚，陽虚などが考えられます．気滞では，中心部分には気の停留のために鬱熱を形成しやすく，病態として熱象を形成しやすくなります．脾虚や陽虚では，これと対照的に，寒象を形成します．脾の化生機能の低下によって，陰血の全体量の不足を伴うというような，材料供給の関与もあり得ます．

舌の組織を作り出す働きの低下は，気虚の病態で多く観察されます．気虚の中でも，脾の「肌肉をつかさどる」機能の低下と関連することが多いでしょう．この機序で脾虚が裂紋形成にかかわる場合は，材料供給の不足よりも，材料から組織を合成する機能の低下の方が主体になりますから，有効利用されない材料が溢れると，舌は胖大となり，舌色は，陽気不足のために淡白を呈するか，気の推動が低下して，血の滞りのために暗紅色を呈します．

気の機能低下が，舌苔を舌上にとどめることができないという形で現れる

と，裂紋に伴って，剥苔や無苔を生じます．このときの無苔は，血陰不足で津液が枯渇した無苔とは病態が異なります（図9-20）．

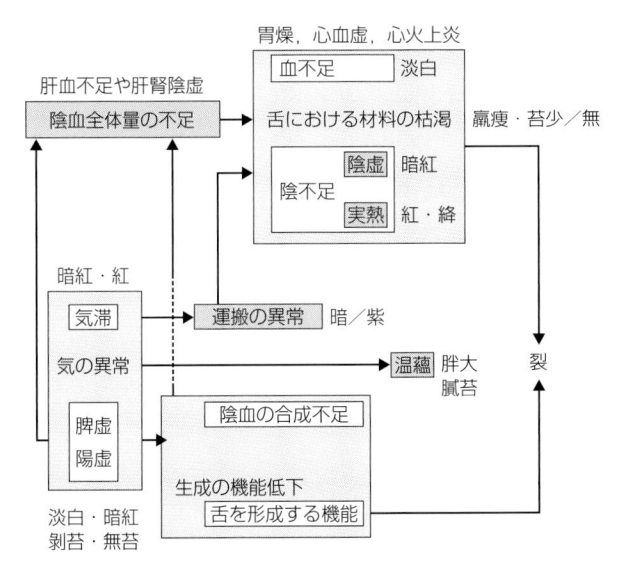

図9-20　舌体裂紋の発生機序

Q&A

Q：特殊な舌・裂紋（亀裂）は陰の不足で，歯痕は陰の過剰と陽の不足と説明されたがよく理解できない．歯痕があって裂紋があるときにはどのように考えたらよいか？

A：脾虚のために，舌における機能低下と湿とを形成すると，質問文にあるように，舌体には裂紋があっても，胖大や白膩苔を呈することがあります．このような場合の裂紋は，陰虚ではなく，気の異常や生成不足と解釈すべきでしょう．上方に陽気不足と湿の停留がなぜ起きるかを，全体の症候を含めて分析します．

　「症候⇒診断」と短絡的にとらえず，種々の成因を考えて，眼前の現象を解析することで病態把握に役立てます．

C　問診

　問診は，それによって多くの情報が得られ，四診の中でも重要な位置を占めます．

　問診は本来，全体的な弁証論治と一貫性をもって進められるべきで，効率のよい問診は，いわば名人芸のような観があります．しかし，いきなり名人技が無理であると同時に，個々の治療に役立てるためだけの問診ではなく，後に活かせる問診のあり方を考えることも必要ではないかと考えます．

　そうした問診の1つのあり方として，望診や切診と同じように，得られる情報をできるだけ多く集めてしまうという考え方に沿ったやり方があります

す．これが問診票を使った方法です．最終的にはこの方法を奨めます．というのは，個の対応から，一定の特性を持った集団として扱おうとしたときに，統一した質問に沿った情報が収集されていると，分析上大変有益です．また，類推に沿った，偏った情報だけで，誤った判断を下さないためにも，問診票によって一律に集められた情報を，すべて吟味するということは，検証の意味にもなります．

しかし，血液検査の全項目を実施して異常を見つけだすのとは勝手が違って，**それぞれの所見を総合して，弁証に沿った解釈**をしなければならないのが，東洋医学的な問診の特徴です．したがって，問診票のない白紙の状態から，自分の頭を使って結論を導き出すことができるようにしておく必要がありますし，問診票を使うにしても，そこに，そうした目で創り出された各医療者独自の工夫が必要で，問診票の内容は後で参考にするぐらいのつもりでなければなりません．

問診は，弁証につなげるための情報収集手段です．これは，望診や切診も同じですが，問診では，情報が無数にあります．しかも，自ずと提供されるものではなく，質問の形ではじめて導き出されるものです．つまり，質問する側で意識がなければ，決め手となる情報が眠ったままになってしまうこともあるのです．したがって，問診自体はいくつかの段階を意識して行うことが大切です．

①**色眼鏡をかける**

医学は，客観的に見ることが大切ですが，例えば，目の前を通り過ぎる100人の人間の特徴を，全部認識することは不可能で，その中から，目的の人物を捜すためには，ある程度，焦点を絞って眺めていないと，見つかるものも見失ってしまいます．問診もそれと同じように，結論に向かうための色眼鏡をかけることが有益です．経験によって，より的確に色眼鏡をかけることができるようになればしめたものです．それが，弁証でよくいわれる「経験」の1つですが，これは，一度に身に付くものではないし，いつも経験だけでうまく行くわけではないですから，焦る必要はありません．事例や相性によっても違うのです．いくつか考えられる色眼鏡の方法を提示します．

・主訴や病名から予想できる病態を念頭に置く

教科書的な病型分類が一応役に立ちます．ただし絶対視しないように．特に，既存の分類の中に無理矢理押し込めようとする姿勢はもたないことです．ただし，目の前の症例の似顔絵を描くにあたって，手本として既存の分類が役に立つことは事実なので，実像を楽に書くことができます．しかし，あくまで描き始め段階での見本にすぎないことを忘れないように．

・自分の直感的印象や望診などの大まかな情報から，印象的に決める．

・未知の病気や，印象が浮かばない場合，定型的な質問を続ける中でイメージを作る．

・脈や舌など，比較的客観的な所見に，特徴のあるものがあれば，それを

手がかりにする．ただし，絶対的なものではないので，柔軟性を持って対処するように．

②かけた色眼鏡が正しいかどうか情報を集める

色眼鏡をかけることができたなら，まず，それが正しいという証拠を集めることに懸命になるべきです．そのために何を質問したらいいかを，訓練する必要があります．この時点では，質問は積極的であり，いわば占い師の物当てのような雰囲気を呈します．「～はどうですか？」という，相手に解答させる聞き方でもよいですが，色眼鏡に自信があれば，「～ではないですか？」とか，「～ですね」という，yes or noで解答させるスタイルで聞くと，全部あたらなくても，少しでもあたっているものがあると，意外と相手は「すご～い」と内心思ってくれるもので，いい関係が作りやすくなります．

③かけた眼鏡の色で隠されているものがないか，逆を確かめる

ここまでの段階で気をつけなければいけないのは，自分の考えに都合のいいことだけを聞き出していないかどうかです．ここまでで，ある程度確信ができたら，可能性のある反対の状態について，質問によってその存在を否定する意識をもつことが大切です．問診票を使っている場合は，問診票の該当項目について，色眼鏡で組み立てた解釈と矛盾する点がないかどうかを点検します．基本的には，すべての現象に対して筋道の立った解釈が成り立たないと，どこかが間違っていることになり，勝手な解釈をして澄ました顔をしていることになります．

以上のやり方で，矛盾が生じたら，なぜ矛盾が生じるか，どう考えたらその矛盾を解消できるか，さかのぼって解釈を変えるべきかなど，ケースバイケースで，観察結果すべてを包括できる解釈方法を作るよう努力します．もちろん場合によっては①の色眼鏡をかけかえるべきこともあり，最初の色眼鏡に固執してはいけません．色眼鏡はあくまで色眼鏡です．しかし，安易にかけかえをして元からやり直すのも，サイコロを振るのと変わらなくなってしまいます．進むにしても，戻るにしても，==それぞれ根拠を明確にしながら，自信をもって進退を決める姿勢==が大切です．

こうした分析を考えるときに，その骨格となるものが，気血弁証や，臓腑弁証やその他の様々な弁証法です．それらは，ある「切り口」のようなものですから，1つの実態に対して，いろいろな切り口，つまり，いろいろな弁証結果があってよいと考えます．その弁証の論理に沿って治療が行われれば，結果はよい方向に向かうはずです．つまり，==弁証結果は1つである必要はありません==．しかし，勝手な解釈があっていいというわけではありません．その切り口の中では，すべてのものが矛盾なく説明されなければならないし，違った切り口と共通の接線を生じるところでは，両者の見解は一致すべきです．

ある場合はこの弁証を用いるべき，またある場合はあの弁証法を用いるべきといった，固定的な考えをもつ必要は全くありません．例えば，気血弁証と臓腑弁証の関係を見ればわかるように，どの弁証間にも，必ず共通する事

象が含まれます．理想的には，すべての弁証法の観点から完全にすべてを把握することができたとしたら，実像を立体として把握したことになるのです．

D 脈診

D-1 脈診の仕方

脈診の仕方の一例を提示します．この方法でなくてはいけないというものではありません．

検者は，被検者に正面に向き合う形で対面します．被検者が肘を無理なく曲げた姿勢で，前腕を机の上などに乗せ，手首の下に枕を当て，手掌を上に向けて，手首を伸展した状態に保ちます．

被検者の右腕に，検者の左手を，外側から包むようにあてがいます．反対側も同様に，被検者の左腕に，検者の右をあてがう方法で，左右同時に見ることができます．実際の現場では，カルテへの記載などで，検者は右手を自由にしておくことが有益な場合もありますので，被検者の左腕の内側から，検者の左手を当てて脈診することも可能です（図9-21）．

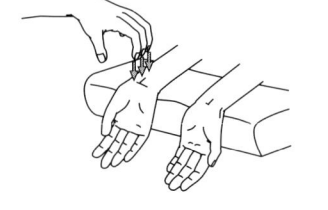

図9-21 脈診のしかた

被検者の橈骨茎状突起（前腕の手首近くの親指側にある骨の突起）の内側で，脈の触れる部分（関）に，検者の中指を当てます．

その遠位側（被検者の手に近い側，検者には手前になる）に，人差し指を添え，脈を触れる部分（寸）を確認します．薬指を，中指の近位側（被検者の肘に近い側）に添えて，脈（尺）を確認します．通常，寸脈をとる位置が手首のくびれの位置になり，そこから指の幅で肘に向かって，寸・関・尺の位置関係になります．小児や特別に体格の大きな人など，被検者の体格（腕の長さ）によって，指の間隔を多少調節します．

皮膚に触れるか触れないかぐらいの当て方で浮取，やや力を入れて押しつけて中取，もっと押しつけて沈取します．弱い脈の場合，押しつけすぎると脈が感じられなくなることがありますから，そうしたら，少し弱めて，脈を感じる深さで沈取します（「9-D-4-2 脈位」参照）．

まず，総按（寸関尺の脈を同時に診る）して，脈律や全体的な脈位，脈形を把握しながら，6カ所の違いを感じ取ります（「9-D-6 六脈と臓腑」参照）．部位によって違いが感じられた場合，さらに単按（一カ所ずつ），浮中沈取して，個々の脈位，脈形を把握します．

D-2 脈証について

脈証は弁証のうえで重要な意義をもつものですが，脈証をそのまま病的な認識に直結させるつもりで診ようとすると，難解に感じたり，誤解のもとになったりする可能性があります．**脈証も，体の諸事情の結果として生じるはずです．**

なぜそのような脈証になるかを考察することは，体が病的状態に至った経路を逆にたどることを意味しますから，そのことで病気に至る経路を推察することができるはずです．様々な表現として示される脈証を，病態の一証拠として覚え込むのではなく，**病態から生じる一現象として，病態を解き明かすための材料として利用すること**が，正しい脈診の在り方であると考えます．

　病態を示す脈証の表現として，浮，沈，数，遅，滑，渋，革，濡，実，虚，芤，伏，牢，弱，緩，結，代，散，動，促，疾，弦，緊，長，洪，短，微，細の28種を「二十八脈」と称し，脈象の標準として取りあげられることが，現在では一般的です．しかし，この表現は，脈の性質の中の一要因としての表現であったり，総合的な脈の特性としての表現であったり，混沌としています．また，ある特定の脈を他の脈証と明確に区別できるものでもないようにも感じられます．実際，古来より，これらの脈証の分類法だけで，様々な説が存在するほどです．しかし，こうした脈の名称は，一つひとつが脈証として様々な要素を含む複合的な脈の完成像であり，それらを横並びにとらえること自体に無理があるように思います．また，こうした脈証に縛られることは，本末転倒のような気もします．

D-3　脈証の定義

　二十八脈のうち，日常的に診断所見として用いられることの多いものについて，その定義を紹介します（秦伯未『中医入門』谷口書店；1990年より一部改変）．

◇触知の部位
　「浮」：皮膚に軽く触れるだけで脈を感じるもので，かつ，その取り方が脈の性質を一番はっきりと感じとることができるもの．
　「沈」：強く押しつけたときに一番はっきりと脈の性質を感じることができるもの．

◇脈拍数
　「数」：脈拍が速く感じられるもの．一呼吸間に5拍以上，おおむね90/分以上を指す．
　「遅」：脈拍が遅く感じられるもの．一呼吸間に3拍以下，おおむね50/分以下を指す．

◇脈の不整
　「代」：規則的に脈が抜けるもの．
　「結」：不規則に脈が抜けるもので，遅脈のもの
　「促」：不規則に脈が抜けるもので，数脈のもの

◇脈の力強さ
　「弱」：脈力の弱いもの．
　「弦」：脈を触れる時の感じが張りつめた弦を押さえつけるように緊張感のあるもの．

◇脈の大きさ
　「細」：脈の大きさが小さく感じられるもの．力が弱いとは限らない．
◇脈の流れ
　「滑」：脈が円滑に流れるもの．
　「渋」：脈がギクシャク流れる感じのものやスリル（微細な振動）を感じられるもの．

　以上の脈証は，部位や脈拍数など，脈の性質を決める特定の要素について表現されたものとして理解することができます．その他の脈では，例えばネギを抑えつけたときのような脈と喩えられる芤脈では「浮いて大きい脈だが押さえると中は空虚な感じがする」というように，明らかに，上記の要素が複合した脈の様子を示しています．

　このように，二十八脈は，ある特定の病態を示すための脈象をも含んでいるのは明らかで，目の前の被検者の脈を，個々の脈証名で表現することができれば，便利ではあります．しかし，病態を分析するための手段としての脈診であれば，弁証に際して，二十八脈の脈証名に縛られる必要はないはずです．

　脈証も他の四診と同様，いくつかの分析的要素によって特徴づけることができます．脈証を構成する脈象によって脈の特徴を把握し，そのことを病態分析の手段として活かすための脈象診断を試みます．

D-4　脈証の弁証的意義

　脈は，動的状態においてはじめて把握できるものですから，体の中の流体の，動きの状態を反映しています．すなわち，気・血・津液が体を巡る様子を脈証を構成する脈象によって把握することができます．

　巡りの様子といえば，エネルギー状態や気の状態などの陽的因子が主体になるように受け取られるかもしれませんが，流体は，物質としての存在があってはじめて流れになるものです．動的状態であっても，動きとしての陽的因子と，それを支える物質の量的な陰的因子との両方が，決定因子となることを忘れてはなりません．

　脈象を特徴づける要素には，脈律：脈の速さ，脈位：触知の深さ，脈形：脈の形状を挙げることができます．こうした要素を，脈の中から汲みあげるつもりで，脈診に臨みます．

D-4-1　脈律（脈の速さ）

　脈律は，脈そのものの特徴というよりも，心拍機能に左右される脈の性質です．結，代，散，促など，不規則な乱れは，心臓の伝導路障害によるもので，器質的な障害を基礎とします．心気不足や心血虚，宗気不足などといった解釈がなされる病態と関係する脈証ですが，この脈象を体全体の病態把握に利用するという状況は少なく，治療の対象とすべき症候ですので，ここでは詳述を外します．

　弁証に役立つ脈律の所見は，数や遅など，律動性を保ちながらの，早いか

遅いかの要因です．

　脈の速さを作るものは心臓の拍動ですから，**陽気の作用で，気の推動機能がかかわります**．したがって，一般的に，「数は熱証，遅は寒証」と解釈されますが，この枠内に押し込めてしまっては誤認のもとです．

●肝心からの分析

　脈の速さは，心筋の収縮弛緩の頻度によるもので，その調節は，直接的には肝が担います．心筋に限らず，一般に横紋筋の収縮弛緩は，肝が担うと考えてよいと思います．その中でも，特に随意筋は，心の統括を介して，肝が筋を動かします．不随意筋や随意筋の反射的運動，学習的運動などは，心の介入がなくても，肝の自律的機能の範囲内で制御することができます．**心筋の場合は，体の必要に応じて，主には肝の自律的制御で心臓を動かすように作用します．その肝の働きを調節しているのは心です．心もやはり心筋を活動させる方向に作用します．**したがって，肝や心の異常は，脈律の異常として現れます．陽証は数に，陰証は遅になりますが，それぞれに虚実を考え，心火上炎や肝火上炎などの実熱証，肝腎陰虚などの陰虚による虚熱証では数，寒積結滞（かんしゃくけったい）（寒の邪の影響が身体内に蓄積されて滞りを生じた状態），寒邪凝聚（かんじゃぎょうじゅう）（寒の性質をもった病邪が結集した状態）などの実寒証，心気不足（しんきふそく）（心の機能が低下した状態）や真陽不足（しんようふそく）（身体の陽気が不足した状態。冷えや諸機能の低下をみる）などの虚寒証は遅となります．

●体の要請からの分析

　脈の速さは，心臓が体に対して，どれだけの血や津液を単位時間あたりに送り出さなければならないかによって規定されます．体からの要請に呼応して，肝や心が反応するのです．そのことから逆に，体が推動機能に何を求めているかがわかります．

　数脈が生じるのは，病的な機能亢進によって，過剰に送り出している場合のほか，体に血液をたくさん送り出す必要性がある場合です．

　1つには，運動時や活動時，飲食時，感冒罹患時など，**生命活動が高まっているときで，実証の数脈**といえます．高まった生命活動を支えるために，当然，脈は通常よりも速くならなければなりません．生命活動の亢進によって熱証となりますが，感冒時などは，衛気の領域で活動が高まるだけで，営血に熱が及ばなければ，体全体の熱証とは限りません．外感風寒の発熱時など，数脈でも，病態としては寒証という状態もあり得ます．このように，**数脈でも，寒熱両態の認識が必要**です．

　また，陰虚や血虚で，**循環する流体の全体量が不足しているときにも，数脈となります**．これは，肝腎陰虚で相対的に肝気が偏盛となって起きる数脈とは病態が違います．全体量の不足を，循環頻度をあげることで代償するのです．**虚証の数脈**といえるでしょう．**陰虚の場合は，虚熱証になることが多い**と思いますが，**血虚の場合は，その結果生じる気の不足によって，寒証となることも少なくありません**．また，素体寒証で，陽虚や気虚などが原因となって血虚に至ったものでは，その血虚を補うために数脈になることもあり

ます．

　いずれの場合も，たくさん送り出す必要性に呼応するために心筋の活動が活発になるのですから，その活動性の亢進を支えるために，**気がある程度は充実している必要があります**．気虚や陽虚が顕著なために，こうした要請に応えることができない場合は，数脈にはなりません．この場合は，気虚や陽虚の所見のほかに，血や津液の供給不足の症候が目立ち，陰陽両虚の症候が見られるはずです．

　遅脈が生じるのは，**機能低下のために血液を送り出せない場合**と，**血液を送り出す必要性の少ない場合**とがあります．

　前者は，**心肝の機能低下や寒凝**などによるものです．気が不足する症候のほかに，結果として血や津液の供給不足の症候も見られると，陰陽両虚の病態になります．

　後者は，生理的には，**安静時や睡眠時**の状態です．早朝や夜間も，日中に比べると遅であるはずです．スポーツ心臓などのように，一回の拍出量が大きかったり，訓練によって筋肉や各器官の酸素需要度が下がる場合も，遅脈となるはずです．こうした場合の遅脈は，気の機能は十分満たされていて，必ずしも寒証を呈する状態とはいえません．

　気虚によって全体の活動レベルが下がっているようなときも，必要度の低下のために遅脈になる可能性があります．

　以上のように，**数脈や遅脈それぞれに，寒熱両態があります**．熱⇒数，寒⇒遅となることが多いのはわかりますが，必ずしもいつもそうとは限りません．ましてや数⇒熱，遅⇒寒という単純な診断の考え方では，多くの誤りを含むことがわかるはずです．

　当然のことながら，脈律の所見が何を意味するのかは，脈律以外の脈象，舌診，問診所見その他の情報を合参して，判断しなければなりません．脈という他覚所見であっても，それが**診断のうえで絶対的な意味をもつものとして扱うのではなく，どのような意味をもつのかを考えることが必要**です．あくまで，脈診も体全体の状態を把握するための1つの情報として扱う姿勢が大事といえます．なぜ脈が速くなるのか，なぜ遅くなるのか，その背景に目を向けることが必要であり，「なぜ」を考えることが，脈律を情報源として活かす方法です．

D-4-2 脈位（触知の深さ）

　皮膚の表面から，だんだん深く押しつけていく状態を，3段階に分けて，浮・中・沈といいます．脈の特徴を一番よく感じることのできる場所を，この深さで表現します．

　脈を体のミニチュアだと考えると，**浮脈は体表を，沈脈は体の内部の深いところ，中脈はその中間の状態**と対応していることになります（図9-22）．

　体の深さとの対応は，構造的な深さだけでなく，**深部から表層に向かう腎→脾→肝→心→肺**という機能的な層構造にもある程度対応します．

　脈の深さから，以下のように体の状態を探ります．

浮脈は，気血の勢いが体の表面に集まっていることを意味します．
生理的な状態では
・風邪などで，表面で外邪と闘っている場合（これは病的とは言えません）
・暑いときや昼間など，体の働きが，外向きを主体とする状態のとき

病的には
・気虚や陽虚が顕著で，陽気を裏にとどめておけない陽気浮越のとき
・陰虚のために孤立した陽気が浮上する孤陽上越（虚陽不斂）のとき

などが挙げられます．現象として表位に気血が集まっているのは事実ですが，このように，浮脈だからといって，病態が必ずしも表証とは限りませんし，実証だけでもありません．脈証をそのまま弁証に結びつけるのが無理なことが，ここでもおわかりいただけるでしょう．

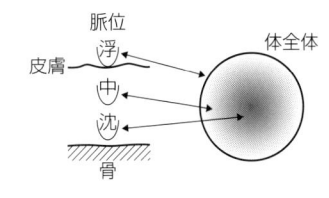

図9-22 脈位と表裏の対応

沈脈は，気血の流れの主体が体の深部にあることを意味しています．
生理的には
・体の内側に病気があって，体の働きがそれを治そうとしているとき（これも病的とは言えません）
・妊娠時や月経前，食後，睡眠中など，気血の流れが裏を主体とする状態

病的には
・気虚や陽虚，血虚，陰虚などで，体のゆとりがなくなって，表位まで気血を配れないとき（特に腎虚）
・脾気下陥で，気血が表位まで巡れないとき
・肝鬱気滞などで，気血の巡りが悪く，内側にこもってしまっている場合

などが挙げられます．このように，もはや浮だからあの証，沈だからこの証という思考形態が通用する状態ではないことがおわかりだと思います．脈証と弁証名を直接的に対応させるのではなく，気血の状態が，どういう具合であれば，浮や沈になるのかという視点で所見を分析することが大切です．

D-4-3 脈形（脈の形状）

脈形は，脈の性状の中でも，体全体の状態を最もよく反映している，体のミニチュアともいえる要素です．脈形は，物質的側面を反映する「大きさ」と，動的側面を反映する「強さ（勢い）」の2つの要素から形成されると考えることができます．この脈形の陰陽それぞれは，体全体の陰陽それぞれの状態を反映していますから，脈の形状から，体全体の状態を把握する材料を手に入れることになります．

● 脈の大きさ

脈の大小は，体の肥満，痩せと同じで，脈のもつ「陰」の性質です．物質の過剰や不足が大きさを決めますから，体や症状の「湿」や「燥」を反映します．血や津液などの陰分が過剰な場合は，太い脈となり，少ない場合は，細い脈になります．全体量として過剰な場合は，湿蘊，全体量として不足する場合は，陰虚や血虚というのが標準的な解釈になります（図9-23）．

太い脈　　　細い脈

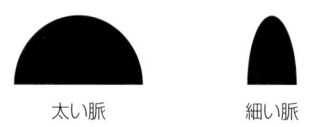

図9-23　脈の大きさ

ただし，脈は，あくまで動的なもので，陰分を考えるときにも，動的な要素を含んだ，動く陰分としてのとらえ方をすべきです．脈の大小が，いつも，しかも，単純に陰分の全体量を反映するとは限りません．例えば，全体量は十分あっても，それが，伸びやかに巡らず，全身に広がっていなければ，細脈になります．

したがって，脈の大きさは，**陰分の総量とともに，陰分が体全体にどのように広がっているかという側面を含んだ情報**であることを認識することが大切です．

ここでも，脈状から弁証や体の状態を限定するのではなく，脈のほかの特性や症状を含めた，他の材料を合わせて，「脈の大きさ」という所見を生じる体の状態を判断するという視点をもつことが大切です．

●脈の強さ（勢い）

脈の強さは，脈を指で押さえたときに指先で感じ取れる，**脈が指を押し返す勢い**です．「気」の状態，特に**気が外に向かって広がろうとする力を反映**しています．**脈のもつ「陽」の性質**です．

強い　　弱い

図9-24　脈の強さ

単純に言えば，強い脈は気が充実していて，弱い脈は気が不足しているということになります（図9-24）．

「大きさ」と「勢い」の2つの要素が組合わさって，いろいろな脈の形ができあがります．大きさと勢いは，共存することで1つの事象を生み出しますが，それぞれ独立した要素です．したがって論理的には図9-25のような脈形の構成を考えることができます．

それぞれの段階は，明瞭な境界線や区別があるものではありません．印象としての大きさと勢いを把握することで，体の状態を理解する手段であると思ってください．

こうした脈形から，体の大まかな陰陽の状態を把握することができます．これに，脈律や脈位からの情報を加えて，さらに詳細な体の状態を推察することになります（図9-26, 27）．

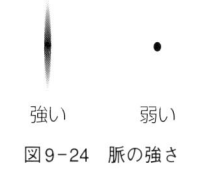

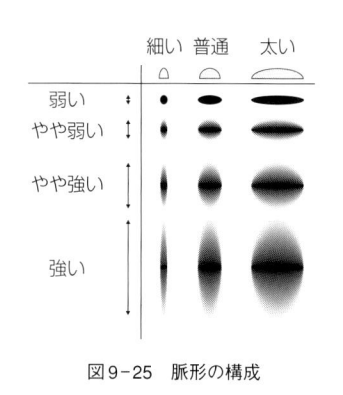

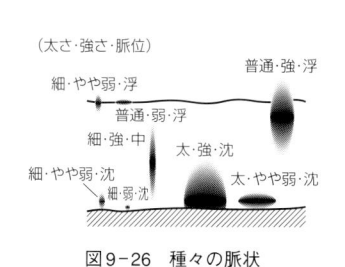

図9-25　脈形の構成

図9-26　種々の脈状

図9-27　脈状の構成概念

> **Q&A**

Q：脈診で,「硬さ・柔らかさ」という見方があるが, 陰と陽の関係からみると,「脈が硬くなるのは, 陽気が鬱滞して陰が広がらないときに多く, そのときに陰分が多いほうが硬くなりやすい」という感じがする.「脈が柔らかいのは, 陽気が虚して陰分が力無く広がっている感じで, その時に陰分が少ないと柔らかさは出現しにくい(ある程度陰分がないと出現しにくい)」と感じるがいかがか.

A：素晴らしいご指摘です. どういう状況の時に硬くなったり, 柔らかくなったりするかという姿勢で, 現象と向き合ってもらえばいいと思います. ご指摘の状況以外にも, 堅さや柔らかさを生じる状況はあると思いますので, 上述のような時だけとは考えないほうがいいでしょう. それぞれの描写は, 脈の大きさや脈の部位によって, 解釈が変わる場合もあると思います. 柔らかい脈でも, 上述のような解釈になるのは, 沈脈で細脈のときの解釈で, 勢いのある比較的大きな脈で柔らかい場合は, 陽気はのびやかに広がり, それに対してバランス良く陰が伴っている脈でもあり得ます. いろいろと可能性を考えてみて, その結果を覚えるのではなく, 個々の事例において, なぜ, そのような脈状になるかを考える姿勢をもっていただけると最高です.

Q：図9-26にあるように「細・やや弱・浮」という脈のとき,「身体の表位で陰が少なく, 陽がやや少ない」という状態を表しているととらえ, そのような状態を表す病理機構を考えているととらえれば良いのか.

例えば五臓の層構造で考えると,「肺気虚で発汗してしまい, 表位の陰分も少なくなっている」とか「脾虚と肝気の鬱滞があって, 陽気と陰分が十分表位まで巡らない」などいくつかの状態が考えられる. このときに脾や肝に問題があるとすると, 脈位の中脈においてそれを示唆する脈が取れるのか. それとも(様々な病理機構が考えられるが)今一番症状として現れている状態が脈診に現れる(上記の例でいえば, 中脈・沈脈ではあまり情報が得られない)と考えればよいのか.

A：ご指摘のとおり, いろいろな病態から似たような脈象に至ります. したがって, 脈象も, ある特定の脈象イコールある診断と考えることができません. 八綱で強調したとおりで, 四診のいずれも, 絶対的な意味をもつものはありません. したがってこのような脈象が生じることを説明できるような病態を考えるために, 脈象のもつ性質を成分として把握しようというのが **9-D** の趣旨です.

五臓との関係は左右の寸関尺で把握しますから, それぞれの病態がそれぞれの脈に現れると考えますが, 必ずしも中取したときというのではなく, 脈位は脈位で, 体の表裏としての意義をもつ要素としてとらえます.

あまり固定化しようと考えないでください.

D-5　二十八脈の分析例

二十八脈のそれぞれを表現する記述を, 以上のような視点から分析してみると, どのような状態を表現しようとしたものであるか, おおむね理解する

ことができます．以下に2～3具体例を挙げてみます．

D-5-1 革脈（かくみゃく）

浮で極めて力強く指を打ち，重按（強くおさえる）すると空虚で，太鼓の皮を押さえたときのような脈と表現されます．

太鼓の皮という表現から，薄い様子ですから，太さとしては，細い脈のようです．浮脈で中空ですから，表層にだけ気が集中して，根のない頼りない脈であることがわかります．つまり，陰血の裏付けのない，浮き上がった気の脈です．しかも力強いことから，ほとんどすべての気が浮き上がって表層に集まっていることを意味します．

したがって，陰血を失って，気が散逸しようとしている，重篤な状態を意味します．

革脈は，亡血（ぼうけつ）（血を相当量失った状態），失精（しっせい）（身体から精が失われた状態），流産，崩漏（ほうろう）（子宮からの大量または持続性の出血）の際に見られる脈と説明されますので，上記の分析がおおむね当てはまっていることがわかります．

同じような形状で，脈の力が弱いのが芤脈です．ねぎを押さえつけたときのような脈と表現されます．やや厚みを持ち，柔らかいことから，革脈よりは陰分を保っていますが，やはり裏中には，陰血の虚があり，気が浮越した状態です．

D-5-2 濡脈（じゅみゃく）

浮脈で，小さく極めて無力で，綿花を水で浸したように柔らかい脈と表現されます．

無力ですから，気の不足を意味します．小さいという表現がありますから，津液も少ないように思われます．

しかし同時に，柔らかいという表現があるので，陰分の存在は感じられます．陰分がありながら，小さい脈になるのは，気が陰分を広がらせることができないからで，浮脈であることと合わせると，表層に陰分が停滞したままになっていることを示します．全体量としての陰分は少ないために，細い脈になるのでしょう．

したがって，気陰両虚で，やや湿盛に偏る病態と分析することができます．

濡脈は，気血不足し，諸虚をつかさどる脈と表現されますので，これも，分析結果が当てはまります．

D-5-3 牢脈（ろうみゃく）

沈按（ちんあん）して実大弦長．沈で硬い堅実な脈と表現されます．

大きな脈なので，陰が過剰に存在します．しかし，その部位は沈で，硬い性質から，気は伸びやかに広がっていないことがわかります．陰分が，下焦や裏に集結していて，その原因には，気の不足や滞りが考えられます．

牢脈は，陰寒内実，疝気（せんき）（下腹部に発作的な激痛を生じる病気の総称），癥積（ちょうしゃく）（腹部にある腫瘤のうち，硬く，固定性のもの．主に血瘀によるとされる），瘕聚（かしゅう）（腹部にある腫瘤のうち，比較的柔らかく，移動性や不定形のもの．主に気滞によるとされる）の脈とされます．分析結果と同様の病

態です.

　個々の脈証を，その名で表現することができれば，その名で，様々な状況を一言で言い表しているのですから，知識として脈証を知っていることは便利ではあります．しかし，個々の脈証を，その脈象から解釈することができれば，脈証名を覚える必要はありません．ましてや，弁証の際に，その脈証名に縛られる必要は全くないはずです．脈証名をつけることが脈診の目的ではなく，その脈状から，体の状態を把握するのが脈診の目的であることを考えれば，**脈状を 9-D-4 のような指標で表現することさえできれば，脈証名には全くこだわる必要がないと言い切ることさえできると考えます．**

Q&A

Q：二十八脈は大分類（例えば浮脈など）小分類（例えば浮の中に革，濡などが属する）などはされているのか？　脈状として二十八脈を用いて（浮）革数脈，（沈）牢遅脈などと表現されるのか？

　本書に基づくと，脈状の記載法として，脈律として数遅，脈位として浮沈，脈形（大きさ）として滑細，脈形（勢い）として弱弦を組み合わせて，例えば数浮滑弦のようにするのか？　また弦と緊はどう区別するのか？

A：二十八脈の扱いや分類については，歴史的にも種々の扱いがあり，同時期にも人による位置づけの解釈は様々あります．本文中では秦伯未の提唱した分類を一例として挙げてあります．もともと二十八脈が一度にできあがったものではなく，いわば症例報告のごとく，ある症例における脈象を総合的に表現したものに名称がついたというようなものであろうと理解しております．したがって，それをどのように用いるかは，用いる側の考え方に左右される点が大きいと感じています．

　二十八脈の中には，比較的単純な状態を表現したものと，複雑な状態を表現したものとがあり，複雑な状態を表現したものでは，その脈象の中に，他の脈象で表現している状態を含んでいるものもあるわけで，組み合わせる表現としてよく使われる名称と，組み合わせて使われることが少ない名称とが結果的に分かれてきますが，もちろん組み合わせて伝えたいことが伝わればそれでよいのです．私の立場は，二十八脈の名称に縛られる必要はなく，その形容している状態を，病態把握のための材料として利用することを推奨していることを重ねて強調しておきます．それらの名称を覚えるのではなく，脈象を分析の視点から要素に分けると，テキストのように脈律・脈位・脈状となるわけです．したがって，それらの要素を組み合わせた表現になります．どのような用語を使っても，極端にいえば「深いところで力強く大きな脈がとれる」といった事実どおりの描写をしてもかまわないと思います．表現しようとすることが誤解なく伝わり，誤解なく理解できればよいと考えています．用語を用いる場合は，誤解を与えないように留意するということです．

　弦脈は，気血が伸び広がらない脈で，勢いの凝縮した脈です．緊脈は，外邪，特に寒邪に対抗した正気が，邪正闘争を呈している脈とされ，寒邪の押さえ込みのため，正気は広がれず，張りつめた脈になりますが，正気のベクトルが外に向かう勢いと，邪の内向の勢いとのぶつかり合いを本質としますので，弦脈とは異なる様相を呈すると考えてみてください．

D-6 六脈と臓腑

D-6-1 六脈と層構造

脈診では，左右の寸関尺，合わせて6カ所からの情報を集めますが，この6カ所の脈を六脈といいます．六脈をそれぞれ「臓腑」と対応させます．その対応には歴史的に変遷がありますが，現在では，**右寸＝肺，右関＝脾，右尺＝腎陽，左寸＝心，左関＝肝，左尺＝腎陰**とする考え方が一般的です．

この配置と対応は，機能的層構造と対比して解釈すると，合理的に説明できます．まず，腕において躯幹と末梢の位置関係を考えると，尺脈は中枢側ですから腎と，寸脈は末梢側ですから心肺と，そして関脈は中間で脾と対応していることがわかります．

そして，右は，真陰が腎陽によって温められて上昇し，脾によって取り込まれた水穀の気と，肺によって取り込まれた清気と合わさる上昇路ですから，中枢側から腎陽→脾→肺と対応し，左は，正気が心に集まり，肝の配分調整によって全身を下降し，腎陰として回収される下降路ですから，末梢側から心→肝→腎陰と対応させることができ，六脈の位置と臓腑の関係が一致します．

このように，脈証から舌証まで，層構造に照らし合わせると，すべて層構造と同じ配列をしていることがわかります（図9-28）．

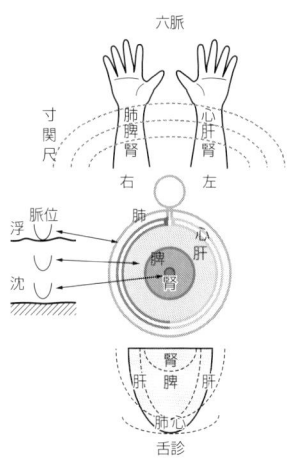

図9-28 機能的層構造と診断法との対応

Q&A

Q：脈律，脈位，脈形の内，六脈で差が生じる可能性が高いのは，脈形だと思うが，脈律，脈位が異なることもよくあるのか？

A：脈律は，理屈から考えても六脈（左右の寸関尺）による違いはないはずですが，脈位は，六脈で全く違っても不思議ではありませんし，事実，異なった所見によく出会います．所見が異なる場合は，部位を付記して表現します．

Q：浮中沈の層構造と寸関尺の層構造（六脈）と，層構造が2つあるように思う．寸関尺で層構造を考えたとき（右の寸が肺など）は，浮沈については臓腑としてみていけば良い（右寸の浮は肺で，沈は大腸など）のか．

A：ご指摘のとおり立体ですから，表から裏への軸と，末梢から中枢への軸との，直交する位置関係があります．2つの方向という発想から導かれる分析の視点といえるでしょう．繰り返し記述しますが，六脈や，部位や，脈律，脈状という分析の要素で情報を整理して，そのような脈の状態を呈する体の事情を，他の四診で得られる情報と照らし合わせて，病態分析の役に立てるのが脈象の意義です．浮，中，沈は体の表位から深部へとの関係と対応するのですから，それ以外の脈の情報と総合して判断することになりますから，ご指摘のような解釈も成立します．

D-6-2 六脈と臓腑の変遷

六脈と臓腑の関係については，時代につれて変遷が見られます（表9-1）．特に尺脈については，腎の概念の変化に伴って変化が多く見られます．『素

問』・『霊枢』では，尺脈は腎と記されているだけで，左右については記述がないようです．命門という名称は『霊枢』で見られるようですが，この命門は眼のことを意味しているようです．『難経』から，右の尺脈を命門とするようになったようですが，「命門は精神の宿るところで，男は精気を蔵し，女子は子宮につながり，命門の気は腎と通じる」といったような位置づけがされています．現在のような命門＝真陽といった解釈に落ち着くまでには，歴史的な変遷があり，『難経』から宋代までは，左は腎，右は命門で，腎は膀胱，命門は三焦をその腑とするという説が主流だったようです．ところが『医学正伝』には，命門は両腎の総称であるという説が登場し，明代には，命門は両腎の間にあり，水火陰陽を包含するという説が主流になるようです．

表9-1 六脈と対応臓腑

		寸		関		尺	
		右	左	右	左	右	左
難経		肺 大腸	心 小腸	脾 胃	肝 胆	腎 命門	腎 膀胱
脈経		肺 大腸	心 小腸	脾 胃	肝 胆	腎 三焦	腎 膀胱
景岳全書		肺 膻中*	心 心包	脾 胃	肝 胆	腎小腸 命門三焦	腎膀胱 大腸
医宗金鑑		肺 胸中	心 膻中	脾 胃	肝胆 膈	腎 大腸	腎膀胱 小腸
現代中医		肺 大腸	心 小腸	脾 胃	肝 胆	腎（陽） （命門）	腎（陰） 膀胱
鍼灸	浮	大腸	小腸	脾	胆	三焦	膀胱
	沈	肺	心	胃	肝	心包	腎

*通常は，任脈上にある経穴の名称を指すが，歴史的に，胸や心包のことを意味することもある．

　腎を先天の本であると位置づけるとともに，水液をつかさどるものとして，精気や物質面が強調されていた時代から，命門という名によって，陰陽を両具したものを別の存在として考える時代に移行する経緯から見て，徐々に，陰よりも陽に生命の本質が移行している様子がうかがえます．しかし，命門の臓が，五臓から独立するのではなく，結局，先天の本として腎に再度吸収され，腎の陰と陽というふうに，腎が分化する形で，現代の解釈では落ち着いているようです．鍼灸の領域では，経絡名に心包や三焦という名称がついているために，それらが六部定位脈診の浮取沈取による12と数が合うために，命門や三焦など，対応のはっきりしない右寸脈に振り当てられたのかもしれません．

　筆者は，心包や三焦といった臓腑概念（8-B参照）は，日常の診療や病理観の中で登場することが少ないので，右の尺脈は腎陽ととります．臨床においても，腎陽の状態を反映する場所として右尺脈の情報を使うことは，頻繁にあります．

9章のチェックポイント　　　　　　　　　　　　　　　　　　⊙ 参照項目

- □ 四診の4つの要素を挙げ，それぞれの意義を簡単に説明しなさい． ⊙ 9-A-1
- □ 四診には，感性と同時に何が要求されるか？ ⊙ 9-A-2
- □ 四診によって得られた情報を統括して病態を明らかにすることを何というか？ ⊙ 9-A-3
- □ 四診の指針はどのような視点か？ ⊙ 9-A-4
- □ 陰，陽の状態は，それぞれ，原則として，どのような生体の特徴に現れるか？ ⊙ 9-A-4
- □ 形や動きにおける陰陽の現れ方の原則を説明しなさい． ⊙ 9-B-1,2, 図9-4
- □ 陰陽の過不足は，原則としてどのように色に反映されるか？ ⊙ 9-B-3, 図9-5
- □ 色から判断する体の状態について，黄，赤，白，紫（暗紅色）について，それぞれ説明しなさい． ⊙ 9-B-4
- □ 赤と熱が結びつく理由について説明しなさい． ⊙ 9-B-5-1
- □ 実熱，虚熱で赤を呈するしくみと，それぞれの赤の特徴について説明しなさい． ⊙ 9-B-5-1
- □ 黄色の病的意義と，萎黄と呼ばれる症候の生じるしくみについて説明しなさい． ⊙ 9-B-5-2
- □ 白が示す病的意義について説明しなさい．また，主に生体のどのようなものを対象として判断するか？ ⊙ 9-B-5-3
- □ 血瘀において紫を呈するしくみを説明しなさい． ⊙ 9-B-5-5
- □ 体格における特徴的な所見と，その病態的意義を簡単に説明しなさい． ⊙ 9-B-6
- □ 陰と陽の状態が，舌体や舌苔にどのように反映されるか説明しなさい． ⊙ 9-B-7-2
- □ 舌に歯痕が生じる病理機序と弁証意義を説明しなさい． ⊙ 9-B-8-1
- □ 舌に裂紋が生じる病理機序と弁証意義について説明しなさい． ⊙ 9-B-8-2
- □ 問診の3段階について説明しなさい． ⊙ 9-C
- □ 問診の「色眼鏡」のかけ方についていくつか方法を挙げなさい． ⊙ 9-C
- □ 脈診の仕方を説明しなさい． ⊙ 9-D-1
- □ 脈証を，触知部位，脈拍数，不整，力強さ，大きさ，流れの様子で分類して，それぞれの定義を簡単に説明しなさい． ⊙ 9-D-3
- □ 弁証に役立つ，脈の様子を特徴づける3つの要素を挙げなさい． ⊙ 9-D-4
- □ 数脈，遅脈を生じる体の虚実と寒熱の状態について説明しなさい． ⊙ 9-D-4-1
- □ 脈を触知する場所と，体の表裏，および臓腑との関係を説明しなさい． ⊙ 9-D-4-2
- □ 浮脈，沈脈が意味する体の状態は何か？　また，それぞれの，生理的な状態，病的な状態の例を挙げなさい． ⊙ 9-D-4-2
- □ 脈形を構成する2つの要素と，その陰陽の意義について簡単に説明しなさい． ⊙ 9-D-4-3
- □ 六脈の各名称と，それぞれに対応する臓腑を挙げなさい． ⊙ 9-D-6-1

□ 脈診，舌診の部位と臓腑の関係を，層構造との対比で図示して説明しなさい． ➡ 図9-28

コラム：子供に漢方薬を飲ませる工夫

Q：子供に漢方を飲ませる際，味のためコンプライアンスが低下しがちである．何か工夫があれば教えてください（当方ではオブラートに包む，ハチミツに混ぜるなどを勧めている）．

A：私はエキスでもお湯に溶かして飲ませています．慣れるまではほかの飲み物に混ぜたり，ハチミツを入れたりすることも提案しますが，味や香りも作用の1つですから，本来はごまかさずに飲ませたいものです．まずいものはまずいと覚悟して，でも，それが薬であり，この味が体を治すという気持ちが効果を高めることもあるのではないかと感じています．まず親がイヤな顔をしないこと．親から率先して大変がっては，子供はますます飲みません．

とはいえ，私も何例か，飲めないために継続を諦めざるを得なかった例があり，あまり強いことも言えませんが，「このありがたいお薬で治るんだ」という気持ちがあると結構飲めるように思います．年齢層で飲めないということはなく，離乳前から，経口投与ができる状態なら年齢に関係なく，飲めます．

ストローを使って飲ませると，においや味を感じることが少なくて通過しやすいということもあるようです．

溶かした液を使ってゼリーを作る方法もありますが，普通のゼリーでは結構手間です．最近はエキス剤と一緒に混ぜて溶かすとチョコレート味のゼリーになる便利な服用補助剤として『チョコゼリー』（小太郎漢方製薬）が発売されています．

第10章 経絡・弁証の進め方と実際

はじめに

経絡が，生体においてどのような意義をもつのか，経絡の概念について学びます．経絡が生体を走行する原則について，整理して，理解します．

四診のもう1つの表現である「神聖工巧」について，四診の流れと関連させながら考察します．実際の診療の手順を通して，四診の考え方を再度確認します．実際の症例を挙げて，どのように症状の分析や病態の把握がされていくのかについて詳述します．

A 経絡

経絡の概念は，古代の解剖所見，臨床経験，鍼灸治療を受けた患者の感覚などの蓄積によって，帰納的に構築されたと考えられます．また，特定の能力を持つ人には，実際に経絡を線状に視覚的に確認することができるともいわれています．

経絡には，気・血・津液が運行する主要経路としての役割があります．この視点からみると，現代の理解からは，**経絡とは血管系やリンパ管系を含む概念**であるといえます（図10-1）．

また，経絡自体が持つ機能として，**身体各部を連結する**という側面があります．「**経気**（各経絡に関連する機能を意味し，経絡に沿った反応や伝導様式を指す概念）」や「**得気**（経絡上の刺激が適切に加えられた際に得られる反応の感触）」といった表現がとられる現象と関係し，特定の場所とは離れた場所から，経絡のつながりによって機能的な影響を与えることができます．これは，現代の理解からは，**神経系を含む概念**を示すものと考えられます（図10-2）．

経脈は経絡の主幹をなし，おおむね身体の縦方向に走行します．絡脈は経脈の分枝のようなもので，経脈を横につないで連絡します（図10-3）．

A-1 経脈

経脈には正経と奇経があり，正経は十二経脈（後述），奇経は八脈（任，督，衝，帯，陰蹻，陽蹻，陰維，陽維）があります．

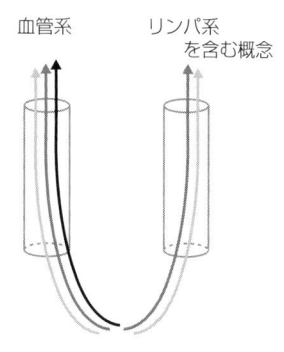

図10-1 経絡
気津液が運行する主要経路

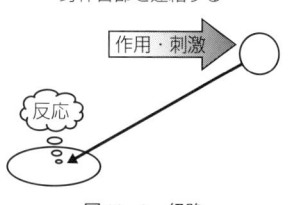

図10-2 経路
経絡自体がもつ機能
神経系を含む概念

A-1-1　正経十二経脈

正経十二経脈は手太陰肺経，手陽明大腸経，足陽明胃経，足太陰脾経，手少陰心経，手太陽小腸経，足太陽膀胱経，足少陰腎経，手厥陰心包経，手少陽三焦経，足少陽胆経，足厥陰肝経の十二経からなります．陽経と陰経に2分され，陽経は大腸，三焦，小腸，胃，胆，膀胱などの腑（空洞の器）に連なり，陰経は肺，心包，心，脾，肝，腎などの臓（充実の器）に連なります．陽経は体表の陽位（背側，外側，伸側）に，陰経は体表の陰位（腹側，内側，屈側）に分布します．気血は，原則として陰経を通って上行し，陽経を通って下行します（図10-4）．

陰経が上行，陽経が下行では，上下の向きが陰陽の属性と相反するように感じられるかも知れませんが，気血津液の巡りのしくみを思い出してもらうと，「巡るもの」の生成過程の前駆物質や濁気の回収など，陰は末梢から中心に向かう上行路を移動し，正気となった営気や衛気など，陽は肺から全身へと下行路を経て散布されることと符合します（図10-5）．本来の性質ならば，陰は下降，陽は上昇するのですが，これを，生体機能によって，陰を上昇させ，陽を下降させているととらえることができます．

Q&A

Q：陽経下行について，例えば手陽明大腸経は商陽から顔面に向かう上行路のように思うがいかがか．

A：手の陰経は胸中から発し手指先に向かい，手の陽経は手指先から肩〜頸部に向かいます．陰経上行，陽経下行とするためには，上肢は万歳の形で挙上した状態で上行下行を考えてください（図10-13参照）．

A-1-2　奇経八脈

奇経八脈は，主に躯幹・顔面頭部・脚にあり，各経を束ねたり連係させたりします．衝・任・督の3脈は，ともに胞中（生殖器とかかわる下腹部）より生じるので，複合的に生殖機能に関与すると考えられていますが，その他に，十二経脈のすべてを束ねて，連係や調節をすると考えられています．任脈は陰脈の海，督脈は陽脈の海，衝脈は十二経脈の海，または血海と称されます．それぞれその名称のように，陰経，陽経，十二経を連係して統括調節する作用をもっています．任脈は腹部正中，督脈は，背部正中を上行します．衝脈は，腹部正中の任脈の左右を上行（枝が出て下肢を下行）します．

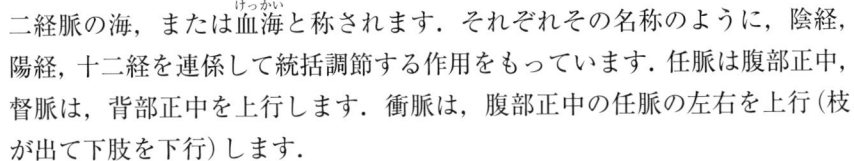

帯脈は，腰骨を一周するように，帯を締める位置に相当し，縦に走行する経脈を束ねます（図10-6）．

蹻脈は，左右の踵から出て上行し，目に入る経脈で，陰蹻脈は，下肢の内側から腹部を上行して，鎖骨下で交差して，対側の目の睛明（目頭）に入ります．陽蹻脈は，下肢の外側から体側やや背面を上行して，肩から口唇角に

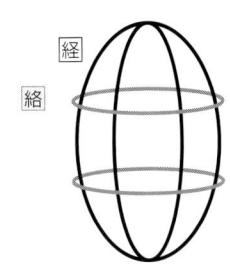

図10-3　経と絡

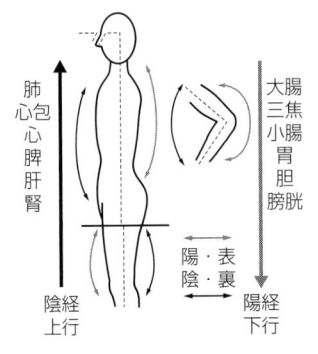

図10-4　体の表裏と陰経陽経

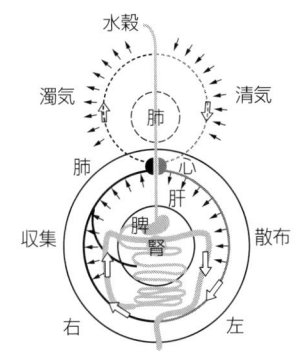

図10-5　「巡るもの」の運行経路と昇降
　　　陰は上行　陽は下行

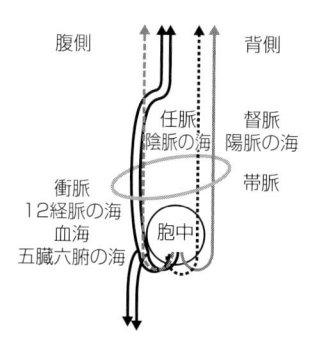

図10-6 衝脈・任脈・督脈

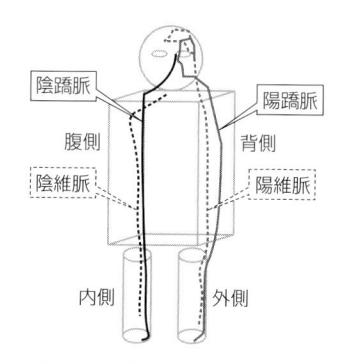

図10-7 陰蹻脈・陽蹻脈・陰維脈・陽維脈の走行

及び，同側の上下眼瞼を通り，側頭部を通って，後頚部耳介の後ろ（風池）に終わります．眼の開閉に関与するといわれています．

維脈は，蹻脈と類似の走行をとりますが，起点がやや中枢側に寄り，それぞれ，各陰経陽経とかかわりながら上行し，陰維経は喉元に終わり，陽維経は額に分布して，頭頂部から折り返して，項に終わります．陰陽諸経を連係させます（図10-7）．

A-2　十二経脈の分布原則と走行様式

十二経脈の陽経は，太陽，少陽，陽明に，陰経は，太陰，厥陰，少陰に分けられます．それぞれ四肢の分布に原則があります．**陰経は内側に分布し，前方から太陰，厥陰，少陰，陽経は外側に分布し，前方から陽明，少陽，太陽の順になります**（図10-8）．

腕，手，脚，足でそれぞれの経の分布をみると，ほぼこの原則に沿っていますが，少しずつ特徴があるので，その違いを意識して記憶しておくと便利です（図10-9～12）．

経脈は，胸腹部から出て，手，足を互いに連絡しながら巡ります．手陰経

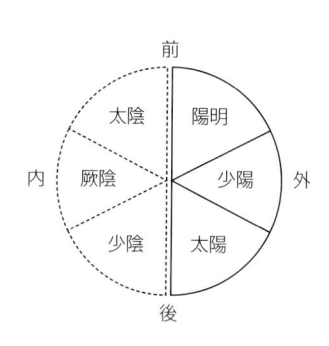

図10-8 十二経の分布原則

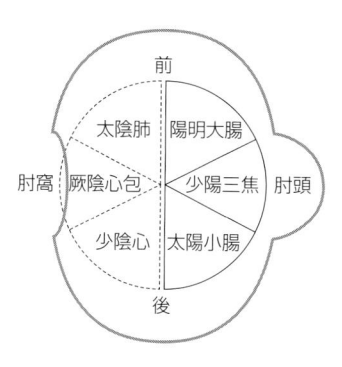

図10-9 腕と手経（右手の横断面を上から）

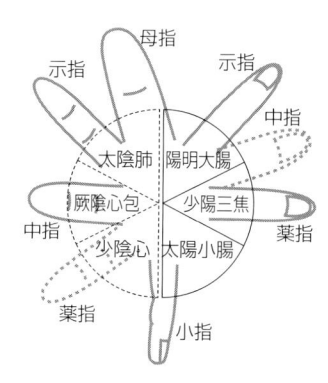

図10-10 手指と手経の分布（右手）

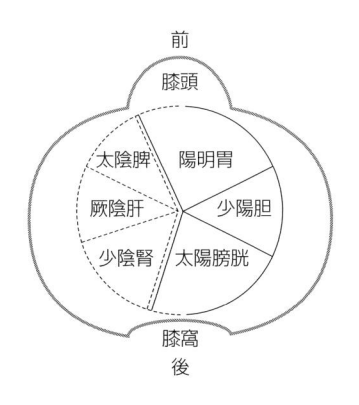

図10-11 脚と足経（右脚の横断面を上から）
（下腿下部と足背では脾と肝が前後入れ替わる）

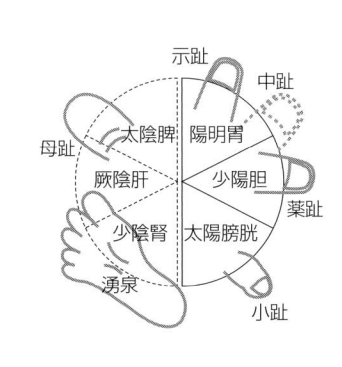

図10-12 足と足経の分布（右足）

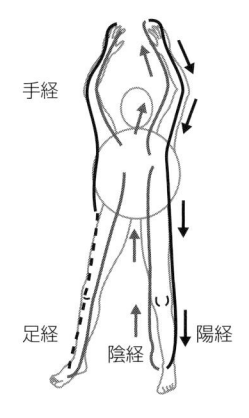

図10-13 経脈の走行原則

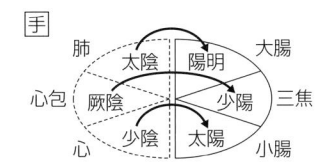

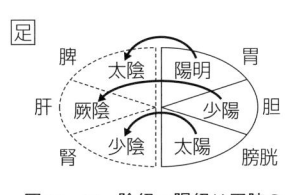

図10-14 陰経⇔陽経は同腑の表裏

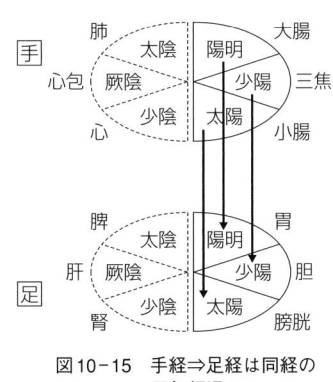

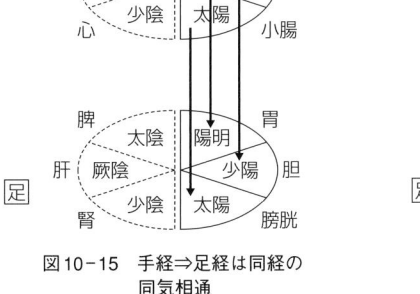

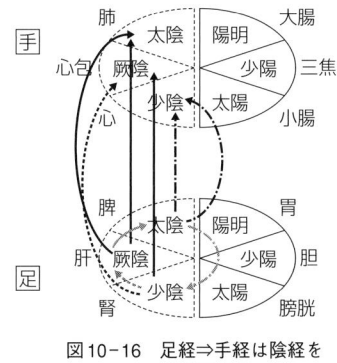

図10-15 手経⇒足経は同経の同気相通

図10-16 足経⇒手経は陰経を時計回りに

は，胸から手に走り，末端で手陽経に交わり，手陽経は，頭に走り，足陽経に交わり，足陽経は，足に下降し，末端で足陰経に交わり，足陰経は，胸腹に上向し，手陰経に交わります（図10-13）．

詳細にみると，以下のようないくつかの原則が存在します．

陰経⇔陽経の移行は，同臓腑の表裏の関係にあります．手経では，上行から下行に移行するので，陰から陽へ，足経は，下行から上行へ移行するので，陽から陰へ移行します（図10-14）．

手経から足経への下行性の移行は，手の陽経から同名の足陽経に連なり「同気相通（どうきそうつう）」の関係にあります（図10-15）．

足経から手経への上行性の移行は，陰経を時計回りにまたがりながら足太陰⇒手少陰，足少陰⇒手厥陰，足厥陰⇒手太陰の関係で移行します（図10-16）．

以上の3つの原則に従って，①臓象学説における表裏関係にある臓腑名の手陰経から手陽経に連絡し，②同名の手経から足経に連絡し，③表裏関係に

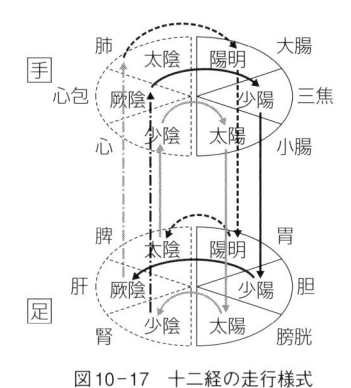

ある臓腑名の足陽経から足陰経に連絡し、④足経から手経に経をまたがりながら上行する様式で、全身を陰⇔陽、上（手）⇔下（足）、表⇔裏と循環します（図10-17）。

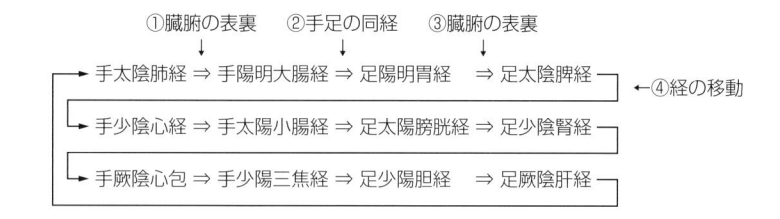

```
              ①臓腑の表裏    ②手足の同経    ③臓腑の表裏
                   ↓              ↓              ↓
    ┌─→ 手太陰肺経 ⇒ 手陽明大腸経 ⇒ 足陽明胃経 ⇒ 足太陰脾経 ─┐ ←④経の移動
    │                                                          │
    ├─→ 手少陰心経 ⇒ 手太陽小腸経 ⇒ 足太陽膀胱経 ⇒ 足少陰腎経 ─┤
    │                                                          │
    └─→ 手厥陰心包 ⇒ 手少陽三焦経 ⇒ 足少陽胆経 ⇒ 足厥陰肝経 ─┘
```

図10-17 十二経の走行様式

「同気相通」と呼ばれる、同名の手経と足経の関連性は、小腸―膀胱、三焦―胆、大腸―胃、肺―脾、心包―肝、心―腎の関係になり、治療上でしばしば応用されます。

津液代謝でも登場した心―小腸―膀胱系の津液の排泄迂回路は、経絡上は手少陰心経―手太陽小腸経―足太陽膀胱経の順経路を示していることがわかります。

そのほか、大腸病変に足陽明胃経の穴位をとる、健脾の手段で肺の痰湿をとる（手太陰肺経―足太陰脾経）、痰迷心竅、熱入心包などの意識障害に開心竅と熄肝風の治療をする（手厥陰心包経―足厥陰肝経）、心腎不交の治療（手少陰心経―足少陰腎経）などがあります。

A-3 経絡の病理的意義

経絡は、気血津液といった**正気の通り道であるとともに、外邪の侵入の経路**ともなります。また、ある臓腑の病変が、経絡を通じて、経絡上つながりのある部分に症候を起こし、また、経絡のつながりのある他の臓腑に影響を及ぼします。

肝火上炎での目の充血、心筋梗塞での上腕尺側（手少陰心経）の放散痛、心火で排尿困難や残尿感（小腸、膀胱に熱を移す）などの現象を経絡のつながりで説明します。

A-4 経絡の弁証的意義

臓腑の病変が、その関連する経絡の分布域に異常を起こすことから、症状の部位から、病態の関係する臓腑を類推することができます。また、関連臓腑の生理機能から、各経の病証における代表的な症状を挙げることができます。表10-1にその例を挙げますが、いうまでもなく、**これらの症候があれば各経の異常として確定できるものではありません**。短絡的な結びつけではなく、総合的な判断に基づいて結論づけることが大切です。

表10-1 経路と症状

手太陰肺経	喘息，咳嗽，鎖骨上窩や上肢屈側前縁の疼痛・冷え・熱感，手の火照り，感冒の発汗異常・悪寒・発熱
手陽明大腸経	歯痛，咽痛，口乾，肩・上肢伸側前縁の疼痛，人差指の麻痺
足陽明胃経	鼻出血，咽喉の腫脹疼痛，口内炎，顔面神経麻痺，口唇発疹，乳房痛，膝蓋痛，下腿前面〜足背痛，第二・三趾の運動障害
足太陰脾経	舌根硬直，胃脘痛，股間部痛，下腹部痛，膝の内側痛，母趾痛
手少陰心経	心痛，胸痛，上肢屈側後縁痛，手掌熱感
手太陽小腸経	咽喉痛，下顎頸部痛，肩の痛み，上肢伸側後縁痛，聴力減退
足太陽膀胱経	頭痛，項部の強ばり，腰背痛，眼球の痛み，膝関節障害，ふくらはぎの痛み，足の運動障害
足少陰腎経	呼吸困難，ふらつき眩暈，焦燥感，口の乾燥と熱感，腰背痛，下肢脱力，下肢内側後縁の痛み，足底の熱感
手厥陰心包経	手掌の火照り，肘の痙攣，腋窩の腫脹疼痛，胸痛，煩躁
手少陽三焦経	難聴，咽喉痛，目の外角・頬部・耳介後部の疼痛，肩・肘・前腕伸側・第四指の疼痛や運動障害
足少陽胆経	頭痛，目の外角痛，腋窩の腫脹疼痛，股・膝下腿の外側・第四趾の疼痛と運動障害
足厥陰肝経	口乾，脇胸苦満，鼠径ヘルニア，遺尿，排尿困難

Q&A

Q：腎兪などの兪という意味は何か？

A：新国豊先生より

『鍼灸経穴名の解説』高式国著（燎原書店）には「兪は腧の略字であり，腧は輸より変化してきたものである．輸とは通達伝送の意味である」とあります．『経穴釈義彙解』張晟星・戚淦 編著（上海翻訳出版公司）には「腧穴は人体の経絡臓腑の気が体表部において集まり出入りする場所で…腧は音は輸で，簡略して兪を作る．古代の文献では3字は類似して用いられている…＜類経・人之四海＞には，これらの字には少しずつ違いがあり，腧は人体の肉体と関係のある意味を表し，輸は転輸流注の意味があり，兪は腧の簡略字として用いられる，とある．兪の使われ方は多彩で，『素問』「診要経終論篇」では"冬刺兪竅"とあるように部位を示し，『素問』「気穴論篇」では"水兪在諸分"とあるように治療作用を意味し，また，五兪・六兪について"五臓之兪出于背"と背穴を示すように特殊作用の経穴を指している…（筆者訳）」とあります．『字源辞典』（角川書店）によりますと，「輸」は移す，注入するという意味があります．兪は『全訳漢辞海』（三省堂）には「①いっそう②いよいよ③病気がよくなる，癒える，癒す．④人体のツボ（特に背中）」とあります．輸は『説文』に「従也移す」という意味が載っています．

また，「兪扁」という言葉があり，これは兪跗と扁鵲のことでともに古代の名医の名．柳宗元の文で「兪扁之門」「不拒病夫」（名医の家ではどんな病人も拒まない）という言葉が載っていました．

木をくりぬいて船を造る．応答の言葉．抜き取る→癒，うつる→輸・逾，スッキリする→愉，諭などの意味があるようです．

A：長坂憲司先生より

兪は，運ぶ・注ぐ・治すという意味があるようです．また，兪穴とは，脈気が注ぐ所で，すべて陽の部（背腰部）にあるとなっていました．

Ⓐ：岸本直子先生より

『字通』白川静（平凡社）より，兪は舟と余．舟は盤．余は手術刀．これで刺して膿漿を盤に移しとる．これによって治癒するので，兪は癒の初文．その痛苦が除かれて心が愉しくなることを愈という．

Ⓐ：筆者

「腧」はツボという意味があり，「兪」には入るという意味があります．もともとは輸という移すという意味をもつ語から発生したことを考えると，腎兪や肺兪など，兪の字のつく経穴は，それぞれの臓に最も直結して気が出入りするというような意味で名付けられているのではないかと思います．

B 弁証の進め方

弁証の基本は望，聞，問，切にあるとされるのが一般的ですが，『難経』「六十一難」には，望＝神技，聞＝聖技，問＝工技，切＝巧技という四診の表現が用いられています．この用語の意味を考えながら，弁証の手順やそれぞれの意義について考えてみます．

B-1 四診と四技

『難経』「六十一難」に登場する望＝神技，聞＝聖技，問＝工技，切＝巧技の用語は診断のレベルの高さを表現するものとして，神聖工巧の順に位置づけていると解釈することができます．つまり，望診だけで診断できることを最も高く位置づけ，聞診，問診，切診の順に格下げされます．確かに，望：見ただけでわかる，聞：患者の発するものを感じ取ってわかる，問：いろいろ問いかけて聞き出してわかる，切：いろいろ触ってわかる，と並べてみるとそうした順序もうなずけるものがあります．

望診だけで診断するということは，最小限の情報で判断を下すということで，四診自体が様々な情報を統合して判断するのですから，すべて最終的には「神」の機能に戻すことを意味し，神技を最上とするのもうなずけます．

次に，神の教えを伝える者，あるいは神に近い存在として聖を考えることができます．聖技は，患者自らが発する情報をつかみます．望診が患者の静的状態を判断するものとすれば，聖技は患者の動的状態からの情報を判断する技です．そういう意味では，聖技は神技よりも相手（患者）の助けが必要です．しかし，いずれにしても，ここまでは大きな意味で，医療者は受け身です．医療者からの働きかけはありません．

これに対し，医療者の介入によって引き出した情報をもとに判断するのが工技，巧技です．工や巧はいわば作業員を意味します．つまり，神聖と工巧の間には，質的に大きな境があります．

工技である問診は，医療者が聞き出すのですから，医療者の病気に対する考えや予測する力が必要です．それゆえ，切診よりも上に位置づけられるの

もうなずけます．「工」の字は，作業や大工というような意味ですが，もともとは直線の組み合わせで直角を作るさしがねの象形文字で，「たくみ」の意味をもちます．直線や直角ですから，実直な，純粋な印象を与えます．つまり本質を突く高度な洞察力を意味します．

巧技である切診は，そこに存在するものを触ることによって確かめるわけですから，触るという行為は能動的であっても，得られる情報の性質は，そこに存在しているものですから，医療者からいえば，受け身の情報です．現象そのものは誰にでも得られるわけです．したがって，一番低次元に位置づけられるのもうなずけます．「巧」の字も「たくみ」ですが，直線的なたくみさではなく，巧妙な感じやずるがしこい感じを帯びてきます．いろいろな策を講じてうまくこなすたくみさを意味します．複雑さに対応するので，巧のほうが工よりも高次元に感じられるかもしれませんが，それは視点の違いによると思います．神技や聖技は，医療者が頭を使って，患者の外からかかわります．単純なものを高い位置に位置づけていますから，その視点から言えば，触らずにこちらの考えで情報を引き出す問診のほうが，触って情報を集める切診よりも上位にあるということになるのでしょう．巧技は，触るという介入があるために一番低い位置づけになりますが，その結果患者の発するものを感じ取るという意味では，望診に近い受け身の側面もあるわけで，ここで，神から始まった四診が一巡してまた神技に戻るわけです（陰陽転化）．言い換えれば，切診は，頭を使わないと情報を活かせないということを意味します．つまり実際には，触って得られたものの解釈が必要で，また，その解釈の目や意義づけがないと，現象を手にしていても，その存在を認識することができないところに切診の難しさがあります．

したがって 9-A-2 で示したように，最終的には「心」に集約しなければなりませんので，四診は，そのすべてが広義の「神技」であると表現することができます（図10-18）．

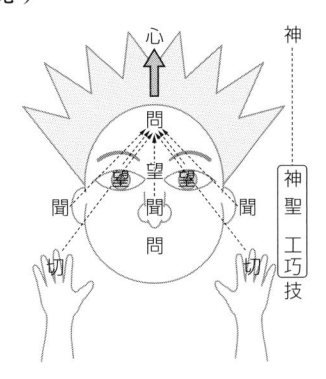

図10-18 四診と四技

Q&A

Q：論理や理屈というのは後付けだと考えている．事象に対峙したとき，まず何かセンサーが働き，もやもやっとした感情が浮かんでくる．その浮かんできたものをかためたり，他の人に伝えるために言語や論があるように思える．

東洋医学は本当に立派な論があるけれど，それを使う側の資質や能力，センスみたいなものを「神」や「あたま」の言葉だけでひとくくりにしてしまうのはちょっと不満が残る（私たちはプレイヤーであって，解説者ではないと考えている．理論がわかっても，使えなきゃ仕方ないというか……）．理論を否定しているわけでなくて，使う側と一体となって，はじめて両輪がそろうんじゃないかな，と思う．

A：神の中には，資質や能力，センスみたいなもの，つまり，感性を含むものと考えています．質問の文面からは，神＝頭＝論理というように解釈しているようにもうかがえますが，論理や知性は「思」に属すものだと思います．五

志でいえば，脾のつかさどる「意」ですね．おっしゃるとおり人に説明するための手段が理論であって，理論はなくても感性で状況を把握することはできます．「愛に言葉はいらない」と同じ．それが神だと私は考えています．四診で必要なものは，そうした「神」だと申しあげたかったわけです．

B-2　弁証の大きな流れ

　日常の診療の中で行っている診察の手順をみると，以上の望聞問切あるいは神聖工巧の流れに沿ったものになっています．

　まず，患者さんが診察室に入ってきて，椅子に着座するまでの間に，体格，顔色，髪の毛の様子，立ち振る舞い，姿勢などを見て，全体的な印象を把握します．まず望診から始まるのです．この時点で，全体としての陰陽のバランスをおおむね把握することができます．典型的な体型や病象が表に現れる疾患であれば，この時点で最終段階までの病態把握をすることも可能です．この段階では，まだ推測に過ぎませんが，どんな病気をもっているかを予測することもできるわけです．神技に相当するでしょう（図10-19.1）．

　次に，「何にお困りですか？」の問いかけによって，まずは患者さん自身の言葉と表現で，患者さんが感じている問題点を出してもらいます．この間に，患者さんの声の勢いや表情の変化など，聞診に相当することを感じ取りながら，問診の一部を行います．この段階では，こちらからの介入は少なく，患者さんの能動的な行動（発言）に対して，医療者は受け身で情報収集をしています．形式的には問診に属する作業ですが，患者が自ら発するものを医療者が受け身で収集するという意味においては，内容的には聞診に位置づけられるようにも思います．患者さんが言いたいだけ言った時点でこちらから何を問いかけることもなく診断が確定するのは，聖技にふさわしいです（図10-19.2, 3）．

　ここでは，望診でいだいた印象に沿って，この段階で得られた具体的な問題点について考えることで，病態像を絞り込みます．色眼鏡をかけ，病態像の仮定を立てるわけです．しかし，例えば，腰痛＝腎虚＝八味丸といったパターンとしての色眼鏡に終わるのではなく，仮にそうした弁証を立てるのであれば，ここまでの診察だけでも，腎虚の症候や八味丸が適応となる症候の収集は可能ですから，ある程度確からしい仮説を立てられるよう心がけることが大切です．もちろんいつもそれが可能とは限りませんが，絞り込みが難しい場合でも，陰陽の把握など，この時点での判断材料収集の姿勢は意識していただきたいと思います．単なる主訴の把握だけに終わらないよう，聖技を努めましょう．

　次に，ここまでで立てた仮説に対して，それを裏付けるための質問を加えます．この時点の質問では，日頃患者さんが感じている不調だけでなく，食欲や睡眠や2便の様子などの日常的なことから，症状増悪や軽減などの条件，症状の詳細な様子，日頃の生活の様子など，質問項目が多岐にわたります．まさに医療者からの介入質問で，こちらに仮説や考えがないと，闇雲に聞い

て有益な情報が得られるという問題ではありません．能動的な診察であり，工技といえます（図10-19.4）．日常の診療では，最初から問診票（予診票）を参考にするということはあまりしません．情報が雑多になりすぎるからです．自分の考えに沿ってまずはそれを裏付ける情報をとり，できれば，次に反証の有無を確認して，仮説が正しいことを確かめておきます．判断が難しい場合や反証の確認のために広範な情報を手に入れるのには，問診票が役立ちます．**9-C**でも述べたように，後での詳細な分析や集団としての特徴の解析のためにも問診票は大変有益です．

次に，脈診によって，体が自ら表現している体の状態を把握しますが，ここまでの段階で，病態に対する把握はほぼできあがっていることがほとんどです．したがって，真っ白な頭で脈証を要素に分けて分析するという姿勢ではなく，この時点で把握している病態像から，脈診で得られる脈証が生じ得るかという，検証のような位置づけになります．したがって，脈証を手がかりに診断するという姿勢よりも，類推する病態から脈証が説明できるかどうかで，病態の妥当性を確かめることになります．もちろん，ここで，脈証を説明できないような病態であれば，その病態像のどこかに無理があるわけで，脈証を含めて説明できるように，脈証の分析から得られる情報も病態把握のための材料にして，新たに病態把握をします（図10-19.5）．

巧技が一番下等である，というわけでも決してないのです．脈診だけで病態を把握して，ここから各種の症状を言い当てるいわゆる「不問診」も可能です．しかし，そのようなことは目標にする必要はなく（将来「脈占い」で生計を立てようとするならば，「何も申すな，脈がすべてを語っておる」などという台詞と共に，この技を磨いておいたほうがいいでしょうが），望聞問によって得られた仮説から脈の状態が説明できるようになることを目標にすればいいと思います．そのためには，陽気の状態や陰分の状態として脈証を表現できるようにすることが大切です．

最後に舌を見ます．ここで再度，望診，神技に戻るわけです．これにより，内部の様子，そして舌に配された五臓の配置から，体全体の様子を，陰陽両面から把握することができ，今までのすべての情報の総まとめとして，仮説との照らし合わせに用います．特に五臓との対比から，熱や陰分の分布状態を鳥瞰できることに大きな意義があります．いずれにしても，舌象＝弁証といった機械的なものではなく，神技による解釈を必要とするものです（図10-19.6）．

以上のように，神→聖→工→巧→神と一巡しました．

B-3 症例分析の実際

弁証の原理に基づいて，実際の臨床の場でどのように弁証が進められるのか，その手順について，具体的な症例を挙げて紹介します．

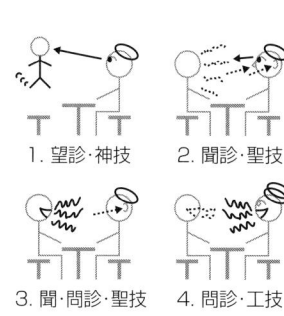

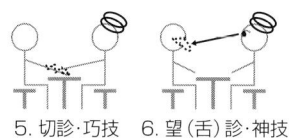

1. 望診・神技　2. 聞診・聖技
3. 聞・問診・聖技　4. 問診・工技
5. 切診・巧技　6. 望（舌）診・神技

—は能動，……は受動を示す
○は神の活動を示す

図10-19　四診の流れ

症例

女性が診察室に入ってきました．社会保険本人，39歳．保険証には一流企業名が記されています．150cm代の小柄の方で，中肉〜細身ですが，下膨れの感じで，ぽちゃっとしています．艶やかな色白の皮膚．髪はやや軽い色をしていて，少し細く感じますが，薄くはありません．おとなしい感じの表情，やや困惑気味です．

ここまでの時点で，やや湿蘊が認められ，それはおそらく腎虚と脾虚に起因していそうです．また，陽虚または血虚も絡んでいそうです．肝鬱もありそうですが，肝気旺盛ではなく抑鬱的ですから，陽気の勢いが弱いために肝気が伸びやかでない状態のようです．

望診において，こういう印象をもった根拠はおわかりでしょうか？

まず，陽気と陰分の軸に照らし合わせて観察します．

陽気は元気の状態，そして色は赤に反映されます．色白ですから，あまり陽気が盛んとはいえません．もちろんもっと確かめる必要はありますが，ぽちゃっとした下膨れの感じは，「張り＝陽気」の不足を示唆しています．おとなしい雰囲気も，陽気の過剰な状態ではないことを示しています．身長も小さく，女性としては普通かもしれませんが，上記の判断には矛盾しません．

陰の状態はどうでしょうか．太り気味ではないので，湿蘊痰飲といった感じではありませんが，艶やかな皮膚ですから，陰虚でひからびた感じでもありません．細身の感じ，髪の細さなどから，陰分としては不足がちではありますが，熱の盛んな感じではありませんから，陰の不足というより，血の不足と考えられます．そして，津液は，むしろ勢いがなく停滞気味で，陽虚湿滞といった感じを受けます．これに血虚を伴うとなると，血を生成する脾の機能低下か，陽気の不足を伴えば腎陽の不足も考慮することが必要になります．

以上，水は過剰，血は不足，陽気は不足ということが把握されました．となると，全体に流れは悪く，津液だけでなく気も血も滞りがちであろうことが推測されます．

以上の推測をたてたうえで，問いかけを発します．「何にお困りですか？」

以下，それに対する答えから得られた情報です．

主訴

子宮内膜症．
出血量が多く貧血になりやすい．10数日間出血する．
経前5日から腹痛．腰部の重い感じがする．
月経以外でも下腹部痛がある．
卵管に水がたまるといわれた．

現病歴

20代中頃から月経痛があった．4年前に子宮筋腫の核出手術．2年前に再発し子宮内膜症を伴う．酢酸ブセレリン製剤を使用するが，時々ほてりがでるために休止．1年前までは鉄剤を服用していた．当帰芍薬散（とうきしゃくやくさん）を1年ほど服用し，出血は6日となり，出血量も落ち着く．経血塊（＋）

ご本人からの話だけでなく，多少質問によって引き出した情報も含まれますが，ご本人の主訴にかかわる一連の情報としてまとめました．さて，望診の印象と照らし合わせてどうでしょう．

下焦の血の流れに滞りが見られます．出血過多は血瘀のほか，腎の固摂，長期化することから脾気の統血の異常も念頭におかなければなりません．腰の重さは腎にも関連します．血の滞りのほか，卵管水腫から津液の流れにも滞りが見られます．

脾腎両虚，血虚血瘀，兼津液瘀滞がここまでで得られた病態の表現です．

当帰芍薬散で出血の症候が軽減しています．当帰の養血活血，川芎（せんきゅう）の活血，芍薬の養血利湿，沢瀉の下焦利湿，白朮，茯苓の健脾利湿からも病態の逆把握ができます．上記の分析と矛盾しません．

しかし，これらの把握が，表面的な，今現在の現象の把握であることは，もうおわかりでしょう．ここで分析の手を止めることは，図10-20中，上段の弁証論治で終わることになり，冗談ではありません．実際この段階の分析だけでも，ある程度の，いや，かなりといえるかもしれないほどの，漢方治療の威力は発揮できると思います．しかし，根本的な解決に向かうためには，こうした状態がなぜ生じたかに目を向けることが大切で，そのための情報収集を，医療者主導で行う必要があります．

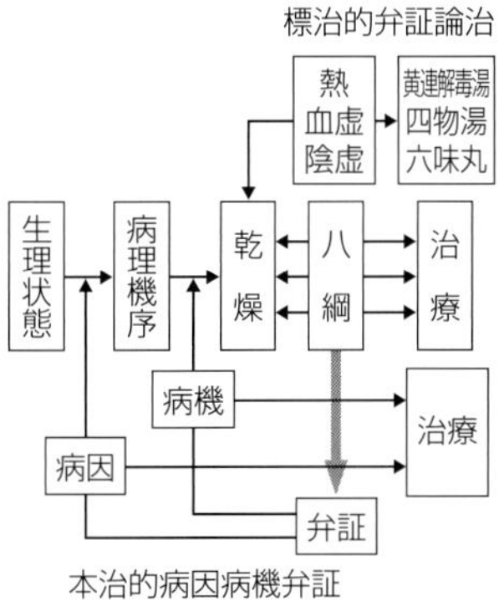

既に望診の項で推察したような，血の運行に支障をきたし得る病態を頭の中に描くことが必要です．そして，そのデッサンに沿って，質問や問診情報を整理し，状況把握を進めます．

腎の状態，そして脾の状態，さらに，血を動かす根源は心の陽気ですが，その根源は腎陽にあり，心の状態は肝に反映されますから，そうした周辺の状態を確かめることも重要です．

つまり，気血津液の状態把握の視点から，それらを調節する臓腑機能の状態把握に意識を移します．

図10-20 標治的弁証と病因病機弁証

問診所見

食欲あり，ただし空腹感より時間でとることが多い，腹部不快感，大便良好（柔らかめ），月経中下痢になる，帯下が多い

飲水多い（緑茶：冷・温），口渇感（＋），発汗多め

排尿7回／日　夜間尿なし

寒がり，四肢冷なりやすい，時に顔の火照り（＋），盗汗（睡眠中の汗）

多少イライラするがひどくない，月経前乳房脹痛，ゲップがでるとスッキリする
　全身の倦怠感や無力感，入眠時に不良，眼が疲れやすい
　睡眠時間6時間，飲酒なし，喫煙なし，運動少ない
　楽天的性格，ストレスの強さ「不明」，生き甲斐の有無「不明」

　一見食欲はあり，胃腸も丈夫そうですが，実際には空腹感は強くなく，多飲の影響もありますが，軟便が多く，脾気はさほど充実しているとはいえません．しかし，脾虚を病態の中心と据えるほど強い脾虚の症候はなく，経血過多はあっても，皮下出血などの全身的な出血傾向はありません．脾虚はあっても修飾因子，もしくは，結果的存在と考えられます．

　飲水が多い理由は，口渇にあるようです．しかし，この口渇は，全身に広がる熱象ではなく，夜間の鬱熱や，上焦に時々見られる火照りなどから，熱の偏在による口渇感と考えられます．鬱熱に誘われた多飲は，中焦や下焦に取り残されて，湿蘊を作っています．

　腎気の不足も強いはっきりとした症候は見られませんが，陽虚と符合する症候と，睡眠時間の少なさから，腎気を圧迫する環境は見受けられます．

　一方，問診上で目立つのは，気滞の症候です．陽気の偏在も気滞で説明できるかもしれませんが，その肝気の勢いや熱象は強くはありません．裏に滞りが目立ちます．

　睡眠状態は悪くなく，心の症候は目立ちません．目の疲れやすさは血虚と考えますが，全体的な血虚よりも，上焦に目立つ肝血不足と考えると，全体量よりも，上方への運搬の問題を配慮する必要を感じます．望診で見られた髪の所見も同じ意味をもつかもしれません．

　また決断力の悪さも特徴です．ストレスや生き甲斐についてその有無を「わからない」と回答する心理は，迷いや，「こうあるべき」という気持ちと「本音」との間で揺れる気持ちを反映していることが多いものです．抑圧感の表れや，胆虚，肝気の虚など，伸びやかに広がる力の弱さを示唆します．望診で見た陽気の不足と符合します．

　全体的に見られる陽気の頼りなさは，腎陽の虚から生じると思われます．陽の根源が虚すことで，脾気も，肝気も活力を失います．すっきりしない胃腸の症候は，腎陽による底支えの弱さと，肝気が伸びやかでないことで脾気の後見役との連携がうまくいかず，すべてに停滞感をつくっています．

切診所見
　脈：沈細，弦．尺弱．

　沈脈は，肝気の不暢，脾気の不調，腎陽の虚などで，正気の勢いが全身に広がらず，深いところにとどまっていることを示します．細は血虚の反映でしょうが，伸びやかでない気の状態をも反映しています．弦を帯びるので，気血共に虚した頼りない沈細脈ではなく，伸びやかでないことで広がらない，

比較的実質感のある細脈です．尺脈の弱から腎虚の存在を示唆します．

舌診所見
暗，苔白薄，根厚．舌下静脈怒張（＋）

舌の暗色，舌下静脈の怒張から，血瘀が見られます．熱象は見られません．舌根の厚い苔は，津液が下焦に偏在することを意味し，腎陽の虚によって津液が上方に巡らないことの反映と解釈できます．

以上，素体腎陽虚，正気不暢，気滞血瘀といった表現になりますが，病態像をこの数語で全部表せるわけではなく，その語間には，上述のような病態全体像への認識があります．

標治として活血利湿が必要です．肝鬱は疏肝で，上焦の熱の偏在は疏散鬱熱を考えます．しかし，全体に冷やしたくはなく，清熱薬は上焦に作用するものに限ります．生活指導では，体を冷やさないこと，特に冷飲水を控え，緑茶も避けます．脾を守ることも生活上は大切で，無理に食べないように指導します．睡眠の少なさも腎の足を引っ張っていますから，睡眠時間も増やしてもらいます．

方剤は，初回は，加味逍遙散と腸癰湯を用いました．

加味逍遙散は疏肝解鬱，疏散鬱熱（上焦），利湿活血を意図しました．当帰芍薬散の成分を川芎，沢瀉を除き含んでいますので，前医の善意を継承することができます．

腸癰湯は薏苡仁，冬瓜子，桃仁，牡丹皮からなり，ここでは，標治として位置づけています．活血とともに利湿が図れます．大黄牡丹皮湯とほぼ同じ構成ですが，大黄，芒硝の代わりに薏苡仁が配合されていますので，下痢になりやすい血瘀の状態を，利湿も図りながら活血したいときに重宝します．冬瓜子が清熱解毒に作用し，湿熱を呈する化膿性疾患にも応用できますので，皮膚疾患，呼吸器，鼻腔，耳，目などの炎症性疾患に汎用できます．

経過
上記処方，計4週投与．その間投与開始2週目に経来．帯下なし．経前痛なし．月経痛なし．出血は6日間．少量．月経中の下痢なし．口渇消失．
以上月経に関しては経過良好であるが，胃もたれ，ゲップ，倦怠感など胃腸症状が軽減せず腰部の重さも軽減しない．

標治はうまくいっているようですが，本治を主に疏肝に頼り，脾や腎への働きかけは主に生活改善に頼っていて，投薬ではほとんど配慮していません．その後は，加味逍遙散を補中益気湯（活血も意識して），六君子湯（理気を意識して），茯苓飲（利湿，理気を意識して）などに変更して，脾に対する援助を強めました．胃もたれは改善傾向にありますが，長期の安定はみられません．舌尖紅，苔白薄，根：厚．脈，沈滑．細脈から滑脈に代わり，気血の流れは解き放たれつつあるようですが，沈脈で気の勢いは盛んにはなりません．しかし舌尖は紅く，上焦には熱がこもり，舌根には厚い苔があり，熱は上焦

に，津液は下焦に偏在しています．

　腸癰湯と真武湯の組み合わせに変え温陽利湿を図ってから，状態が安定しました．以後8週同処方を継続しました．その間，26〜30日周期で経来しました．痛みなし，経前痛なし，経血量普通で良好です．その後，養血を意識して，真武湯から八味丸料に変更しています．その頃より，体外受精を予定し，排卵調節のために排卵誘発剤を服用するようになりました．以後体調乱れがちで種々の訴えが多くなり，現在は新たな局面に対処しています．

10章のチェックポイント　　　　　　　　　　　　　⮕ 参照項目

- □ 経絡の役割や機能を2種挙げ，それに相当する現代医学的な概念を示しなさい．　⮕ 10-A
- □ 経気，得気について，それぞれ説明しなさい．　⮕ 10-A
- □ 身体を主に縦方向に走行するものは何か？　また，横につないで連絡するものは何か？　⮕ 10-A
- □ 経脈を2つに大別し，それぞれに属する経の名称を挙げなさい．　⮕ 10-A-1-1
- □ 正経十二経脈を陰陽に分類し，陰経，陽経それぞれの分布様式，走行様式の原則を説明しなさい．　⮕ 10-A-1-1
- □ 身体体表の陽位とはどこを指すか？　同様に陰位とはどこを指すか？　⮕ 10-A-1-1
- □ 陰経陽経の上行下行の様式と，陰陽の一般的な特性とが一見食い違うことについて，説明しなさい．　⮕ 10-A-1-1
- □ 奇経八脈，それぞれの走行と作用の概略を説明しなさい．　⮕ 10-A-1-2
- □ 血海，陰脈の海，陽脈の海は，それぞれ，奇経八脈のうち，どれに当たるか？　⮕ 10-A-1-2
- □ 手足の外側，前方を走行する経は何経か？　⮕ 10-A-2，図10-8
- □ 手足の内側，後方を走行する経は何経か？　⮕ 10-A-2，図10-8
- □ 陰経は内側か外側か？　上行するか下行するか？　陽経は内側か外側か？　上行するか下行するか？　⮕ 10-A-2，図10-13
- □ 陰陽から陽経，陽経から陰経への移行は，何の関係と一致するか？　⮕ 10-A-2
- □ 手経から足経への移行は，何の関係と一致するか？　⮕ 10-A-2
- □ 足経から手経への移行は，どういう原則に則っているか？　⮕ 10-A-2
- □ 十二経脈を，経絡の走行順に並べなさい．　⮕ 10-A-2
- □ 同気相通に関連する治療法について説明しなさい．　⮕ 10-A-2
- □ 経絡の病理的意義について説明し，実例を挙げなさい．　⮕ 10-A-3
- □ 四診の流れについて，望聞問切または神聖工巧の視点から説明しなさい．　⮕ 10-B-1

索　引

あ

アレルギー　152
青　144, 188, 192
赤　168, 187, 189
足厥陰肝経　219, 222, 223
足少陰腎経　167, 219, 222, 223
足少陽胆経　219, 223
足太陰脾経　219, 222, 223
足太陽膀胱系　167, 219, 223
足陽明胃経　219, 223
暗　195
暗紅　188, 192, 200

い

『医学正伝』　215
『医宗金鑑』　215
胃　46
胃燥　200
胃熱　198
萎黄　190
意　164
維脈　220
色　187
色眼鏡　202, 203
阴　18
陰　16, 18, 30, 85, 87, 186, 187
陰の臓　10, 36, 180
陰黄　131
陰虚　93, 95, 130
陰虚火旺　99
陰虚証　32, 91, 93
陰虚生風　141
陰虚陽亢　31, 37
陰経　219, 220, 221
陰実証　32
陰邪　121, 191
陰消陽長　26
陰証　30, 32

陰盛陽虚　37
陰中の陰　19
陰中の陽　19
陰病　29
陰陽　30, 36, 91
陰陽の変化　19
陰陽の本質　18
陰陽概念　27
陰陽可分　16, 19, 20, 28, 35
陰陽互根　16, 23, 39
陰陽互用　23, 38
陰陽失調　26
陰陽消長　16, 25, 28, 37
陰陽制約　39
陰陽対立　16, 22
陰陽転化　16, 26, 37, 65
陰陽両虚　31
陰陽論　17, 39
飲　77

う

鬱熱　130
運化　46, 58, 121, 125, 128
運行経路　55

え

衛気　11, 36, 38, 59, 70
営気　11, 36, 59, 70, 72, 75, 158
液　36, 43, 49, 76

お

瘀血　60, 118
瘀斑　137, 194
黄耆建中湯　155
横逆　55
温煦　66, 169
温補散寒　88
温裏薬　111

か

下行路　56
痃聚　212
化生　66, 121, 128, 200
化熱　60, 139
火　172
火曰炎上　173
火反侮水　176
加味逍遙散　100, 231
可分　23
可分不離　23, 35
開竅　111, 123, 136, 147, 160
外殻　11, 145, 149
外感風熱　190
外邪　222
外風　141
顔　159
革脈　212
滑　195, 206
滑利関節　76
髪　111
甘　179
肝　10, 36, 47, 60, 62, 135
肝の本質　138
肝胃不和　144
肝鬱　102
肝鬱気滞　60, 80, 140
肝火　80
肝火上炎　140, 190, 207, 222
肝気　38
肝気鬱結　139
肝血　36, 73
肝血虚　136
肝血不足　200
肝昇過多　140
肝臓　124
肝脾不和　47, 144
肝風　127, 140

肝風内動　141
肝陽上亢　190
肝腎陰虚　190, 200
寒　85, 87, 191
寒邪凝聚　207
寒積結滞　207
寒証　31
寒象　97
寒熱　90
寒熱錯雑　85
寒熱燥湿　30, 90, 92
感情　162
関　204
関脈　123, 137
鹹　179
癌　120

────── き ──────

気　34, 43, 65
気の運行　58
気の作用　66
気の作用と層構造　67
気の生成　48
気の担体　74
気の分類　70
気陰　65
気化　39, 49, 59, 66
気機　58
気機失調　58
気機調暢　58, 139
気虚　198, 199, 200
気血　65
気血津液　34
気血生化の源　124
気血弁証　66, 85, 90
気功　71
気津液血　42
気滞　93, 200
気能生血　72

気能生津血　78
気能摂血　72
気能摂津血　78
気能行血　72
気能行津血　78
肌　123
肌肉　123, 146, 200
奇経八脈　219
記憶　162
黄　188, 190
黄色　129
基底層　5, 9, 114
喜按　85, 101
逆相克　177, 178
拒按　85, 101
虚　32, 85, 87, 93
虚寒証　207
虚実　91, 92, 95
虚実挟雑　85
虚証　32
虚熱　187, 190, 200
虚熱証　91, 207
虚陽不斂　209
鏡面舌　195
蹻脈　219
凝集　18
玉屏風散　155
金克木　174
筋　136
筋肉　37, 115, 123, 143

────── く ──────

苦　179
空即是色　26
口　123
唇　123
黒　115, 188, 192
君　127
君主の官　12, 161

────── け ──────

化痰　99
化痰通竅　168
毛　147
下焦　7, 60, 98
桂枝湯　155
経気　218
経脈　218
経絡　218
経絡の気　70
経絡弁証　85
『景岳全書』　215
血　34, 43, 65, 168, 189
血の陰的機能　73
血の運行　60
血の生成　52
血の陽的機能　73
血を蔵す　135, 141, 144
血を蔵する　62
血為気之母　78
血液　35, 76
血瘀　60, 136, 188, 192
血海　219
血虚　191
血虚生風　141
血燥　190
血熱　161, 198
血熱盲行　190
血能蔵気　78
血脈　158
結　205
厥陰　220
健脾　99
弦　205
元気　11, 48, 66, 70
原気　48
原動力　37, 39, 54, 61, 106, 145

こ

固摂　37, 38, 66
孤陽上越　209
五行　172
五行と層構造　177
五行学説　171
『五行大儀』　181
五志　131
五神　131
五臓　7
五味　34, 179
互根　35
互根互用　22
互用　35
工技　224, 227
巧技　224, 227
交感神経　144
交感神経系　62, 129, 142
攻下　88
芤脈　212
後陰　111
後天の気　48
後天の精　81
後天の素材　49, 151
後天の本　10, 106, 121
紅　195, 200
香蘇散　100
降気　99
降濁　46, 58, 121, 143
絳　195, 200
金　172, 173
金曰従革　173
金反侮火　176
魂　164

さ

佐　127
細　32, 206

し

臍下不仁　115
数　32, 205, 207
数脈　85, 160
三焦　13, 60, 170, 215
散布の系　56
酸　179

し

四肢　115, 122, 128
四診　184
四診の指針　186
四診合参　138, 186
志　164
思　164
紫　195
歯痕　123, 194, 198
自己免疫　120
滋陰　88
滋陰剤　92
膩　44, 196
色即是空　26
舌　160
舌と臓腑　193
舌の診方　194
失降　98
失精　212
失調　55
湿　77, 153, 191
湿蘊　93, 97, 127, 198
湿証　31
湿熱　60, 131, 198
湿濁　47, 196
湿肥　193
実　32, 85, 87, 93
実火　189
実寒証　207
実証　32
実熱　187, 189, 200
実熱証　91, 93, 207

射精　142
瀉　88
瀉火　88
瀉剤　88
邪　44, 54, 141
邪火　189
邪熱　189
邪実　91
尺　204
尺脈　113
弱　205
濡脈　212
収集の系　56
収斂　37, 179
重按　212
渋　206
粛降　11, 38, 58, 59, 139, 146
『春秋元命苞』　181
少陰　220
少陽　220
昇降出入　58
昇清　46, 58, 121, 125, 143
昇提　46, 125
証　8, 84
傷寒論　29
衝任脈　99
衝脈　219
上逆　55
上下　90
上行路　56
上焦　7, 60, 98
上擾　99, 127
上熱下寒　102
食材と寒熱燥潤　33
白　188, 191
心　12, 36, 60, 61
心-小腸-膀胱系　13, 166, 222
心の本質　161
心陰　165, 166

索　引　235

心火　13, 139, 222
心火上炎　159, 190, 198, 200, 207
心気　158, 165
心気不足　159, 207
心竅　165, 166
心血　36, 73, 159, 165
心血虚　73, 159, 200
心血不足　159
心神不寧　159
心腎相交　12, 109, 165, 166
心腎不交　109, 166, 222
心熱　198
心包　13, 170
心陽　164, 166
臣　127
辛　179
辛温解表薬　154
神　73, 159, 164
神聖工巧　224
神明　159
神技　224, 226
津　36, 43, 49, 76
津液　34, 65
津液の運行輸布　58
津液の生成　49
津能載気　78
真陰　110
真気　11, 48, 66, 70
真武湯　232
真陽　110
真陽不足　207
腎　9, 36, 46, 59, 106, 107
腎の防衛　118, 151
腎の本質　113
腎の免疫機能　118
腎陰　49, 81, 110, 165, 166
腎陰虚　99, 139, 190
腎陰不足　38, 167
腎虚　115

腎精　52, 81
腎納気　109
腎不納気　109
腎兪　9
腎陽　48, 49, 51, 59, 81, 109, 110, 166
腎陽虚　99
腎陽不足　167

す

水　30, 110, 172, 173
水液をつかさどる　60, 108
水曰潤下　173
水穀　46
水穀の気　10, 36, 48, 50, 58, 121
水穀の精　81
水穀の精微　50, 52, 81, 124
水生木　174
水反侮土　176
水道通調　59, 100, 146, 170
水毒　77
推動　39, 66, 121
睡眠　162
髄　107
寸　204
寸脈　148, 160

せ

正気　82, 95, 222
正虚　91
正経十二経脈　219
生成のしくみ　45
生体イメージ　8
生痰の源　58, 122, 128
生長壮老已　107
制約　22
清気　11, 36, 48, 52, 56, 58, 74, 145
清熱　88, 179
清熱解毒薬　120
清熱法　93

聖技　224, 226
精　49, 50, 81, 107, 116
精神　163, 164
整体観　4, 17, 19
切診　185, 224
舌下静脈怒張　196
舌根　113, 193
舌診　184
舌尖　148, 160, 193
舌中　193
舌辺　137, 193
先天の気　48
先天の精　81
先天の素材　46, 49, 52
先天の本　9, 106, 107
尖紅　195
疝気　212
宣散　11, 38, 58, 59, 138, 146, 149
宣発　59
腺細胞組織　124
全体観　5
前陰　111
涎　78

そ

『素問』　214
『素問』「陰陽応象大論篇」　57
『素問』「陰陽離合論」　19, 24
『素問』「気穴論篇」　223
『素問』「逆調論篇」　108
『素問』「五蔵生成篇」　73
『素問』「至真要大論篇」　128
『素問』「上古天真論篇」　99
『素問』「診要経終論篇」　223
『素問』「宣明五気篇」　78
『素問』「方盛衰論篇」　57
『素問』「六微旨大論篇」　57
素材の供給源　106
疏肝薬　79

疏散　130
疏泄　73, 135, 139, 141, 143
疏泄条達　10, 58, 59, 145
宗気　70, 158
相克　174
相乗　175
相生　174
相侮　176
層構造　7, 14, 36, 193, 214
総按　204
燥証　31
燥象　91, 93
造形の臓　106, 128
蔵血　62, 73, 136
臓　13, 122, 219
臓腑の気　70
臓腑弁証　85, 91
促　205

た

多元的陰陽論　87
唾　78
唾液　77
太陰　220
太極図　26, 110
太陽　220
対立制約　28
帯脈　219
大防風湯　155
代　205
濁　46, 77
濁気　11, 57, 58
担体としての血　74, 169
単按　204
胆　102, 124, 129, 139, 172
淡紅　194
淡白　195, 200
痰　77, 128, 153
痰飲　45, 47, 60, 196, 198

痰迷心竅　168, 222

ち

地の気　10, 36, 65, 123
地の素材　46
知柏地黄丸　97, 99
遅　31, 205, 207
遅脈　85, 160
中間産物　46
中取　204
中焦　7, 60, 98
中焦気滞　47
貯痰の器　58, 122, 128
腸癰湯　231
癥積　212
沈　205
沈取　113, 204
沈脈　85, 209
鎮肝熄風　127

つ

爪　136

て

手厥陰心包経　219, 222, 223
手少陰心経　167, 219, 222, 223
手少陽三焦経　219, 223
手太陰肺経　219, 222, 223
手太陽小腸経　167, 219, 223
手陽明大腸経　219, 223
天の気　36
天空の気　11, 65
天空の素材　47, 151
天蓋　11
点刺　160

と

土　172, 173
土援稼穡　173

土載四行　173
当帰飲子　92
当帰芍薬散　229
統血　39, 62, 66, 121, 127
同気相通　167, 221, 222
動的根源　7
得気　218
督脈　219
嫩　194, 199

な

内外　7, 90
内風　141
『難経』　215
『難経』「六十一難」　224

に

二陰　111
二十八脈　205, 213
肉　123
任脈　219

ね

熱　7, 30, 54, 74, 85, 87, 110, 169, 189
熱の担体　74
熱結　160
熱源　48, 74, 106, 189
熱証　31, 89
熱象　89, 91, 93, 97
熱入心包　222
熱肥　193

の

納気　58

は

張り　199
歯　107
肺　11, 36, 47, 58, 109

肺の本質　148
肺の防衛　118, 149, 151
肺陰虚　190
肺気　38
排卵　142
培土生金法　174
白　152
剝　196
魄　163
八味丸　93, 232
八綱弁証　84
八綱弁証の本質　87
発汗の機序　38
発散　88, 148, 179
発揚　47, 55, 58, 138
華　111, 123, 136, 147, 159
鼻　147
反侮　176
半夏白朮天麻湯　97, 99, 126
半表半裏　85
胖　194
胖大　32, 97, 123

ひ

火　173
皮毛　146
脾　10, 36, 46, 47, 58, 62, 106, 121, 128
脾の本質　123, 129
脾気下陥　47, 191
脾虚　95, 191, 200
脾不統血　128
左　56
表　85, 87
表裏　7, 89, 90, 92
表裏関係　13, 221
標治　92
病位　89
病因　94

病因病機　96
病機　91, 94
病状　90
病勢　91

ふ

不離　24
浮　205
浮取　113, 204
浮脈　85, 209
腑　13, 122, 219
部位　89, 92
封蔵　113, 118
風　140, 143
副交感神経系　129, 142
副腎皮質ホルモン　119
腹診　185
茯苓飲　231
二つの力　6, 17
聞診　184, 224

へ

瘀　194
変化　5, 25
変動　5
偏勝　26
偏衰　26
弁証論治　84

ほ

ポンプ　12, 158, 161
補　88
補肝陰　137
補肝血　137
補気薬　69
補剤　88
補腎薬　111
補中益気湯　155, 231
補陽薬　69, 111

方証相対　85
放散　18
胞中　219
崩漏　212
亡血　212
防已黄耆湯　100, 155
防衛　66
望神　184
望診　184, 187, 224
望診所見　192
骨　107

み

右　56
水の上源　58, 109, 147
緑　144
耳　111
脈の大きさ　209
脈の強さ　210
脈位　208
脈形　209
『脈経』　215
脈証　204
脈診　185, 204
脈律　206

む

紫　188, 192

め

メラニン細胞　114, 117
目　136
命門　113, 215
命門の火　113
巡り　7, 44
巡るもの　42, 64
「巡るもの」の運行　54

も

耗陰　139
木　10, 135, 172
木曰曲直　172
木型　193
木克土　174
木乗土　144, 176
木生火　174
木反侮金　176
問診　184, 201, 224

や

『薬性能毒』　180
阳　18

ゆ

兪　223
兪扁　223

よ

陽　16, 18, 30, 85, 87, 186, 187
陽の臓　11, 36, 134, 180

陽黄　131
陽気　46, 48, 187, 199
陽気不足　200
陽気浮越　209
陽虚　93, 198, 199, 200
陽虚証　32
陽経　219, 220, 221
陽実証　32, 95
陽邪　121
陽消陰長　26
陽証　30, 32
陽盛耗陰証　91
陽中の陰　19, 39
陽中の陽　19, 39
陽病　29
陽明　220
腰酸　115
養営　72

ら

『禮記』　181
絡脈　218

り

理気化痰　127
理気薬　79
裏　85, 87
裏の宣散　146
六君子湯　155, 231
流体　7

る

羸痩　193, 194

れ

『霊枢』　215
裂紋　194, 200

ろ

牢脈　212
六証　87
六変　87
六味丸　93
六脈　214
六経弁証　85

著者略歴

略　　歴：1957年　高知県に生まれる
　　　　　1982年　東京医科歯科大学医学部卒業
　　　　　1982～86年　同大学大学院医学研究科（生理学専攻）修了，医学博士
　　　　　1985年　米国ハーバード大学医学部，解剖・細胞生物学教室研究員
　　　　　1987年　東京医科歯科大学医学部助手（公衆衛生学・環境生理学）
　　　　　1987年　米国ジョーンズ・ホプキンス大学医学部，
　　　　　　　　　耳鼻咽喉科学・頭頚部外科教室短期留学
　　　　　1990年　東京・文京区に仙頭クリニック開設
　　　　　2003年　東京医科歯科大学医学部　非常勤講師（漢方外来）
　　　　　2005年　順天堂大学医学部　非常勤講師（総合診療科漢方外来）
　　　　　2006年　東京医科歯科大学医学部　臨床助教授（現・臨床准教授）
　　　　　2006年　大阪市・福島区に仙頭クリニック移転
　　　　　2010年　高雄病院京都駅前診療所　所長就任

所属学会：日本東洋医学会　漢方専門医・代議員
　　　　　日本内科学会　認定内科医

研　究　会：温知会　幹事
　　　　　垣根を越えた伝統医学フォーラム　世話人
　　　　　W・W・A（ワイ・ワイ・エー）代表世話人
　　　　　系統中医学講座・関西系統中医学講座　主宰

著　　書：『東洋医学―「人を診る」中国医学のしくみ』（新星出版社）
　　　　　『漢方で治す子どものアトピー』（講談社）
　　　　　『読体術 体質判別・養生編』（農文協）
　　　　　『読体術 病気診断・対策編』（農文協）
　　　　　『家庭でできる漢方②・子どものアトピー』（農文協）

共　　著：『21世紀の医療への招待』（誠信書房）
　　　　　『家庭医学事典』（新星出版社）
　　　　　『こころの仕事』（パルコ出版）
　　　　　『現代語訳　啓迪集（けいてきしゅう）』（思文閣出版）
　　　　　『漢方診療二頁の秘訣』（金原出版）
　　　　　『家庭でできる漢方①・冷え症』（農文協）
　　　　　『家庭でできる漢方③・花粉症』（農文協）
　　　　　『家庭でできる漢方④・不眠症』（農文協）

監　　修：『カラー図解　東洋医学　基本としくみ』（西東社）
　　　　　『現代の食卓に生かす「食物性味表」改訂2版』（日本中医食養学会）

標準東洋医学	定価（本体4,700円＋税）

2006年4月1日　　第1版第1刷発行
2008年8月10日　　　　第2刷発行
2011年7月10日　　　　第3刷発行
2014年6月10日　　　　第4刷発行

著　者　仙頭正四郎
　　　　せんとうせいしろう

発行者　古谷純朗

発行所　金原出版株式会社
　　　　〒113-8687　東京都文京区湯島2-31-14
　　　　電話　編集　───────── (03)3811-7162
　　　　　　　営業　───────── (03)3811-7184
　　　　FAX　───────────── (03)3813-0288
　　　　振替口座　─────────── 00120-4-151494
　　　　http://www.kanehara-shuppan.co.jp/

© 2006
検印省略
Printed in Japan

ISBN978-4-307-10132-5　　　　　　　　　　　印刷・製本／(株)真興社

JCOPY <(社)出版者著作権管理機構　委託出版物>
本書の無断複写は著作権法上での例外を除き禁じられています。複写される場合は，そのつど事前に，(社)出版者著作権管理機構（電話 03-3513-6969, FAX 03-3513-6979, e-mail : info@jcopy.or.jp）の許諾を得てください。

　　　　小社は捺印または貼付紙をもって定価を変更致しません
　　　　乱丁，落丁のものはお買上げ書店または小社にてお取り替え致します

改訂中

漢方診療のレッスン
SCOM 020

北里研究所
東洋医学総合研究所所長
花輪 壽彦 著

こんなふうに教えてほしかった!! レッスン形式でマスターする画期的な漢方診療の実践書

花輪壽彦博士の『漢方診療のレッスン』を推す

最も尊敬する友人の一人である花輪壽彦博士がこの度，永年にわたる漢方診療の経験を踏まえて医師・医学生を対象とした著書を上梓されることになった。ずっしりとした校正刷を読ませていただいたが，本書はまさに類書のない新しい感覚で書かれた漢方医学の学術書であるとの感を深くした。

北里研究所東洋医学総合研究所名誉所長
大塚 恭男

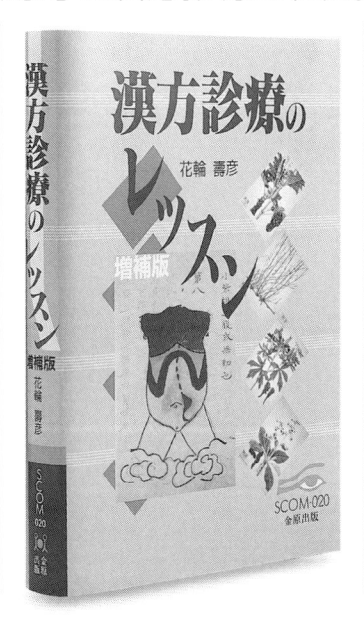

著者からのメッセージ

漢方は，今や「同時代の医学」となりました。私はこの医学のすばらしさ，有用性を少しでも多くの医師・医学生に理解してもらいたいと思い執筆いたしました。初学者に漢方はとっつきにくい医学だと思います。その理由の一つに，これまでの漢方医学書は難解な理屈を先に述べたために，異邦人の言葉のように敬遠されてしまったことがあるように思います。漢方は実践の医学です。私は自分自身の修学の課程を振り返って，私ならこんなふうに教えてほしかったという思いに沿って，やや異色な体裁ですが，レッスン形式で書いてみました。本書がこれから漢方を実地にやってみたいという方々の一助になれば幸いです。

おもな内容

LESSON 1 漢方エキス剤のやさしい使い方―その1― **LESSON 2** 漢方エキス剤のやさしい使い方―その2― **LESSON 3** 漢方エキス剤のやさしい使い方―その3 腹症で漢方薬を決める― **LESSON 4** 漢方診療の諸注意 **LESSON 5** 日常診療上よくみる疾患の治療のポイント Section 1 呼吸器疾患の漢方治療／Section 2 循環器疾患の漢方治療／Section 3 消化器疾患の漢方治療（Ⅰ）／Section 4 消化器疾患の漢方治療（Ⅱ）―肝臓・胆嚢・膵臓―／Section 5 代謝・内分泌・免疫疾患の漢方治療／Section 6 腎疾患・泌尿器疾患の漢方治療／Section 7 疼痛性疾患の漢方治療／Section 8 精神神経科領域の漢方治療／Section 9 皮膚疾患の漢方治療／Section 10 耳鼻科・眼科領域の漢方治療／Section 11 小児科領域の漢方治療／Section 12 産婦人科疾患と漢方／Section 13 老化・癌と漢方治療 **LESSON 6** 漢方診療のすすめ方―漢方の四診について― **LESSON 7** 漢方診療の心得―対応の難しい患者の接し方― **LESSON 8** 漢方医学の基礎知識 **LESSON 9** 漢方医学の基本言語 **LESSON 10** うまくいかない時のために―漢方診療の実際― 補 頻用処方概説 付録 健康保険薬価収載漢方薬処方集／問診と身体所見（日本語版・英語版）

読者対象：全科臨床医，薬剤師，医学生，薬学生

2002・11

金原出版 〒113-8687 東京都文京区湯島2-31-14 電話03-3811-7184（営業部直通） FAX 03-3813-0288
振替00120-4-151494 ホームページ http://www.kanehara-shuppan.co.jp/

漢方を愛する熱い思いを二頁に凝縮したシリーズ!!

漢方診療二頁の秘訣

編集　富山医科薬科大学副学長　**寺澤　捷年**　　北里研究所東洋医学総合研究所所長　**花輪　壽彦**

ISBN 978-4-307-10122-6　　B5判　292頁　125図　原色9図　　定価（本体4,800円＋税）

序より抜粋

　臨床の現場ではすべてがマニュアル通り行くわけではないし、特に「個別医療」を重視する漢方医学においては、エビデンスの構築と臨床応用における個別の具体的な「経験知」は相補的関係にある。

　金原出版の「診療二頁の秘訣」シリーズの一つとして企画された本書の編集を依頼いただき、社団法人「日本東洋医学会」の医系の理事・評議員を中心にお願いすることとし御依頼したところ、多数の快諾をいただいた。その結果、多くの先生から「かゆいところに手の届くような」貴重な玉稿をいただくことができた。漢方医学の得意とする現在の「口訣集」ともいえる内容になり、編集する立場からは大変有意義な一書を手に入れることの喜びを感じている。

　気軽に読め、しかも明日の臨床にすぐに使ってみたくなるヒントを種々の立場から示していただいた。また思い違いのピットフォール（落とし穴）に気づかせてくれる指摘も参考になった。漢方を愛するという「志」を同じくする熱い思いがひしひしと伝わってくるのがうれしい。

執筆者一覧（敬称略，五十音順）

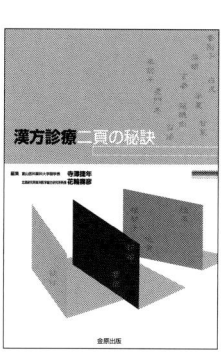

青山　重雄　　菊池　一夫　　田原　英一　　藤原　二郎　　村主　明彦
秋葉　哲生　　喜多　敏明　　玉舎　輝彦　　星野恵津夫　　室賀　昭三
浅岡　俊之　　杵渕　彰　　多留　淳文　　細野　八郎　　守井　琴子
阿部　勝利　　木下　恒雄　　津谷喜一郎　　本間　行彦　　盛岡　頼子
新井　信　　木下　優子　　丁　宗鐡　　松下　嘉一　　矢我　博之
新垣　敏雄　　木村泰治郎　　寺師　睦宗　　松多　一邦雄　　柳澤　紘
井口　敬一　　九鬼　伸夫　　土佐　寛順　　松多　一邦雄　　山口　英明
石川　友章　　久保田達也　　土地　邦彦　　松田　治己　　山崎　正寿
石野　尚吾　　久保田富也　　豊田　一　　松本　克彦　　山田　和男
石橋　晃　　小泉久仁弥　　永井　良樹　　萬谷　直樹　　山田　享弘
磯部　秀之　　古田　一史　　中川　良隆　　三浦　於菟　　山田　博一胤
伊藤　剛　　小暮　敏明　　長坂　和彦　　三浦　修一　　山田　光胤
伊藤　隆　　後藤　博三　　中島　泰三　　水野　修一宏毅　　山田　光胤
伊藤　忠信　　小林　節雄　　長瀬　千秋　　溝部　一宏毅　　山本　昇吾
伊藤　嘉紀　　小林　豊　　中田　敬吾　　三谷　和男　　山本　昇吾
稲木　一元　　斉藤　大直　　中村　謙介　　三潴　忠道　　湯原　淳良
今田屋　章　　崎山　武志　　中村東一郎　　峯　尚志　　吉村　信
岩崎　勲　　佐藤巳代吉　　鍋谷　欣市　　細野　八郎　　米雄
江頭　洋祐　　佐藤　祐造　　並木　隆雄　　本間　行彦　　盛岡　頼子
及川　哲郎　　柴原　直利　　西本　隆　　松下　嘉一　　矢我　博之
大澤　仲昭　　嶋田　豊　　二宮　文乃　　松多　一邦雄　　柳澤　紘
大友　一夫　　清水　寛　　野崎　豊　　松田　治己　　山口　英明
大野　修嗣　　新谷　卓弘　　花輪　壽彦　　松本　克彦　　山崎　正寿
岡　利幸　　鈴木　邦彦　　早崎　知幸　　萬谷　直樹　　山田　和男
小川　幸男　　須永　隆夫　　原　敬二郎　　三浦　於菟　　山田　享弘
小川　秀道　　関　直樹　　原　桃介　　三浦　修一　　山田　博胤
納　利一　　仙頭正四郎　　原田　康平　　水野　修一　　山田　光胤
織部　和宏　　高橋　宏三　　檜山　幸孝　　溝部　宏毅　　山本　昇吾
粕田　晴之　　田北　雅夫　　平林　多津司　　三谷　和男　　湯原　淳良
金倉　洋一　　武内　尚志　　広瀬　滋之　　三潴　忠道　　吉村　信
金子　幸夫　　竹川　佳宏　　福澤　素子　　峯　尚志　　米雄
川俣　博嗣　　田中　邦雄　　福島　峰子　　牟田光一郎　　力丸　米雄
菊谷　豊彦　　谷川　聖明　　藤永　洋　　無敵　剛介　　渡辺　賢治
　　　　　　　　　　　　　　　　　　　　　村田　髙明

おもな内容

漢方を学ぶうえで　漢方の基本"証""陰陽、虚実、表裏（内外）"／漢方診療を始める前に／疎かにされがちな「診察」／東西医学を融合して、患者に最高の医療を／自覚症状把握の重要性／他10項目　**漢方の考え方**　漢方診療の基本／漢方診療の心得／漢方医学のものさし／証の心理的側面／虚実の見分け／他2項目　**診察のコツ**　健康学童の舌苔（地図状舌を中心に）／問診で何をとらえるか／腹診のコツ／脈診の極意／腹診の極意／他14項目　**疾患別のコツ-内科・呼吸器、循環器**　内科医の常識として／万年風邪症候群／熱感を訴える風熱型の感染症について／高齢期喘息の診断と治療のコツ／感冒初期の非定型的症状を見極める／他8項目　**疾患別のコツ-内科・消化器**　厚朴・枳実と消化器疾患／感冒に伴う下痢の漢方治療／しゃっくり（吃逆）の漢方治療／胃切後術後障害の漢方療法／消化器内視鏡所見と漢方処方　**疾患別のコツ-産婦人科**　女性における駆瘀血剤と補剤／産婦人科漢方医療のコツ／月経困難症／漢方不妊治療の実際／月経随伴症状の漢方治療／女性の不定愁訴、血の道症に対する漢方治療　**疾患別のコツ-疼痛性疾患**　腰痛と漢方／慢性の腰痛や膝の痛み／腰痛・膝関節痛の漢方治療／高齢者の慢性腰下肢痛に対する漢方治療／皮内針三分間治療のコツ　初期のOA（変形性膝関節症）に皮内針治療／他7項目　**疾患別のコツ-腎泌尿器科**　泌尿器科領域での漢方治療／尿路の不定愁訴（女性）には／泌尿器科の外来診療／慢性膀炎の漢方治療一人工透析に至らせないために一／慢性腎機能障害・腎不全の治療　**疾患別のコツ-皮膚疾患**　慢性皮膚疾患の診断から治療まで／帯状疱疹の漢方治療／アトピーにステロイドは不要―石膏が効く―／強皮症の皮膚硬化に対する漢方治療のポイント／私のアトピー性皮膚炎の漢方治療　**疾患別のコツ-代謝・アレルギー疾患**　糖尿病を管理する上で西洋医学と漢方の統合をどうする／花粉症の漢方治療／アレルギー性疾患の治療は早期に／アレルギー性鼻炎に対する漢方と洋薬の併用について／他3項目　**疾患別のコツ-耳鼻科・眼科・小児科・精神科**　咽頭痛・声がれの影に「口乾」を疑う／梅核気の漢方治療／眼病にも漢方／小児の漢方治療のコツ／不定愁訴の治療過程での問題／身体表現性障害の漢方治療　**処方運用のコツ**　桂枝湯を愛す／去方の考慮を！／急性熱性疾患に対する大青竜湯の効果―舌所見を交えて―／小柴胡湯運用の秘訣／小柴胡湯方後の加減について／他29項目

2003・12

金原出版　〒113-8687 東京都文京区湯島2-31-14　電話03-3811-7184（営業部直通）FAX 03-3813-0288
振替00120-4-151494　　ホームページ http://www.kanehara-shuppan.co.jp/

患者さんに「わかりやすい」薬の説明を実践するために必読の1冊!!

メディクイックブック 第1部
患者さんによくわかる薬の説明 2014年版

編集 鈴木 康夫 東海大学リウマチ内科教授

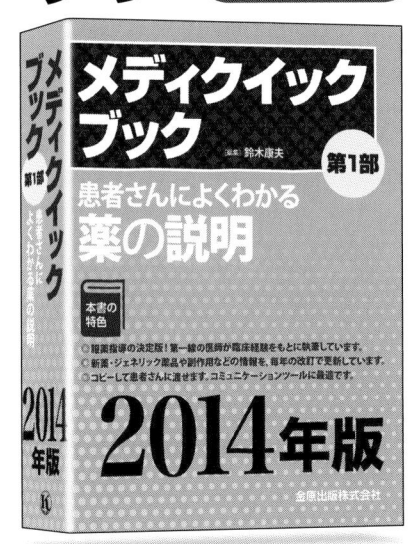

「わかりやすい」薬の説明を実践するにはどうすればよいのか？そんな疑問へのヒントがぎっしり詰まった本です。本書は医療情報を「わかりやすい」言葉で患者さんに提供することを目的としています。患者さんに対面して説明する際、最低限必要な事項を「わかりやすい」言葉で記述しています。日常診療でよく使用される治療薬を数多くカバーし、ジェネリック薬品についてもほぼすべてを網羅、「読む辞典」としても有効です。

A5判 1032頁　ISBN978-4-307-00474-9
定価（本体4,800円+税）

主な内容　1.感染症（抗菌薬）　2.悪性腫瘍（抗腫瘍薬）・血液　3.循環器・腎　4.呼吸器・喘息・アレルギー　5.消化器・肝・胆・膵　6.内分泌・代謝　7.リウマチ・膠原病・炎症・痛み　8.精神・中枢神経　9.泌尿器　10.その他（漢方薬・ビタミン・点眼薬など）

読者対象　全科医師、薬剤師、看護師、栄養士、保健師、臨床検査技師、診療放射線技師、一般読者

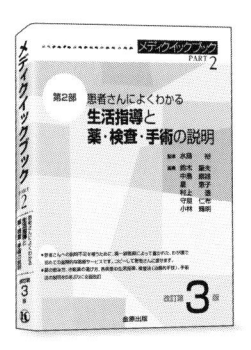

第2部 患者さんによくわかる生活指導と薬・検査・手術の説明
改訂第3版
※第2部は今回は改訂されていません。

監修 水島 裕
編集 鈴木 康夫/中島 康雄/星 恵子/村上 透/守屋 仁布/小林 輝明

B5判 368頁　定価（本体4,500円+税）　ISBN978-4-307-00452-7

2014・4

金原出版　〒113-8687 東京都文京区湯島2-31-14　TEL03-3811-7184（営業部直通）FAX03-3813-0288
本の詳細、ご注文等はこちらから　http://www.kanehara-shuppan.co.jp/